U0300980

外科质量与安全指南

AMERICAN COLLEGE OF SURGEONS
Optimal Resources for Surgical Quality and Safety

主　编　David B. Hoyt　Clifford Y. Ko

副主编　R. Scott Jones　Robert Cherry

　　　　Diane Schneidman　Mehwesh Khalid

主　译　汪建平　兰　平

副主译　窦若虚

译　者（以姓氏笔画为序）

兰　平　中山大学附属第六医院结直肠肛门外科

孙伟鹏　郑州大学第一附属医院结直肠肛门外科

吴现瑞　中山大学附属第六医院结直肠肛门外科

何思祺　中山大学附属第五医院胃肠外科

何晓生　中山大学附属第六医院结直肠肛门外科

汪建平　中山大学附属第六医院结直肠肛门外科

练　磊　中山大学附属第六医院胃外科

胡健聪　中山大学附属第六医院内镜外科

胡焕新　中山大学附属第六医院结直肠肛门外科

柯　嘉　中山大学附属第六医院结直肠肛门外科

禹汇川　中山大学附属第六医院结直肠肛门外科

侯煜杰　中山大学附属第六医院结直肠肛门外科

黄榕康　中山大学附属第六医院结直肠肛门外科

赖思聪　中山大学附属第六医院结直肠肛门外科

窦若虚　中山大学附属第五医院胃肠外科

蔡　建　中山大学附属第六医院结直肠肛门外科

蔡永华　中山大学附属第六医院结直肠肛门外科

谭淑云　中山大学附属第六医院结直肠肛门外科

人民卫生出版社

·北　京·

This edition has been translated and distributed by People's Medical Publishing House Co., Ltd. under license from the American College of Surgeons.

图书在版编目(CIP)数据

外科质量与安全指南/(美)戴维·B. 霍伊特 (David B. Hoyt)，(美)克利福德·Y. 科 (Clifford Y. Ko) 主编；汪建平，兰平主译. —北京：人民卫生出版社，2023.2
ISBN 978-7-117-33270-5

Ⅰ.①外… Ⅱ.①戴…②克…③汪…④兰… Ⅲ.①外科-质量管理-指南②外科-安全管理-指南 Ⅳ.①R6-62

中国版本图书馆 CIP 数据核字(2022)第 107238 号

人卫智网	www.ipmph.com	医学教育、学术、考试、健康，购书智慧智能综合服务平台
人卫官网	www.pmph.com	人卫官方资讯发布平台

图字:01-2019-3231 号

外科质量与安全指南
Waike Zhiliang yu Anquan Zhinan

主　　译：汪建平　兰　平
出版发行：人民卫生出版社(中继线 010-59780011)
地　　址：北京市朝阳区潘家园南里 19 号
邮　　编：100021
E - mail：pmph @ pmph.com
购书热线：010-59787592　010-59787584　010-65264830
印　　刷：廊坊一二〇六印刷厂
经　　销：新华书店
开　　本：889×1194　1/16　印张：14
字　　数：453 千字
版　　次：2023 年 2 月第 1 版
印　　次：2023 年 4 月第 1 次印刷
标准书号：ISBN 978-7-117-33270-5
定　　价：238.00 元

打击盗版举报电话：010-59787491　E-mail：WQ @ pmph.com
质量问题联系电话：010-59787234　E-mail：zhiliang @ pmph.com
数字融合服务电话：4001118166　E-mail：zengzhi @ pmph.com

主译

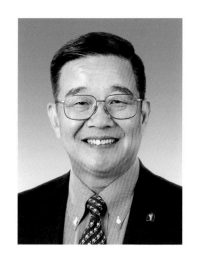

汪建平,医学博士、教授、主任医师、博士研究生导师,中山大学附属第六医院荣誉院长,前海人寿广州总医院名誉院长。海峡两岸医药卫生交流协会副会长,全国高等医药教材建设指导委员会副理事长,中华医学会结直肠肛门外科学组名誉组长,美国外科学院院士(FACS),美国结直肠肛门外科学会荣誉会员,英格兰皇家外科学院院士。《中国结直肠癌诊治规范》专家组组长,全国五年制临床医学规划教材《外科学》(第8版、第9版)主编,《中华胃肠外科杂志》总顾问,*Gastroenterology Report* 主编。

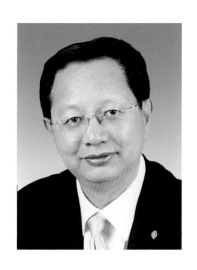

兰平,医学博士、教授、主任医师、博士研究生导师,中山大学副校长,广东省胃肠病学研究所所长,广东省消化系统疾病临床研究中心主任,中山大学附属第六医院结直肠外科主任。中国医院协会副会长,国务院特殊津贴获得者,国之名医"卓越建树"奖获得者,全国高等医药教材建设指导委员会,"南粤百杰"人才。《中国结直肠癌诊治规范》专家组成员。《中华胃肠外科杂志》主编、*Gastroenterology Report* 副主编。

副主译

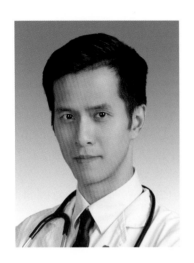

窦若虚，医学博士、副主任医师、博士研究生导师，中山大学附属第五医院胃肠外科主任。海峡两岸医药卫生交流协会消化道外科专委会副总干事，中国医师协会外科医师分会肛肠外科青委会副主任委员。《中华胃肠外科杂志》编辑、审稿人，*Gastroenterology Report* 编辑、审稿人，*Diseases of the Colon & Rectum* 审稿人、中文版统筹和终审专家，《NCCN 指南资源分层框架》国际审稿人，国家卫健委《国际卫生条例》协调员。

前言

本书的编写至今已五年。基于美国外科学院（ACS）Franklin H. Martin 和 Ernest Amory Codman 等创建者们一百多年前形成的传统，本书编者认为这一工作对于保持学院在质量和患者安全领域的领先地位十分有意义。

本书的编写基于学院应用于所有质量项目发展的模式，包括癌症委员会、创伤委员会、代谢和减重手术资格认证和质量改进项目、ACS 全国外科质量改进项目和小儿外科验证项目。该模式由四部分组成：①建立标准；②搭建支撑标准的基础架构；③开发数据库用于衡量表现是否满足标准；以及④提供外部同行评议的验证。通过这个流程，机构可创造一个致力于提供以患者为中心、高质量服务的不断学习的环境。

不仅如此，ACS 认识到培养质量改进的未来领袖是有必要的。回顾外科职业的发展演变，其发展趋势是担负更多责任、更加透明。本书试图去描述外科医生如何去体现他们提供更高质量服务的义务。

我想感谢所有的作者、我的合作编者，以及对这一重要的工作有贡献的所有人。我们把这本书作为初版，并已开始思考如何在今后几年改进这项重要的工作。我想感谢我们的同事，整合交流部的 Diane Schneidman 和研究与最优患者服务部的 Mehwesh Khalid 的不倦付出，以及我们来自伊利诺伊州芝加哥的文字编辑 Cheryl Collins 和校对人 Sue Kawecki。

——David B. Hoyt，MD，FACS
ACS Executive Director，Chicago，IL

"Omnibus per artem demque prodesse"——以技能和诚信为所有人服务——是刻在美国外科学院公章上的文字。我们每天都在努力做到这一点，ACS 的研究员、会员和其他参与我们质量项目的人，通过他们的努力，规范、改善并提供高质量、安全和可靠的外科医疗服务，共同帮助了数百万的患者。

本书凝聚了 ACS 的智慧、教训和经验，以帮助作者及其机构达到更安全的外科医疗服务并取得更好的结果。事实上，我们的作者们正是这些领域的具备知识、思想和专长的领导者之一。

我们希望您能阅读这本书，获取其中的智慧和经验，将您对新版的意见告诉我们。就如在实践中反复出现的改进周期一样，我们把我们最好的一面展现出来，而这本书的出版是第一步。我们预计这本书将随着每一版本的推出而不断完善。

非常感谢所有为这项工作作出贡献的人。

——Clifford Y. Ko，MD，MS，MSHS，
FACS，FASCRS
Director，ACS Division of Research and Optimal Patient Care；Professor of Surgery and Health Services，David Geffen School of Medicine，University of California，Los Angeles（UCLA）

我们的愿望是，这本书可以带给所有的外科医生思考，能够再次承诺并坚定不移地遵守卓越的外科原则：坚守以患者及其家庭为中心的外科医疗；寻求个人自我评估和终身学习的机会；同意让他人负责任地评估其表现；坚持团队精神和协作的美德；避免破坏性和贬低性的行为；沟通并推进专业的外科医疗；不论是领导者还是部下都参与其中；为他人提供指导和辅导；成为我们有限的资源的负责任的管理者；推进、教授和传播全面的外科知识和技术。

我们的亲人和导师们，是你们支持着我们以谦逊和同情心履行为他人提供外科医疗的使命，请放心，我们的患者和社区已经被我们对质量、安全、价值和服务的深刻承诺所触动。

——Robert A. Cherry，MD，MS，FACS，FACHE
Chief Medical and Quality Officer，UCLA

美国医疗系统已投入越来越多的资源来提高医疗服务的质量和安全性,但低质量和安全漏洞的现象仍然存在。今天,外科医生使用互联网、书籍、同行评议的出版物、视频和专业会议来指导质量改进工作。本书是第一本全面、多学科的手册,围绕高可靠性所需的组织基础设施、终身教育资源和责任、文化考虑、监管挑战和以患者为中心,为寻求提高医疗质量的外科医生提供资源。我们希望能以技能和诚信为所有人服务。

——R. Scott Jones,MD,MS,FACS
Professor and Chair Emeritus,Department of
Surgery,University of Virginia Health System,
Charlottesville

编者

Editors

David B. Hoyt, MD, FACS
Executive Director
American College of Surgeons

Clifford Y. Ko, MD, MS, MSHS, FACS, FASCRS
Director, Division of Research and Optimal Patient Care
American College of Surgeons
Professor of Surgery and Health Services
David Geffen School of Medicine at UCLA

Robert A. Cherry, MD, MS, FACS, FACHE
Chief Medical and Quality Officer
University of California, Los Angeles

R. Scott Jones, MD, MS, FACS
Professor and Chair Emeritus, Department of Surgery
University of Virginia Health System

Christopher J. Abularrage, MD, FACS
Associate Professor of Surgery
The Johns Hopkins Hospital

Peter Angelos, MD, PhD, FACS
Linda Kohler Anderson Professor of Surgery and Surgical Ethics Chief
University of Chicago

Anthony L. Asher, MD, FACS, FAANS
Clinical Professor, Neurological Surgery
Carolinas Medical Center
University of North Carolina School of Medicine

Stanley W. Ashley, MD, FACS
Chief Medical Officer and Senior Vice-President for Medical Affairs
Brigham and Women's Hospital

Anthony J. Atala, MD, FACS
W. Boyce Professor and Chair, Department of Urology
Wake Forest School of Medicine

Robert R. Bahnson, MD, FACS
Professor and Dave Longaberger Chair in Urology
The Ohio State University

Barbara Lee Bass, MD, FACS
John F. and Carolyn Bookout Presidential Endowed Chair
Professor of Surgery, Department of Surgery
Houston Methodist Hospital

Elizabeth R. Berger, MD, MS
Clinical Scholar in Residence
American College of Surgeons

Julia R. Berian, MD, MS
2015–2017 James C. Thompson Geriatric Surgery Fellow
American College of Surgeons

Palmer Q. Bessey, MD, MS, FACS
Aronson Family Foundation Professor of Burn Surgery
Weill Cornell Medical College

Robin L. Blackstone, MD, FACS
Professor of Surgery
University of Arizona School of Medicine Phoenix

Emily F. Boss, MD, MPH, FACS
Associate Professor of Pediatric Otolaryngology and Health Policy & Management
Johns Hopkins University School of Medicine

Jean Brereton, MBA
Senior Director, Research, Quality and Health Policy

American Academy of Otolaryngology–Head and Neck Surgery Foundation

L.D. Britt, MD, MPH, DSc(Hon), FACS, FCCM
Henry Ford Professor and Edward J. Brickhouse Chairman
Eastern Virginia Medical School

Eileen M. Bulger, MD, FACS
Professor and Chief of Trauma
University of Washington, Harborview Medical Center

Ronald W. Busuttil, MD, PhD, FACS
William P. Longmire, Jr., Chair in Surgery
University of California, Los Angeles

C

Darell A. Campbell, Jr., MD, FACS
Professor Emeritus of Surgery
Michigan Medicine, University of Michigan

Li Ern Chen, MD, MSCS, FACS
Vice-President, Surgery
Baylor University Medical Center

Robert R. Cima, MD, MA, FACS, FASCRS
Professor of Surgery, Medical Director
Mayo Clinic Hospital, Rochester

John R. Clarke, MD, FACS
Emeritus Professor of Surgery
Drexel University

Ronald H. Clements, MD, FACS†
Professor of Surgery
Vanderbilt University

Joseph B. Cofer, MD, FACS
Affiliate Professor of Surgery
University of Tennessee College of Medicine, Chattanooga

編者

Raul Coimbra, MD, PhD, FACS
The Monroe E. Trout Professor
of Surgery
University of California, San Diego

Marc Colaco, MD, MBA
Urology Resident
Wake Forest University

Alexander L. Colonna, MD, FACS
Assistant Professor
University of Utah Health

Chris Cribari, MD, FACS
Associate Clinical Professor of Surgery
University of Colorado

Jack L. Cronenwett, MD, FACS
Professor of Surgery
Dartmouth-Hitchcock Medical Center

D

Craig S. Derkay, MD, FACS
Professor and Vice-Chair, Department
of OTO-HNS and Pediatrics
Eastern Virginia Medical School

Margaret M. Dunn, MD, MBA, FACS
Dean of Medicine and Professor
of Surgery
*Wright State Boonshoft School
of Medicine*

E

A. Brent Eastman, MD, FACS
N. Paul Whittier Chair of Trauma,
Emeritus
Scripps Health

Fred H. Edwards, MD, FACS
Emeritus Professor of Surgery
*University of Florida College of
Medicine, Jacksonville*

E. Christopher Ellison, MD, FACS
Robert M. Zollinger and College of
Medicine Distinguished Professor,
Department of Surgery
The Ohio State University

Scott J. Ellner, DO, MPH, FACS
President and Chief Executive Officer
Centura Health Physician Group

Captain Eric A. Elster, MD, FACS
Prof essor and Chair, USU Walter Reed
Surgery
*Uniformed Services University of the
Health Sciences*

F

Samuel R.G. Finlayson, MD, FACS
Professor and Chair, Department
of Surgery
University of Utah School of Medicine

James W. Fleshman, Jr., MD, FACS
Chairman, Department of Surgery
Baylor University Medical Center

Lewis M. Flint, MD, FACS
Editor-in-Chief, *Selected Readings in
General Surgery*
American College of Surgeons

David R. Flum, MD, FACS
Professor of Surgery and Public
Health, Associate Chair of Surgery
University of Washington

Julie A. Freischlag, MD, FACS
Chief Executive Officer
Wake Forest Baptist Medical Center

G

Richard L. Gamelli, MD, FACS
Professor Emeritus
*Loyola University Chicago, Stritch
School of Medicine*

James W. Gigantelli, MD, FACS
Professor and Interim Chair,
Department of Ophthalmology
& Visual Sciences
University of Nebraska Medical Center

Gayle M. Gordillo, MD, FACS
Associate Professor of Plastic
Surgery and Medical Director of
Wound Services
The Ohio State University

Frederick L. Greene, MD, FACS
Medical Director, Cancer Data
Services
Levine Cancer Institute

Rachel Groman, MPH
Vice-President, Clinical Affairs and

Quality Improvement
Hart Health Strategies

Oscar D. Guillamondegui, MD,
MPH, FACS
Professor of Surgery
Vanderbilt University Medical Center

Karol A. Gutowski, MD, FACS
Clinical Associate Professor
University of Illinois, Chicago

H

Barrett G. Haik, MD, FACS†
Hamilton Professor of Ophthalmology
Director, Hamilton Eye Institute
*University of Tennessee Health
Science Center*

Bruce L. Hall, MD, PhD, MBA, FACS
Professor of Surgery and Health
Management
Washington University, St. Louis

J. Michael Henderson, MD, FACS
Chief Medical Officer
University of Mississippi Medical Center

Ryutaro Hirose, MD, FACS
Professor of Clinical Surgery
University of California, San Francisco

Tyler G. Hughes, MD, FACS
Clinical Professor of Surgery
Kansas University School of Medicine

Eric L. Hume, MD, FACS
Director of Quality and Safety,
Department of Orthopaedic Surgery
University of Pennsylvania

John G. Hunter, MD, FACS,
FRCS(Edin)(Hon)
Mackenzie Professor and Dean
(Interim)
*Oregon Health and Science University
School of Medicine*

Matthew M. Hutter, MD, FACS
The Codman-Warshaw Endowed
Chair in Surgery
Massachusetts General Hospital

Neil H. Hyman, MD, FACSEd(Hon)
Professor of Surgery
University of Chicago Medicine

J

Jeffrey P. Jacobs, MD, FACS, FACC
Professor of Surgery and Pediatrics
Johns Hopkins University School of Medicine

Lenworth M. Jacobs, Jr., MD, MPH, FACS
Professor of Surgery
University of Connecticut
Vice-President, Academic Affairs
Hartford Hospital

Brent James, MD, MStat
Chief Quality Officer
Intermountain Healthcare

Robert S. Jasak, ESQ
Vice-President, Coverage & Payment Policy
Hart Health Strategies

K

Atul F. Kamath, MD
Assistant Professor of Orthopaedic Surgery
University of Pennsylvania

Cary S. Kaufman, MD, FACS
Associate Clinical Professor of Surgery
University of Washington

Rachel R. Kelz, MD, MSCE, FACS
Associate Professor of Surgery
University of Pennsylvania

K. Craig Kent, MD, FACS
Dean, College of Medicine
The Ohio State University

Melina R. Kibbe, MD, FACS, FAHA
Zack D. Owens Distinguished Professor and Chair, Department of Surgery
The University of North Carolina at Chapel Hill

Maureen A. Killackey, MD, FACS
Clinical Director, NYP/Lawrence/CUMC Cancer Services
Columbia University Medical Center/New York Presbyterian

John B. Kortbeek, MD, FACS
Professor, Departments of Surgery,

Critical Care, and Anaesthesia
University of Calgary

Thomas M. Krummel, MD, FACS
Emile Holman Professor/Chair Emeritus, Department of Surgery
Stanford University

L

L. Scott Levin, MD, FACS
Paul B. Magnuson Professor of Bone and Joint Surgery and Chairman, Department of Orthopaedic Surgery
University of Pennsylvania

Keith D. Lillemoe, MD, FACS
Chief of Surgery and Surgeon-in-Chief
Massachusetts General Hospital

Donald E. Low, MD, FACS, FRCSC
Head of Thoracic Surgery and Thoracic Oncology
Virginia Mason Medical Center

M

Martin A. Makary, MD, MPH, FACS
Professor of Surgery and Health Policy and Management
Johns Hopkins Medicine

Mark A. Malangoni, MD, FACS
Associate Executive Director
American Board of Surgery

Jeffrey B. Matthews, MD, FACS
Dallas B. Phemister Professor of Surgery and Chairman, Department of Surgery
University of Chicago

Ana McKee, MD
Executive Vice-President and Chief Medical Officer
The Joint Commission

Daniel P. McKellar, MD, FACS
Clinical Professor of Surgery
Wright State University

J. Wayne Meredith, MD, FACS
Richard T. Myers Professor and Chair, Department of Surgery
Wake Forest University School of Medicine

Alexander F. Mericli, MD
Assitant Professor of Plastic Surgery
MD Anderson Cancer Center

Fabrizio Michelassi, MD, FACS
Lewis Atterbury Stimson Professor and Chairman, Department of Surgery
Surgeon-in-Chief
New York-Presbyterian/Weill Cornell Medical Center

Susan D. Moffatt-Bruce, MD, PhD, FACS
Chief Quality and Patient Safety Officer
The Ohio State University

Raymond F. Morgan, MD, FACS
Milton T. Edgerton Professor, Department of Plastic Surgery
University of Virginia Health System

Arden M. Morris, MD, MPH, FACS
Professor and Vice-Chair of Clinical Research, Department of Surgery
Stanford University

Christopher R. Morse, MD, FACS
Assistant Professor of Surgery
Harvard Medical School

John M. Morton, MD, MPH, FACS
Chief, Bariatric and Minimally Invasive Surgery
Stanford University

R. Lawrence Moss, MD, FACS
Surgeon-in-Chief
Nationwide Children's Hospital

N

Don K. Nakayama, MD, MBA, FACS
Adjunct Professor
Florida International University

Leigh A. Neumayer, MD, FACS
Professor and Head, Department of Surgery
University of Arizona, College of Medicine Tucson

Ninh T. Nguyen, MD, FACS
Interim-Chair of Surgery, Professor of Surgery
University of California, Irvine

编者

Michael S. Nussbaum, MD, FACS
Professor and Chair, Department of
Surgery
*Virginia Tech Carilion School
of Medicine*

O

Keith T. Oldham, MD, FACS
Marie Z. Uihlein Chair and Surgeon
in Chief
Children's Hospital of Wisconsin

Frank G. Opelka, MD, FACS
Medical Director, Quality and
Health Policy
American College of Surgeons

P

Ann Paris, RN, JD, FASHRM
Of Counsel
The Guthrie Clinic

Marco G. Patti, MD, FACS
Professor of Surgery
*The University of North Carolina at
Chapel Hill*

Joe H. "Pat" Patton, Jr., MD, FACS
Vice-Chairman, Department of
Surgery
Henry Ford Hospital

Carlos A. Pellegrini, MD, FACS
Chief Medical Officer, UW Medicine,
and Vice-President for Medical Affairs
University of Washington

Henry A. Pitt, MD, FACS
Chief Quality Officer, Temple
University Health System, and
Associate Vice-Dean for Clinical
Affairs
*Lewis Katz School of Medicine at
Temple University*

John R. Potts III, MD
Senior Vice-President,
Surgical Accreditation
*Accreditation Council for Graduate
Medical Education*

R

Michael Rhodes, MD, FACS
Professor of Surgery

Thomas Jefferson University

Layton F. Rikkers, MD, FACS
Emeritus Professor of Surgery
University of Wisconsin, Madison

David W. Roberson, MD, MBA,
FACS, FRCS
Associate Professor
*Boston Children's Hospital
Harvard Medical School*

Michael F. Rotondo, MD, FACS
Trauma Medical Director
American College of Surgeons

Valerie W. Rusch, MD, FACS
Vice-Chair for Clinical Research,
Department of Surgery
*Memorial Sloan-Kettering
Cancer Center*

S

Ajit K. Sachdeva, MD, FACS, FRCSC
Director, Division of Education
American College of Surgeons

Pierre F. Saldinger, MD, FACS
Chairman, Department of Surgery, and
Surgeon-in-Chief
*New York-Presbyterian Queens/Weill
Cornell Medical Center*

Juan A. Sanchez, MD, MPA, FACS
Associate Professor of Surgery
Johns Hopkins University

Mark G. Schumacher, MD, FACS
Physician Director of Surical Services
*Kaiser Permanente San Diego
Medical Center*

M. Michael Shabot, MD, FACS
Executive Vice-President and System
Chief Clinical Officer
Memorial Hermann Healthcare System

Steven R. Shackford, MD, FACS
Professorship Emeritus
University of Vermont

Shahid Shafi, MD, MBA, MPH, FACS
Medical Director for Surgical Quality
*Baylor Scott & White Health System
and Quality Alliance*

Rahul K. Shah, MD, MBA, FACS
Associate Professor of Otolaryngology
and Pediatrics, Children's National
Health System
*George Washington University
Medical Center*

Douglas S. Smink, MD, MPH, FACS
Associate Professor of Surgery
*Brigham and Women's Hospital
Harvard Medical School*

Mark A. Smith, MD, MBA, FACS
Clinical Assistant Professor of Surgery
University of California, Irvine

Nathaniel J. Soper, MD, FACS
Loyal and Edith Davis Professor and
Chairman, Department of Surgery
*Northwestern University Feinberg
School of Medicine*

Steven C. Stain, MD, FACS
Henry and Sally Schaffer Chair,
Professor of Surgery
Albany Medical College

Michael J. Stamos, MD, FACS
Interim Dean, UC Irvine School
of Medicine
University of California, Irvine

Ranjan Sudan, MD, FACS
Associate Professor of Surgery and
Vice-Chair for Education, Department
of Surgery
Duke University Medical Center

Samuel T. Sultan, MD
Assistant Professor, Abdominal
Transplant Surgery
University of Maryland Medical Center

T

Joseph J. Tepas III, MD, FACS, FAAP
Emeritus Professor of Surgery
and Pediatrics
*University of Florida College of
Medicine, Jacksonville*

Shelly D. Timmons, MD, PhD,
FACS, FAANS
Professor of Neurosurgery, Vice-Chair
for Administration
*Penn State University Milton S. Hershey
Medical Center*

Courtney M. Townsend, Jr., MD, FACS
Professor and Robertson-Poth
Distinguished Chair in General
Surgery, Department of Surgery
*University of Texas Medical
Branch, Galveston*

 V

Eric T. Volckmann, MD
Director of Bariatric Surgery,
Department of Surgery
University of Utah Health

 W

Michael W. Wandling, MD, MS
Clinical Scholar in Residence
American College of Surgeons

William G. Ward, Sr., MD,
MHA, FACS
Musculoskeletal Service Line Chief,
Novant Health GWSM
Novant Health

Andrew L. Warshaw, MD, FACS,
FRCSEd (Hon)
W. Gerald Austen Distinguished
Professor of Surgery,
Surgeon-in-Chief Emeritus
*Harvard Medical School
Massachusetts General Hospital*

John A. Weigelt, MD, FACS
Milt and Lidy Lunda Professor of
Trauma Surgery
*Medical Director of Clinical Quality
Medical College of Wisconsin*

Mark C. Weissler, MD, FACS
JP Riddle Distinguished Professor,
Department of Otolaryngology–Head
and Neck Surgery
*University of North Carolina,
Chapel Hill*

Elizabeth C. Wick, MD, FACS
Associate Professor of Surgery
University of California, San Francisco

David P. Winchester, MD, FACS
Medical Director, Cancer Programs
American College of Surgeons

Cameron D. Wright, MD, FACS
Professor of Surgery
Havard Medical School

 Y

Dai Yamanouchi, MD, PhD
Associate Professor
University of Wisconsin

Jeffrey S. Young, MD, FACS
Professor of Surgery
University of Virginia Health System

†Deceased

目录

第1章　外科质量与安全：引言

质量与安全的定义

Merriam-Webster 辞典将质量定义为"独特和基本的特征或性质；优秀的程度"。质量是一个不易定义的抽象概念，正如"美"和"美德"无法局限于一个定义。安全是一个更具体的名词，被定义为"不会经受或导致伤害、损伤或损失的状态"。

评估和提高健康服务的质量，需要建立假设和已知来达到质量的操作性定义。健康服务质量研究和医疗结局研究公认的支持者 Avedis Donabedian 博士认为，在健康服务中定义质量比较困难，他在 1966 年建议采用结局、流程和结构作为质量指标。这种方法成为健康服务领域质量和安全改进工作的基础。1990 年，Donabedian 博士扩展了健康服务质量的定义，包括以下属性：

- 效力。医疗服务能达到的最大健康改善程度。
- 效果。能达到的健康改善被实现的程度。
- 效率。用最小成本获取最大健康改善的能力。
- 最优性。成本和获益的最佳平衡。
- 可接受性。对患者偏好的遵从，包括可及性、患者-医生关系、设施、服务效果，以及服务费用。
- 合法性。以上各项对社会偏好的遵从。
- 公正性。服务分配及其健康效果的公正。

因此，健康服务专业人士在评估和确保质量时，必须考虑患者偏好及社会偏好。当这两种偏好不一致时，医生面临着协调两者的挑战。

质量运动

21 世纪到目前为止，美国国家医学院（前医学研究所）、医疗研究与质量局、联合委员会、国家质量论坛、专业组织和企业界的利益相关者制定了目的、目标、质量指标、临床实践指南、委员会、工作组和其他倡议，以改进医疗质量和安全。从 PubMed 数据库搜索关键词"质量"可获得相关文章的数量为：1960 年 66 篇，1980 年 2 656 篇，2000 年 19 263 篇，以及 2016

年 80 236 篇。美国医疗服务提供者拥有的数据、信息和知识超过他们能实施的程度。这种努力是否改善了医疗服务的质量和安全呢？

医疗服务的一些方面已经得到了改善。美国《2015 国家医疗质量和不平等报告》披露，院内并发症（hospital-acquired complication，HAC）从 2010 年到 2014 年降低了 17%。密歇根医疗和医院协会报告，中心导管相关血行感染从 2004 年到 2014 年降低了 68%。以上这些报告提示近年来医疗质量有所改善。

尽管如此，美国医疗服务仍然缺少安全和质量上的改进。在美国医院，手卫生有 60% 的失败率，而交接班沟通有 40% 的失败率。美国医院每年大约有 600 起手术室起火，每周实施 50 例错误部位的手术。此外，手术部位感染、吻合口漏、术后呼吸衰竭和术后肾功能衰竭持续破坏医疗的质量和安全。我们为什么在医疗质量上持续存在严重的缺陷？

Chassin 研究了这个重要问题，并观察到在美国医疗服务改进中的三个根本性缺陷：

- 关注点太局限于可预防的并发症。
- 依赖于旧的、无效的改进方法。
- 没有对改变医院的组织文化提供足够的关注。

Chassin 推荐对于棘手的质量改进活动，增加使用额外的工具如精益化、六西格玛和变更管理。他用"强化过程改进"这个词描述对这些工具的使用。

航空公司、核电站和航空母舰提供了质量和安全改进实践，包括人力资源管理，情景-背景-评估-推荐技术，以及其他工具现在已应用于外科医疗。

一本指南可能在其他工具没有涉及的方面帮助机构达成质量和安全的改进。本书为组织、基础架构和工具提供了完整而详细的方法，以补充过去在医疗改进方面的努力。

外科质量指南的必要性

本书为寻求改进医疗机构、科室和诊所中外科医疗的领导提供参考。高质量的外科医疗面对着不断变化和复杂的挑战，包括经济和市场力量、报销削减、管控过严/疏漏、遵守平价医疗法案以及 Medicare 准入和儿童健康保险项目（Children's Health Insurance Program，CHIP）再授权法案。外科医疗改革的主要驱动力和目标包括增加价值、减少花费以及降低医疗资源的使用。

Porter 建议用价值评估医疗服务，并将"价值"定义为质量除以成本，或 V＝Q/C。在实践中，必须人为选取质量指标以代表 Q，并以总成本代表 C。精益方法定义价值为（临床结局＋患者体验＋员工体验）/成本。Medicare 的医院价值基准购买项目定义价值为医疗过程总和＋医疗结局＋患者满意度/效率（每个 Medicare 受益人的花费）。

提高外科医疗的价值必须降低并发症率、减少出错率，以及改善患者体验。提高价值要求降低成本。降低成本依赖于临床操作效率、复杂案例管理和协调以及急症后医疗计划的改善。

外科服务利用度的降低需要特别注意。服务的使用过度、不足和不当都会降低医疗质量。严格贯彻风险-收益分析可能最大限度地避免过度医疗。避免医院获得性并发症会减少使用不当。要消除使用不足，医疗系统必须将需要的服务提供给那些未接受治疗的患者。可避免的再次入院和急诊，缩短的住院日以及向门诊服务的转化，均可以减少医院服务。

医疗系统外科部分的转变至少需要关注三个要素：从按服务收费到按价值收费的转变；从数量到价值的转变；以及通过可操作性案例驱动成本、价值和利用度的能力。外科医生有领导这种转变的能力，因为他们历来都专注于减少并发症、降低手术死亡率和改善结局。

本书的工作方式

通过与美国外科学院（American College of Surgeons，ACS）成员和主要参与方的进行性合作与反馈，美国外科学院编写了这本书作为资源，以推广有关外科质量与安全的国家标准，并最终推广优秀的质量与安全所需的最佳资源的依从标准。这本书将帮助引导外科主任们和外科质控官员（Surgical Quality Officer，SQO）们在其所在的科室或部门中发展和改良质量和安全项目。这本书中公认的原则将促进所有手术学科之间及手术学科与所有非手术学科之间的合作、协同和信任。

本书先论述外科医疗的范围和阶段。医疗阶段包括术前评估和准备阶段、术前即刻阶段、术中阶段、术后阶段和出院后阶段。对于五个外科医疗阶段中的每个阶段及医疗范畴，我们定义了外科医生对患者及其家属的责任，及与同事和辅助人员的团队建设和协作的责任。在医疗的所有阶段，外科医生必须领导和承担手术结局的责任。

改进外科医疗质量需要团队协作，而团队的维持需要领导力。本书通过以下方面描述外科质控官员的角色：具体的责任、有效的外科质控官员的特质、外科质控官员所需的教育和经验、将外科质控官员整合进手术科室和医院系统，以及克服障碍的建议。

本书还会论述案例审查和同行审查的重要性。外科医生应该领导和参与案例和同行审查，因为自我规范是职业性的突出体现，而同行案例审查可揭示流程变异和偏离程度，并促进相关研究。同行案例审查包括传统的死亡和并发症会议（Mortality and Morbidity Conference，M&M）、多学科同行/案例审查、个人同行审查、数据注册审查，以及教学/教育会议。M&M 提供了公开讨论科室或外科医疗中死亡和并发症的机会。多学科同行/案例讨论包括内科和外科的专科医生、护士以及合作的医疗专业人员，以讨论涉及不同业务间服务团队协作和沟通的问题，这对改进多学科服务如创伤、癌症、减重和重症监护的质量非常关键。个人同行审查较罕见，以医疗提供者为中心，关注资格和判断，并可能涉及正当法律程序、免责、纠正或解雇。数据注册促使质量得到客观评价，促进并发症的发现，并通过标准检查程序评定医院的绩效。教学/教育会议补充了质量改进的努力。

手术科室和业务需要功能性基础架构，及整合了医务人员规章制度、医院管理和科室与临床业务的线性架构的绩效改进计划。外科质量与安全委员会（Surgical Quality and Safety Committee，SQSC）将提供运营基础架构以支持整合的外科质量与安全项目，并提供组织架构以保证可靠性。教学医院和社区医院应设有外科质量与安全委员会或类似的小组。应由外科质控官员主持外科质量与安全委员会，其中包括外科专家、麻醉医生、护士、合作的医疗专业人员和行政支持。

外科医生和科室领导必须理解我们的专业资格认证、权利责任和过程。资格认证需要学历、培训和执照的文件。此外，外科医生申请人必须证实其执业环境、责任索赔、责任保险和专业素质。资格认证过程将对申请人的体格、心理和认知能力以及用药、饮酒或破坏性行为问题进行调查。外科业务主管和组织完善的委员会应负责管理外科资格认证。授权决定了外科医生在医疗机构中可以开展的操作和业务。授权取决于手术量、频率和结果。机构的授权过程应当管理初次授权、再次授权、新技术引进以及能力受损的或不合格的外科医生。

美国外科学会质量项目表明，具有高可靠性和优异的患者结局的医院都有明确定义的共享文化。本书论述了通过评估文化、理解管理架构、教育行政人员和手术室领导、改善交流、设定目标和创造一致性来改变医院和专业文化，以提高医疗质量。工作人员资源管理、手术风险管理和高度可靠的外科团队将展示文化改变如何改进质量与安全。

本书特别注重安全与可靠性。为了促进安全，高可靠性组织（high reliability organizations，HRO）对失败保持关注，时刻保持可能出错的警觉。高可靠性组织对手术保持敏感。例如，其会认真对待几乎发生的失误，并仔细检查。高可靠性组织不愿简化解释，并不断致力于恢复能力。无论职级如何，高可靠性组织的员工都会遵循专业知识。安全有赖于减少多余的变异并促进团队合作的核心文化价值。高可靠性组织促进所有员工之间的有效交流，并纳入标准化的最佳实践，以成为高可靠性组织。安全要求数据测量和报告。罕见的不良事件限制了统计学效力，因此仔细分析根本原因对于提高安全性十分重要。汇总多机构数据使安全性分析和循证指南的制定成为可能。

高可靠性组织通过基于资源的基础架构、结局报告、数据分析以及在医疗系统中应用指南来促进安全。本书介绍了如何使用这些工具来提高质量与安全。

本书包含 20 个外科专科和亚专科相关的信息，包括描述其范围、患者医疗和质量工作、监管要求、Medicare 和 Medicaid 服务中心（Centers for Medicare & Medicaid Services，CMS）的报告要求，以及其他的质量指标和公共报告工作。本书将鼓励多个外科专科之间的协作与合作以改进质量和手术安全。

美国医疗体系制定法规以保护消费者、患者和公众免受无效、有害和欺诈性的医疗行为。医疗法规的目标是最大限度地提高医疗服务的质量与安全，最大限度地提高医疗服务的可及性，并控制医疗服务的成本。美国医疗体系通过一大批开销大而且复杂的政府和专业组织来管理医生和医疗专业人员、医院和医疗机构以及医疗计划。本书以有充分佐证的细节描述了对医疗的监管。

质量改进依赖于数据。本书描述了用于组织和表达临床重要数据的系统命名法。接着描述和讨论

了一系列用于临床研究和提高医疗质量与安全的数据库。

用于质量改进的数据必须是科学性强，可实时、容易和可行的被收集和分析，并且是可解释的和有用的。风险调整是重要的。数据可以通过记录流程变异、控制统计流程、监控罕见事件、识别质量改进机会以及建立质量展示板来帮助实现质量改进。

由外科医生主导的州级、区级和国家级质量改进协作计划，均为美国外科医疗质量改进提供了重要进步。本书叙述了外科质量改进协作的发展和经验教训。现代通信技术为外科医生提供了有关医疗进展的丰富信息，而没有解决技术、流程和决策方面的细微问题。外科医生繁忙的工作，使得他们即便在大型单位中，多数也是在与他人隔绝的环境中工作，不能分享实践和技术的细节。协作可促进系统的开发，以便对特定手术收集患者、过程和结局信息。协作参与者会分享数据、讨论变异、参加定期举行的会议以及参与多学科的现场考察。他们还可访问彼此的手术室以观摩技术。这些工作可明确地改善手术结局。截至 2017 年 4 月，美国共有 20 个在全国各地之间的外科协作，还有一些正在开展当中。

现今，我们认识到使用临床实践指南（clinical practice guidelines，CPG）改善患者医疗的重要性。本书回顾了临床实践指南的制定和实施，并指出要成功利用它们所面临的挑战和困难。临床实践指南将医学科学知识的应用集中在医疗服务发生地，以减少会对质量、安全和成本效率造成损失的变异。引入临床实践指南需要在床边采用循证方案，这包括医嘱组套、临床流程表单、行动清单、检查表、患者工作表和功能性决策流程图。这项工作需要一个数据系统来跟踪过程和结局的变异，以定期给临床团队反馈。

外科医生的教育和培训始于医学院，延续至住院医师培训、终生的执业，终于退休或死亡。这项工作的目标就是为患者提供安全、可靠、有效而且易于获取的高价值的外科医疗。专业组织制定标准并提供工具，使外科医生的知识和技术能力保持更新。这些工作使外科医生能够在患者医疗、医学知识、基于实践的学习和改进、基于系统的实践、职业精神和人际能力/交流方面保持终身胜任。外科医生需要在整个执业生涯中得到反馈，以及持续的考核、教育和技能培养。

现今快速变化的实践环境要求外科医生及其领导的团队进行调整和改变，以保持手术质量、安全、可靠性和有效性的先进性。本书提出外科医生应参与

领导变革和绩效改进，以及如何帮助外科医生个体的提升和引导改进。尽管本书中提供了事实、数据和意见，安全的、高质量的、高价值的、有成本效益的、可及的、以患者为中心的外科医疗最终依赖于每位外科医生的责任。外科医生可以参考本书和阅读美国外科学会关于原则和行为准则的陈述，以牢记这些职责。

安全和高质量的外科医疗要求所有团队成员具有团队合作、沟通、协作和有效的人际能力。偶尔，医疗的复杂性和不断增加的工作量会导致人际摩擦，而高效的团队能够从容应对这种摩擦。很少的情况下，团队成员可能有破坏性行为，干扰医疗质量和安全。本书论述了如何定义和识别破坏性行为并解决医疗团队中顽固的破坏性行为。帮助有破坏性行为的专业人员获得自知并纠正行为，首先必须获得高级别的管理优先级。当这些方法失败时，采取正当法律程序和公平对待所有相关人员，包括专业人员和患者，成为最优先事项。

高效的外科科室、外科业务或外科执业团体会提供指导和辅导。部分组织会潜移默化地将指导和辅导融入其文化，而另一些组织，尤其在最近，会明确地定义和促进这种关系。导师通常比学员年龄更大且经验更丰富。导师应作为值得信赖的榜样，并使学员的利益最大化。导师应拥有职业人脉和资源，并且促进学员的职业成长、发展和机会。辅导者可比受辅导者年长、年幼或与其同龄。辅导者可推动绩效。导师负责传授知识和建议，而辅导者负责传递技能。

植根于我们的职业伦理

在外科医生中改进质量与安全要求他们将医学伦理基础纳入每一个临床决策。生物医学伦理学的道德基础包括道德规范、尊重自主权、仁爱、正义和专业的医患关系。临床医疗伦理的基本组成部分包括医学适应证、患者偏好、生活质量以及围绕病例的背景特征。

对医学适应证的伦理考虑始于病例的临床事实的展示。主诉、病史、体格检查、实验室和其他诊断性检查可得出诊断。诊断使治疗方案得以制定，并得以开展患者教育。外科医生有责任决定，治疗是否对患者有所帮助，同时考虑造成伤害的风险。此时，临床判断包括评估数据的科学性、剔除无关的事实、对行动方案进行推理，以及为患者选择最佳的治疗计划。这些判断可能会受到对创新的热情、同行的尊重和其他价值观方面的影响。

外科医生的偏见，包括对同性恋恐惧、种族或宗教歧视、性别歧视、年龄歧视或对经济利益的欲望，可能影响临床判断。我们必须牢记外科医生对患者需求的责任，并将患者利益置于最高。患者对其病情如何得到治疗和管理的偏好是至关重要的，也是良好医患关系的基础。

患者的生活质量决定了伦理执业的第三个特征。外科治疗可能会暂时降低患者的生活质量，以期在手术后获得生活质量的改善。

背景特征是伦理医疗的第四个组成部分，包括患者以外的利益相关方如亲属、医疗服务经济学、医疗资源分配、法律的角色、医学研究和教学、安全以及社会公益。

在 1979 年，一个政府委员会发布了 Belmont 报告，该报告思考了保护人类研究受试者的伦理原则和指南，并为研究中有关伦理的思考提供了基础。在其报告中，委员会考虑：①生物医学和行为学研究之间的界限，及公认和常规的医学实践；②在确定涉及人类受试者的研究的适当性方面，评估风险-收益标准的作用；③选择人类受试者作为此类研究对象是否恰当的准则；④在各种研究背景下知情同意的性质和定义。

目前，机构审查委员会（Institutional Review Boards, IRB）负责评估临床研究标书并监控临床研究的进展，以保护研究受试者的利益。所有临床研究者必须获得 IRB 批准和患者知情同意，并监控研究对象的不良事件，以达到临床研究的伦理标准。Belmont 报告认为，某些临床活动既不是常规实践也不是研究，并将其称为"试验"或"创新"。该报告主张这些实践应由医学实践委员会审查。Belmont 报告没有定义"试验性操作"、"创新性"或"医学实践委员会"。外科医生应致力于明确这些尚未定义的问题，并建立措施保护患者免受其所带来的风险。不断加快的创新和新技术的发展使得该问题愈发相关。

结语

本书论述了各专业和学科的外科医生与内科专家、护士、合作医疗专业人员和管理人员协作的机会，以对每位患者提供安全、高质量、高价值的医疗。对质量与安全的集体投入应尽量减少职业权力的斗争，促进团队合作、协作和共同利益。每位外科医生都应该支持这一集体投入。

（窦若虚 禹汇川）

第2章 团队医疗：外科医生作为各阶段外科医疗的领导者

概要：研究改进质量、安全和可靠性策略的医疗政策制定者和专业人员逐渐发现，减少错误、并发症和患者医疗变异的最佳方法是通过各方协调、医生主导、基于团队来开展。团队的中心是患者及其主治医生或外科医生。本章围绕下列问题展开：

为什么我们需要以患者为中心、医生为主导、基于团队的医疗？

医疗的五个阶段是什么？

- 外科术前评估和准备医疗阶段
- 即刻术前准备医疗阶段
- 术中医疗阶段
- 术后医疗阶段
- 出院后的医疗阶段

医疗阶段相关的具体细节是什么？

- 他们的起点和终点是什么？
- 每个阶段的核心团队成员是谁？
- 他们的所在区域是哪里？
- 每个阶段需要做什么工作？
- 外科医生在每个阶段的具体职责是什么？
- 我们在每个医疗阶段可以使用的重要资源有哪些？

为什么我们需要以患者为中心、医生为主导、基于团队的医疗？

协同、多学科的团队治疗模式已被证明可提供高质量、安全、可靠、以患者为中心且成本效益好的医疗。包括患者的个人医生、麻醉医师、初级保健医师、住院医师、医学专家、护士和合作的医疗专业人员在内的几种协作医疗模式正在发展。

美国外科医师协会(American College of Surgeons, ACS)认为，这些新的医疗模式应植根于以下原则：

- 医生与患者及其家属共同作决定。这种类型的决策取决于患者的教育与参与程度，从而达到患者与医生期望的一致，及提供基于风险的知情同意。
- 通过在手术前优化患者来分层和降低风险。

- 严格遵守高可靠性的患者安全标准。
- 循证医疗以减少变异和围手术期并发症。
- 在参与患者外科医疗的所有医疗保健提供者之间进行有效协调。

每个外科团队成员的具体角色和职责将根据本地人口需求及所涉及的医疗专业人员的培训和技能来确定。然而，所有模式均必须清楚患者手术结局的主要责任在于手术医生。

外科医疗的五个阶段是什么？

- 外科术前评估和准备医疗阶段
- 即刻术前准备医疗阶段
- 术中医疗阶段
- 术后医疗阶段
- 出院后的医疗阶段

医疗阶段相关的具体细节是什么?

本章以下章节概述了每个外科医疗阶段的具体情况,及如何在外科医疗的每个阶段采用基于团队的方法(以患者和外科医生为核心)。

外科术前评估和准备医疗阶段

外科术前评估和准备医疗阶段何时开始和结束?

此阶段由决策过程开始,该过程具体确定患者外科医疗的适用性,并在即刻术前准备医疗阶段开始时结束。

核心团队成员是谁?

该医疗阶段的核心团队包括外科医生、患者及其家属、行政工作人员、初级医师、顾问医生以及护士。

该医疗阶段的所在区域是哪里?

外科术前评估和准备医疗阶段所在的区域包括为患者和可能的家庭成员而设立的(例如,家族性或遗传性综合征病例)诊所,或外科医生的办公室和实验室(包括放射学、病理学和麻醉学实验室)。

该阶段需要做什么工作?

在术前阶段优化慢性疾病的管理、重新评估所有处方药的适用性、协调多学科的投入,以及评估客观的术前信息(如实验室检验的价值和其他检查),为患者做好手术准备。在许多情况下,外科医生还可开始分别计划手术后和出院后的资源需求,例如重症护理和有专业技能要求的护理,并且制定手术后的出院计划。

外科医生在该阶段的职责是什么?

外科医生负责确保患者的手术准备妥善。外科医生必须与多学科患者医疗团队的其他成员和患者一起评估和评定以下内容:

- 手术适用性,包括适应证、禁忌证、风险、潜在并发症、替代治疗方案和时间安排,如有可能,外科医生应参考循证指南。
- 需要在手术前处理的主要医疗情况,包括心脏、肺部、营养、认知、行为和功能性的医疗情况。
- 可纠正的患者风险因素,如吸烟、饮酒、营养、体重和整体身体素质。
- 与手术期密切相关的特定药物。抗凝剂、β受体阻滞剂和胰岛素等药物需要特定的围手术期和术后管理。此外,必须对所有药物包括其替代药物有充分了解。对于所有药物,应考虑多种药物管理,及

与围手术期药物可能相互作用从而对患者的合并症和已知过敏产生的风险。

- 应评估风险因素和预期结局。总体而言,应对患者的风险进行综合的评估和分层,并讨论预期的结局(如30天并发症发生率,远期功能/存活率),如果可以,建议使用可靠的工具例如美国外科医师协会全国外科质量改进计划(ACS National Surgical Quality Improvement Program,ACS NSQIP®)风险计算器进行预测。

在准备医疗阶段,外科医生在为患者准备手术时应密切注意以下几点:

- 知情同意和签署,书面同意书。
  - 手术的决定应与患者共同作出,并与患者的价值观和治疗目标相一致。将具体的手术(或非手术)治疗方案(包括方法、时间安排和潜在的术中决策)与个体患者的偏好和目标保持一致至关重要。在讨论知情同意之前,执行手术的外科医生还应讨论和记录常规项目,例如手术和适应证的具体信息、患侧、风险、收益和替代的治疗方案。
  - 根据外科医生对患者的医疗素养和语言障碍的评估,沟通时应该以患者可以理解的方式进行说明。
  - 由于手术的多学科性质、某些职责委托或意外情况,外科医生应告知患者其医疗任务是否会在医疗计划内的任何时候转交给另一位外科医生。
  - 作为术前讨论的一部分,应告知患者将参与该手术的各种类型的有资质的医疗专业人员(如手术助手、专科培训医师和住院医师,以及实习生、医师助理、执业护士和其他医生),并解释他们各自的职能。
  - 书面知情同意书应包括签字的时间和日期。
- 外科检查。如上所述,外科检查将解决原发病及患者的合并症和其他风险因素的问题。一般情况下,外科医生应在可行时应用机构指南(例如,在术前筛查时应用本地指南,在心电图检查时应用基于年龄的标准),作出合理的临床判断(例如,如果患者最近在使用呋塞米,应检查其血钾水平)。应对具体的外科问题进行评估,例如药物、乳胶以及碘酒/消毒剂制备/胶布过敏。采用标准化的方法确保对手术患者进行全面、一致的评估和记录,通常可以产生更可靠、更有效、更好的结果。
- 及时、一致地审查相关检查。外科医生负责审查和监测相关的术前病理、实验室和放射学报告。在术

前阶段,外科医生应计划好术中评估所需的影像学检查或报告,并确保包括患者在内的团队在手术前知晓其结果。

- 多学科医疗的协调。外科医生必须促进参与患者医疗的各专业临床医生之间的沟通,确保慢性疾病管理以做好手术准备,协调实验室、影像和病理学研究,以及参与确定合适的麻醉选择。外科医生必须与患者和医疗团队合作,以确定由手术类型决定的住院时间、患者的医疗状况以及团队成员的工作计划。

- 患者教育。外科医生必须告知患者自身在手术准备方面的角色(即遵从与营养、体重管理、运动和身体活动、戒烟、术前皮肤准备和药物治疗有关的安排,并遵守指示)同时告知患者会如何影响临床结局。为了促进患者的教育、参与和交流,外科医生应该执行以下操作:

    - 外科医生应该鼓励患者根据需要提出问题,并在手术前提供几种联系外科团队的方法以防出现任何问题。

    - 外科医生应该强调,不遵守术前指示可能会导致外科医生根据情况进行风险-收益评估而取消手术。书面材料应针对拥有三级阅读水平的患者,而口头教育的患者应采用"回授"等方法确保其理解。

    - 外科医生还可以让患者了解关于治疗选择的花费,以帮助他们作出决定。

在该医疗阶段,有哪些重要资源可以帮助外科医生和其他患者医疗团队成员?

许多组织已经开发出可用于确定患者对手术的准备程度,以及与患者一起进行决策的工具。示例如下:

- ACS NSQIP 风险计算器可提供与特定手术相关的发病率和死亡率风险的准确、个体化的评估,并且可作为提供知情同意前讨论的有用指南。它考虑了可纠正的风险因素,包括营养、吸烟、膳食补充剂的使用、酒精/药物的使用、肥胖、体能和医疗风险因素,如糖尿病、贫血、冠状动脉疾病、外周血管疾病、肺部疾病、睡眠呼吸暂停、静脉血栓形成/肺栓塞、抑郁/焦虑症、痴呆、手术部位感染史和呼吸道感染。

- 由美国内科医学基金委员会开展,多个专业协会(包括美国外科医师协会)投入的 Choosing Wisely 活动,旨在促进临床医生与患者之间的对话。该计划的一个重要组成部分是一系列"医疗服务提供者和患者应该质询的事情",旨在激发对许多经常使用的检查或治疗的优缺点的讨论。它包含一整套教育模块,以帮助医疗专业人员让患者参与这些对话。

- 强外科(Strong for Surgery,S4S)是美国外科医师协会的一项计划,最初由华盛顿州的外科医生在医疗保健研究和质量机构的支持下开展,利用全州利益相关者的投入,提高对可以改善术后结局的术前医疗关键因素的认识,包括营养干预和戒烟。

- 老年外科患者的最佳术前管理:来自 ACS NSQIP/美国老年医学协会的最佳实践指南,在 John A. Hartford 基金会的支持下制定,为老年人的整个围手术期管理提供指导。

即刻术前准备医疗阶段

即刻术前准备医疗阶段何时开始和结束?

该阶段在手术前约 24~48 小时开始,并在患者进入手术室时结束。

核心团队成员是谁?

该外科医疗阶段的核心团队包括外科医生、患者及其家属,手术设施工作人员(护士、技术人员、中级医疗专业人员等)和麻醉医师。

该医疗阶段的所在区域是哪里?

地理区域包括家庭环境、入院处和患者等候区。

该阶段需要做什么工作?

该阶段通常涉及患者对手术的即刻准备,包括潜在的饮食变化[如禁食(nothing by mouth,NPO)和禁食状态的时间]、可能的机械和微生物肠道准备、调整慢性疾病治疗药物(如胰岛素和抗凝剂)、开始使用外科组套[包括在家中使用氯己定(洗必泰)进行洗浴或淋浴]和安全操作指南(如在等候区标记手术部位)。

外科医生在该阶段的职责是什么?

该阶段主要侧重于通过使用外科医疗方案、外科组套和旨在消除误差、减少遗漏和临床变异的核查表来改进质量与安全。外科医生应监督和确保完成的重要事项包括但不限于以下几个方面:

- 预先做好皮肤准备(如有需要则使用氯己定进行洗浴或擦洗);

- 术前肠道准备(如有需要);

- 酌情更新病史记录和体格检查;

- 术前标记,包括与患者确认正确的手术方式、正确的手术侧位和正确的部位;

- 外科医生或指定的持照医疗专业人员识别、核实以及标记计划的外科手术部位;
- 最好在术前的手术室等候区域进行;
- 清醒的患者应在给予镇静前进行核实;
- 注意患者的个人物品(如假牙、助听器、眼镜、钱包或手提包等贵重物品),及患者在术后的特殊需求(如翻译);
- 确认有无患者家属或其他可代表患者的人;
- 适当地重新评估重要的实验室检验值;
- 评估过敏史和上一次的进食情况;
- 围手术期抗生素的选择和给药时间;
- 围手术期使用的关键药物,如 β 受体阻滞剂、胰岛素、抗凝剂和抗血小板药物;
- 麻醉选择;
- 预防深静脉血栓和肺栓塞(deep vein thrombosis and pulmonary embolism,DVT/PE)。

最后,外科医生必须让患者参与关于手术的最后一次术前对话并回答患者的所有疑问。

在该医疗阶段,有哪些重要资源可以帮助外科医生和其他患者医疗团队成员?

美国明尼苏达州患者安全联盟(Minnesota Alliance for Patient Safety,MAPS)制定了获得知情同意的指南。

此外,联合委员会还制定了一册通用方案,说明进行术前验证的过程和手术部位标记的标准。一张可放置在手术等候区的醒目位置的海报可以在 www. jointcommission. org/assets/1/18/UP _ Poster1. PDF 上找到。

术中医疗阶段

术中医疗阶段何时开始和结束?

该阶段在患者进入手术室时开始,并在患者离开手术室时结束。

核心团队成员是谁?

该医疗阶段的核心团队成员包括外科医生、患者及其家属、手术室或门诊手术设施工作人员(如护士、医生/外科医生助理和住院医师)以及麻醉医师。

该医疗阶段的所在区域是哪里?

该医疗阶段的所在区域包括住院部和门诊手术区。

该阶段需要做什么工作?

与此阶段医疗相关的事项包括术前暂停汇报、手术本身(包括手术和麻醉技术、具体的术中处理和决

策)、抗生素管理、深静脉血栓/肺栓塞预防、温度问题、合并症管理、手术计数和手术汇报。

外科医生在术中阶段的职责是什么?

除了执行和监督从开腹到关腹的整个手术外,外科医生还要确保基于团队协作的手术室进程具有纪律性、严谨性和一致性,从而优化患者的安全、减少并发症并改善手术效果。此类进程的重要例子包括:

- 遵守手术的安全核查,包括以下内容:
- 领导或参与手术团队汇报,包括讨论患者需求、预估关键事项(失血、设备需求)、讨论所有疑问以及介绍所有团队成员;
- 在术前暂停期间,领导或参与确认患者的身份、手术方式、知情同意和手术区域标记;完善麻醉核查表;对患者过敏史的核实情况和预期的血液管理问题进行讨论;
- 核实手术部位的感染预防组套是否完成(即前60分钟的抗生素预防、患者保暖、备皮和血糖控制);
- 在核查讨论期间,应该停止所有工作,所有团队成员共同讨论病例的进展并确认手术部位、患者身份、抗生素管理等。外科医生应邀请其他团队成员参与其中,并对其说:"如果有问题我希望你说出来";
- 摆好患者体位和放置填充物以防止神经失用症和患者跌落;
- 建立一个无干扰的环境;
- 适当将电烧灼装置接地,以避免接触灼伤,并采取适当的防火安全措施(例如,在气管切开术或激光手术过程中使用氧气时应特别留意);
- 确认清单中的设备实际存在且功能正常;
- 控制血糖;
- 预防深静脉血栓和肺栓塞;
- 视情况给予抗生素和再次给药;
- 术中使用关键药物,如 β 受体阻滞剂、胰岛素、抗凝剂和抗血小板药物;
- 熟练的手术技术;
- 伤口管理,包括选择皮肤闭合、引流或切除;
- 在手术团队发生变化时进行交接,包括麻醉和护理,以避免认知差异;外科医生应确保向团队介绍新成员,并给新成员简要介绍该病例的情况,以及在离开手术室和/或将交班给另一位外科医生、麻醉医师或护士时遵守机构指南;
- 外科医生和手术团队进行安全检查(正确使用锐器、护目镜、双层手套)和团队汇报;
- 做好术中计划,做好可能出现麻醉急症的准备;
- 正确计数手术物品(海绵、锐器、仪器等);

- 发现设备问题;
- 确认标本已被适当标记,并将其及时有效地送到病理学或其他实验室;
- 在手术室中进行汇报,以传达和记录从遇到的问题和成功中汲取的经验教训;
- 对目的地(重症监护病房、康复室或外科住院楼层)的预转运决定及与接收单位沟通。

重点是要强调主刀医生需在整个手术过程中对患者的健康负责。一般情况下,主刀医生应该在手术室中或在整个外科手术过程中随时待命。然而,在某些情况下,例如在其他地方出现紧急情况,而该医生是医院中唯一有资格进行回应的人,则可能会要求外科医生离开手术室以商榷或参与另一患者的医疗。当主刀医生不在场或不能随时待命时,应该呼叫另一名手术医生处理该病例。在可能的情况下,应在术前告知患者可能会出现这些情况,如果在手术过程中出现此类情况,应在术后告知患者。

在该医疗阶段,有哪些重要资源可以帮助外科医生和其他患者医疗团队成员?

- 世界卫生组织提供的患者安全核查表,可访问 www. who. int/patientsafety/safesurgery/en。
- 美国外科医师协会已就手术室安全发表了若干声明,包括以下内容:
  - 关于手术室干扰的声明。
  - 关于手术期间意外穿刺和撕裂的文件和报告的声明。
  - 关于手术室穿着的声明。
  - 关于使用激光、脉冲光、射频设备或其他技术的手术声明。
  - 关于锐器安全的声明(修订版)。
  - 关于手术安全核查表和确保患者正确、手术部位正确和手术方式正确(修订版)的声明。
  - 关于预防外科手术后意外留置异物的声明(修订版)。
- 目前协会的原则声明还包括外科医生和机构在同时或重叠手术中所承担责任的相关信息。
- 美国整形外科医师协会提出关于外科医生和外科手术团队在手术室中的凝聚力的"信息声明"。
- 外科和围手术期安全委员会发布了一个关于尽量减少手术室中噪音和其他干扰的图表。
- 明尼苏达州医院协会制定了术前暂停指南。
- 美国外科医师协会、美国整形外科医师协会、美国麻醉医师协会、围手术期注册护士协会、和其他团体制定了患者安全原则,强调团队培训,包括使用

人力资源管理技术、使用核查表、进行汇报和建立安全文化。这些原则已在 *JAMA Surgery* 上发表。

术后医疗阶段

术后医疗阶段何时开始和结束?

此阶段紧接患者在手术室的时间,直至离开医院或门诊。

核心团队成员是谁?

该医疗阶段的核心团队成员包括护理人员、麻醉医师、患者及其家属和外科医生,还可能包括初级专业保健医生、病案管理、物理/职业/语言治疗师和中级医疗专业人员等。

该医疗阶段的所在区域是哪里?

该医疗阶段的所在区域包括麻醉后复苏室和急症医疗病床(住院和观察病床、楼层、中级监护室和重症监护室)。

该阶段需要做什么工作?

术后医疗阶段包括麻醉苏醒、复苏室医疗,以及重症监护室和/或常规医院单元的持续治疗和评估。

外科医生在此阶段的职责是什么?

外科医生必须协调在此期间与患者康复相关的所有临床事项,包括遵守手术部位感染的临床指南、预防深静脉血栓和肺栓塞、疼痛管理、液体和电解质管理以及出院计划。具体职责如下:

- 如果患者在转出手术室后仍处于插管状态,领导或参与制定麻醉苏醒的医疗计划,特别是对于高风险患者(持续和动态复苏状态)。
- 如果患者在离开手术室时仍处于插管状态,在即刻的术后期间领导或参与制定拔管计划,特别是对于高风险患者(例如,气道困难或由于某些类型的面部和颈部手术导致的容易发生气道困难的患者)。
- 及时记录术后检查、每日病程和出院总结。
- 即刻书写医嘱,遇到以下情况优先使用符合机构指南的术后医嘱组套:
  - 进展期呼吸系统疾病;
    - 常规的咳嗽、深呼吸和刺激性肺活量测定方案;
    - 呼吸机相关肺炎的预防措施;
  - 呼吸机管理(如果适用);
    - 拔管;
  - 预防深静脉血栓和肺栓塞;
  - 预防应激性溃疡;

- 压疮的预防措施;
- 疼痛管理;
- 体位摆放(如肢体抬高);
- 离床时机;
- 静脉导管管理;
- 导尿管理;
- 液体和电解质管理;
- 营养管理;
- 计划恢复术前药物治疗;
- 引流和导管管理;
- 持续出血管理。

- 与其他医务人员合作,为外科医生主导的临床路径(如标准化的导尿管移除方案)提供护理服务;安全检查。
- 出现临床变化警报或症状如心动过速和低血红蛋白时,及时告知外科医生。
- 快速反应方案,及时干预手术相关感染,如败血症。
- 通过标准化方案促进与其他外科医生和手术团队成员的交流。

出院计划需要外科医生、其他临床医生和患者之间的高度协调和沟通。出院计划通常根据个体患者问题和机构途径在术前或术后第一天开始制定。

在该医疗阶段,有哪些重要资源可以帮助外科医生和其他患者医疗团队成员?

此时,外科医生的主要责任是确保患者顺利和安全地从手术室转移到重症监护室、其他医院单位或其他护理点(如患者家或专业护理中心)。IPASS 工具在确保患者安全方面具有重要作用,并侧重于与团队相关的以下因素:

- 疾病严重程度;
- 患者总结;
- 行动清单;
- 情景意识;应急计划;
- 接管人汇总。

用于准备该医疗阶段的宝贵资源来源于医疗保健研究机构和改善外科护理和康复的质量安全计划——美国外科医师协会与马里兰州巴尔的摩约翰斯霍普金斯医学院阿姆斯特朗患者安全与质量研究所合作开展的一项计划。该计划将支持医院贯彻围手术期循证指南,从而有意义地改善临床结局、降低资源利用率并改善患者体验。该计划目标在五年内至少纳入 850 家在美国、波多黎各和哥伦比亚特区的医院,将针对五个临床领域:结肠和直肠手术、整形外科、肥胖症、妇科和急诊普外科。

出院后医疗阶段

出院后(康复)医疗阶段何时开始和结束?

此阶段从患者出院开始,到患者从手术中完全康复时结束。

核心团队成员是谁?

该医疗阶段的核心团队成员包括患者及其家属、外科医生、初级专业保健医生、病案管理、家庭保健专业人员、物理/职业/语言治疗师和中级医疗专业助手等。

该医疗阶段所在的区域是哪里?

出院后医疗的地理区域包括家、专业医疗机构、康复医院、长期急症护理机构和其他出院后机构。

该阶段需要做什么工作?

该医疗阶段涉及许多依赖于多学科协调的医疗因素。应在患者的各种医疗保健提供者之间交流医疗计划、围手术期和术后评估以及所有重要的患者信息(包括知情同意、实验室检验、放射学检查、病理报告以及药物和手术史)。该阶段的首要目标是患者的术后恢复、功能恢复和优化,还可能需要关注患者的合并症和社会问题等。

外科医生在该医疗阶段发挥了什么作用?

与其他医疗阶段一样,外科医生必须领导负责监督患者康复的多学科团队。在门诊恢复阶段,必须仔细监控患者的潜在并发症,并且外科医生必须把握早期干预和治疗的机会。

外科医疗的关键组成部分包括:

- 患者教育,包括书面教育和口头教育;
- 药物获取途径和正确服用的指导;
- 安排随诊时间;
- 直接在家里进行随访,也可以通电话;
- 出院说明书,说明何时打电话、打电话给谁,以及如何识别非典型性疼痛、出血和感染;
- 关于引流和导管管理的说明;
- 敷料和伤口管理;
- 恢复体力活动的说明,包括行走、驾驶、运动、性生活和重返工作岗位;
- 物理治疗;
- 为未投保或保额不足的高危人群特别考虑;
- 解决交通问题;
- 与初级和专业保健师建立联系并跟进。

外科医生应与患者医疗团队的其他成员合作,以寻求减少可预防的急诊就诊和再次入院的概率。由于对数量有限的急症后医疗床位的需求较大,患者还需要从医院过渡到专业护理中心、康复中心和长期急症护理中心,术后医疗的过渡变得越来越复杂。

许多医院和医疗保健系统使用预测模型来识别具有高再入院风险的患者,并优先对这些患者部署病例管理资源。对通过临床数据库(如 ACS NSQIP)确定的高风险患者应该更加关注疼痛管理、脱水和伤口护理等问题。

在门诊接受外科治疗的患者在出院时需要特别注意。门诊手术通常要求外科医生完成手术、与患者家属交谈以及一位患者完全清醒和有认知之前开始处理另一个病例。患者经常会在外科医生完成下一个病例之前出院回家。出院说明和常规事项(如确认患者可以排尿并能够口服食物和药物)必须在出院前由其他专业人员进行核查。使用系统核查、方案和适当的交接技术来确保这些患者安全出院是很有必要的。

在某些地区,患者和医生可以通过在线门户网站交换医疗信息,这种方法在出院后尤其有用。通过这些门户网站,患者可以访问他们的电子健康记录和患者医疗工具(例如笔记本)以记录术后的重要信息。创新的实践还会探索技术性解决方案,以增强医患体验,主动识别门诊的临床问题,以及进行早期干预。

外科医生在该医疗阶段发挥了什么作用?

PRO 和 PROM。患者报告结果(patient-reported outcomes,PRO)代表了患者的观点和看法,正在被广泛认为是用于改善患者医疗的重要措施。患者报告结果是直接来自患者的健康状况评估,而非医疗专业人员给出的任何解释。当患者告诉医生他们的感受或功能如何,或他们的幸福感和症状时,他们正在提供 PRO。PRO 的作用在于它们现在可以通过有意义、严谨和科学的方式被收集,准确地将主观的健康状况转化为客观数据。

患者报告结果指标(patient-reported outcome measures,PROM)是将主观信息转化为客观数据的工具。简单地说,患者报告结果指标是问卷或调查,要求患者评估他们对自己健康状况的看法。然后对他们的反应进行评分,从而给患者的看法赋值。拿 RAND 公司的 36 项健康调查简表来举例:这项特殊的患者报告结果指标调查会询问患者执行日常任务的能力,并询问他们可能正面临的所有情绪挑战。每一项都会得到 0~100 的评级值,数字越大,患者对其健康状况的评价越高。然后可以比较和跟踪来自不同患者或患者组别的评分以评估变化。

美国外科医师协会已开始将其所有临床数据库合并到一个通用平台中,如此一来,将开始用患者报告结果来补充 ACS NSQIP 中丰富的临床结果数据。因此,协会有机会收集有意义的患者报告结果,以助于促进持续的质量改进、影响临床医疗、促进患者参与,促进绩效提升,并推动以患者为中心的外科创新。

患者教育。美国外科医师协会提供了许多患者教育和家庭技巧套装,可以帮助患者改善康复和结果。示例如下:

- 美国外科医师协会外科家庭技能培训计划提供标准化和简明的方法,通过术前准备、积极参与医疗决策和出院后恢复,让患者和护理人员为康复做好准备。这些计划根据最佳的实践和结果数据制定,并支持包括患者和护理人员在内的整个手术团队,通过各种方法来加强康复、减少并发症、降低再入院率、提高参与度,并增加安全康复的概率。每个教育计划都包含一个视频、逐步说明的小册子、清单、练习设备和评估,以提供知识、反复练习的机会以及给予积极参与术前准备和恢复的患者/护理人员信心。该计划的重点在于各种外科家庭护理,包括造瘘术、喂养管、手术伤口、愈合缓慢的伤口、引流、中心静脉导管、气管切开术、抗凝血和外科癌症的护理。2017 年,美国外科医师协会扩展了围绕护理人员培训和出院后评估的集合方案,以支持围绕患者术前准备质量的有意义的医院基准。其目标是改善外科患者及其家属的护理体验和质量,同时为外科患者的教育者制定课程开发和认证计划的标准和策略。
- 可信医疗信息认证(Trusted Medical Information-Certified,TMI-C)计划是一个由美国专业组织组成的联盟,致力于通过使用循证标准、已证实的内容和持续评估来提高为患者及其护理人员提供的教育质量。可信医疗信息认证将计划制定标准,并对已建立的患者教育材料进行认证,以提高患者的参与水平、支持已认证内容的推送,以及实施评价指标。实际上,所有寻找医疗/手术信息的患者都将获得最准确和最全面的内容。材料创造和技术进步的步伐产生了对正规指导的需求,以确保能安全地提供有效的医疗保健内容。该计划将帮助在线搜索医疗保健信息的消费者、希望使用已验证的内容来积极地接触患者及其家属的医疗保健提供者、需要已验证的内容来指导患者结局的医疗保健协会,以及需要在有效应用和优质内容方面获得指导的医疗保健信息推广者。

11

- 截至发表时，美国外科医师协会委员会刚刚批准了关于阿片类药物滥用的声明，并且患者教育材料正在编写中。

结语

重点请记住，尽管外科医疗团队模型被认为是最佳的实践，但外科医生有责任领导这些团队，帮助患者在医疗保健系统中不会迷失方向，并监督所有医疗阶段的交接，以确保质量、安全和可靠性。在这种模式下，成功的外科领导需要与患者的其他医疗提供者进行强有力的协作、沟通与合作。对于通常患有慢性疾病（例如肥胖症、营养不良、糖尿病、高血压、心脏病和慢性阻塞性肺疾病）的患者，外科医生要对手术相关的医疗计划负责。

此外，团队永远无法取代外科医生与患者之间的特殊医患关系。患者信任的是个体的外科医生，患者依赖外科医生来领导团队。外科医疗的连续性以及对患者整体体验的保证都是必不可少的。

（何思祺　禹汇川　窦若虚）

第3章　外科质控官

概要：外科质控官（Surgical Quality Officer，SQO）在许多医疗机构是一个相对较新的角色；然而随着医疗服务系统越来越注重质量改进（quality improvement，QI）、患者安全和可靠性，它变得越来越重要和必要。外科质控官是改进质量的手术机构拥护者，并与医院其他部门和决策部门保持联系，以提高手术团队所提供的医疗质量。因此，外科质控官确保了手术工作与机构或医疗组织的总体使命相一致。本章将围绕下列问题展开：

为什么每家医院都应设有外科质控官？

哪些技能、培训和个人品质将确保外科质控官的成功？

外科质控官的工作是怎样的？

外科质控官与哪些委员会进行互动？

有哪些特定工具或其他支持系统可以帮助外科质控官取得成功？

我们如何知道外科质控官能否成功？

为什么每家医院都应设有外科质控官？

外科质控官领导外科工作以建立和维护基础架构和标准，确保机构内提供的外科医疗达到最佳，确保所有团队成员都拥有用于提供安全、高质量、效益高以及可靠的医疗所需的工具、资源、培训和能力。为了达到该目的，外科质控官要负责发现、确认和解决系统的错误，及其他可能会影响手术部门和整个机构提供最佳患者医疗的因素。当问题严重时，外科质控官负责制定对策并实施变革。

为此，外科质控官应履行以下广泛的职责：

- 在质量和安全方面发挥领导作用；
- 在现有机构的治理结构内，为领导外科质量和安全工作建立一个新的结构；
- 通过绩效改进、项目管理和质量改进原则，开发提高手术质量和安全的机制；
- 与其他机构领导者合作确立质量改进目标；
- 寻求最佳实践和质量改进技术，并与同事分享这些知识；
- 向外部利益相关方（如认证机构、监管机构、付款人和患者权益倡导者）证明，机构致力于通过领导与

这些缔约方的合作来提高质量和安全；
- 与医院基础架构合作，理解并处理适用于外科患者的监管指标。

传统上，医院的首席医疗官或外科主席已经完成了这些功能。然而，在当今的外科手术中，需要集中精力不断改进质量，这些需求已超出这些人员的责任和培训，而他们还要履行一系列的职能。因此，外科质控官的定位多年来一直在发展，现已被视为确保外科患者能获得应有的医疗水平及外科手术团队成员能够有效和高效地执行业务的关键。随着对质量改进的要求越来越高，由合格的个人来担任这一职务将变得日益重要，甚至可能是必须的。

成功的外科质控官需要哪些技能、培训和个人品质？

一位有效率的外科质控官应具备教育和经验背景，包括在手术室、研究实验室或课堂上的熟练表现，这能让其成为外科的领导者。但是，技术能力只是其中的一部分。外科质控官还必须表现出与高效领导能力相关的个人品质，及用于评估和改进质量、安全以及可靠性的认知和工作知识。

教育

外科质控官必须是经过认证的医学院及外科住院医师计划的毕业生。外科质控官还必须拥有国家颁发的手术许可证,并具有普通外科或外科分支学科的委员会认证。完成正规外科教育后,定期参加继续医学教育计划同样重要。

然而,成功的外科质控官培训不仅限于医学院和研究生期间的培训。个人还应接受培训来批判性地评估当前流程并应用经过验证的质量改进策略,包括其他机构和专业中使用的技术,以实现高可靠性。更具体地说,外科质控官应具备数据分析的工作知识,知道如何有效地使用数据进行测量和改进,以及了解组织行为和文化、质量改进和继续医学教育管理。

现有不同层面的额外技能培训,从在线模块到优秀运营或工商管理硕士学位项目等(表3.1)。这些教育项目会教授学生一些公认的改变管理的方法,包括精益化、六西格玛等,以及使用人格测试(如DiSC评估,评估优势、影响力、责任心和稳定性)和高情商去建立和领导高效的团队。这类培训使外科质控官能做好去解决质量问题的准备,成功地聘请经验丰富的外科医生作为优秀的临床医生,让他们了解失败的模式,以及促进落实与临床常用方法不同的解决方案。此外,该培训将使外科质控官在与机构和医疗保健系统的主管及管理人员会面时,能更好地代表外科部门。

表 3.1　外科质控官的教育项目

项目	详情
美国质量协会学习研究院	使用集成精益工具和技术的 DMAIC 方法(定义、测量、分析、改进、控制)进行精益六西格玛培训。培训涵盖完整的 ASQ 认证六西格玛黑带和 ASQ 认证六西格玛绿带的知识体系
安全性,时效性,效率,效率,公平性和以患者为中心(Safety, Timeliness, Efficacy, Efficiency, Equity, and Patient-centeredness,STEEEP)学院	STEEEP 学院教授医疗领导者快速循环质量改进的理论和技术,并为医生、护士、管理人员和其他利益相关方提供领导质量改进计划所需的技能和策略
国家质量保证委员会	国家质量保证委员会提供一系列现场教育研讨会和网络研讨会,帮助组织实现其质量目标
医疗保健改进研究所	会议、面对面培训、网络培训、音频和视频项目、医疗保健改进研究所公开学校、医疗保健改进研究所奖学金计划
埃默里大学	精益六西格玛认证项目
卫生资源和服务管理局　　美国卫生和公众服务部	质量改进和风险管理培训
TeamSTEPPS　　医疗保健研究和质量机构	提高绩效和患者安全的策略和工具(Team Strategies and Tools to Enhance Performance and Patient Safety,TeamSTEPPS)是专为医疗保健专业人士设计的团队合作系统
世界卫生组织	世界卫生组织患者安全部提供培训材料和工具,帮助个人和组织提高他们对患者安全的理解和认识
美国科克伦中心　　了解循证医学　　约翰霍普金斯彭博公共卫生学院	该网络课程作为消费者联合会为循证医学开展的一部分项目而开设。它旨在帮助消费者权益者理解循证医学的概念和技能的基础原理

项目	详情
约翰斯霍普金斯医学院	针对一系列医疗专业人员(从一线员工到高管)的研讨会和在线学习机会
阿姆斯特朗患者安全与质量研究所	**研讨会**
	患者安全认证计划
	基于单位的全面安全计划
	实施研讨会
	医疗保健的精益西格玛处方
	为期 5 天的精益西格玛医疗处方绿带课程
	为期 2 天的精益医疗研讨会
	在患者安全和质量方面的领导能力
	用人为因素的方法改进患者安全性
Intermountain 医疗	为需要教授、实施和调查质量改进、结果测量以及临床和非临床进程管理的高管提供为期 20 天的课程
杜克大学	患者安全质量改进模块 循证医学研讨会
六西格玛绿带医疗	本课程重点介绍六西格玛绿带培训在医疗应用方面的作用
密歇根大学	
优秀运营硕士 俄亥俄州立大学菲舍尔商学院	为期 18 个月的学位课程,该课程围绕在新兴的持续改进环境中的领导力

经验

除了适当的教育和培训外,外科质控官还应展示出其他外科医生和团队成员能够认可和尊重的临床专业知识,包括以下内容:

- 在外科部门内担任主要任务并有一定程度的信誉和权威能让外科质控官实现变革;
- 多年的临床经验和在部门内取得领导地位;
- 曾有在高级行政职位上的经验(如委员会主席、项目负责人、医学顾问、副主席或科主任);
- 积极参加至少一个外科组织,最好是美国外科医师协会;
- 一直关注外科质量和患者安全计划,包括外科医生、住院医师和医学生阶段;
- 得到外科主席和医院管理层的认可和支持,由科主任及医务科的首席医疗官/副主席联合选出。

外科质控官必须能够领导行动、解决问题、获得其他外科医生的支持,并聘请合适的团队。一位初级外科医生不太可能有机构地位或时间灵活性以执行好这个职位。让初级外科医生担任外科质控官的另一个缺点是,其不太可能敢于挑战高级职员和现状。另一个极端,一位职业生涯已结束的外科医生可能也不是合适的人选,因为他可能已植根于所属组织中,与传统的联系太紧密,无法寻求创新的医疗方法。然而值得注意的是,一位经验丰富的外科医生与刚涉足这一领域的人合作,往往可以建立一种协同指导关系,最终使受指导者能够担任这一角色。

此外,理想的候选人应该处于事业和生活阶段,在履行所有外科质控官职能的同时,可以保持工作与生活的有益平衡和积极的实践。最好是指派一位能够减少其工作量,同时不会对其医疗质量或外科医生的实践环境产生负面影响的人。

请谨记,外科质控官这一职位对于成功提供高质量、安全和可靠的患者医疗至关重要。决定由谁来担任这一职务是一项需要深思熟虑的任务。

个人品质

正式的培训和机构的认可对于外科质控官的成功至关重要,但在所有有领域影响力的领导人中,还普遍存在一些不那么明显的特点。虽然这不是一个

全面的列表,但列举了成功的外科质控官需要具备的一些重要品质,包括:

- 对改革持开放态度;
- 能够倾听不同的观点;
- 愿意寻求共识,但也有勇气做出有争议的决定;
- 令人信服的眼光;
- 责任感;
- 有效的沟通能力;
- 出色的解决问题的能力;
- 战略性和分析性思考的能力;
- 建立关系和达成共识的才能;
- 指导能力。

成功的外科质控官会拥有本文所述的知识、技能、声望和才能,并利用它们来创造和维护一个环境。在这个环境中,强调终身学习、以患者为中心的医疗和对质量的投入。

外科质控官的工作是怎样的?

尽管外科质控官的具体职责可能会因机构而异,但其主要任务是领导外科部门的质量、安全和可靠性计划。为此,外科质控官应与科主任和首席医疗官合作制定工作计划,以取得更好的结果。

外科质控官领导外科团队进行文化调整,以达到更有效力和效率的患者医疗。因此,外科质控官的一个重要功能是激励和启发手术团队并执行循证实践。所以外科质控官负责培养一种强调有效协作医疗、医疗变异识别和医疗人员参与的文化。

此外,外科质控官需要处理人为因素和意外挑战,这些问题往往会在高精度手术期间对手术室团队造成重大影响。就更具体的可交付成果而言,外科质控官负责领导实施质量改进和患者安全策略的工作,即制定策略计划、监控和评估质量改进工作、确定如何分配资源,以及组织团队以确保高绩效等。

具体的日常工作如下:

- 领导手术质量与安全项目;
- 管理手术的数据分析,即监督和监控数据收集工作、报告响应问题、进行数据分析、参与基准测试事项,以及参与公共报告;
- 计划并启动质量改进工作,作为患者安全和质量改进计划的外科支持者;
- 为团队创造和提供关于质量改进流程和技术的教育机会,包括六西格玛培训、精益战略等;
- 实施质量与安全措施,包括手术室核查表、手卫生

须知、手术部位的正确标记等;
- 使用机构支持的方法对根本原因进行分析;
- 确保符合认证/外部监管的要求,并与利益相关方合作以制定和分享最佳实践;
- 作为外科部门/部门分区、医院行政人员和门诊管理部门之间的质量联络人;
- 促进全体员工、住院医师和医学生的培训和发展(见专栏)。

让各级外科医生参与进来

第 15 章描述的研究生医学教育认证委员会的临床学习环境评估计划鼓励外科质控官以身作则。当然,这种以身作则的概念可以推广到所有医疗保健机构,外科质控官有责任让所有团队成员参与进来,包括处于职业生涯早期和晚期的外科医生,让现在和未来的患者都能从持续的质量改进工作中受益。

外科质控官与哪些委员会进行互动?

外科质控官无法独自一人发挥作用。要取得成功,外科质控官应积极参与专注于宏观和微观层面质量问题的机构委员会,以便能随时访问相关数据。这些小组的会员资格也将确保外科质控官的角色能完全融入到机构的组织结构中。

外科质控官在很大程度上依赖于两种委员会的专业知识:案例审查委员会及外科质量安全委员会,前者负责基于个案的质量审查,后者负责保证整体质量。有关这些委员会的更多详细信息分别在第 4 章和第 5 章中提供。为便于讨论,我们把焦点放在外科质控官如何依靠这些机构成功地实施更高的标准及取得更好的结果。

外科质控官帮助领导和监督这些委员会的管理基础架构,使他们的工作更有条理、更成功和更平衡。外科质控官可在小组内其他外科医生的自愿参与下履行这些职能。

案例和同行评审委员会

案例评审委员会在项目层面进行受法律保护的同行评审,有时也在个人层面进行。这些小组的主要目的是确定在特定案例或环境下是否提供了循证、以共识为导向的医疗。如果提供者或系统的相关因素导致了不良后果,案例评审委员会必须为了预期的改进而分派和追究责任。为了评估所有外科医生的改进程度,外科质控官必须利用绩效管理的基本原则,以确保外科医生和领导者都负有适当的责任,并监督

这些人的工作。

在发生不良事件后,案例评审委员会可进行额外的分析和/或纠正行动计划,并向外科质量安全委员会和其他医务人员机构提出适当的建议,以防再次出现。例如,如果手术是在错误的部位进行,案例评审委员会将评估数据,并确定是在什么阶段的围手术期医疗错误导致了不良事件的发生。然后,委员会将就如何正确标记部位和使用核查表向护理人员或外科人员提出建议。外科质控官应该领导和监督这些工作。

可以制作一个绩效展板,其中包含部门的、部门分区的以及外科医生特定的外科医生数据(图3.1)。

外科质控官应定期与每位外科医生分享数据,并将此信息提供给部门分区负责人和科主任以进一步审查。应设有一个预先确定的流程,以确保定期共享个人数据和团队数据。该流程需符合联合委员会的持续专业实践评估指南,而该指南被设计用于监控专业资格,确定个体实践者可能实现改进的地方,并使用客观数据决策执业权限的延续。

某些时候,外科质控官和一线医疗提供者可能会

患者数

	财务年度2013													财务年度2014			
	7~12	8~12	9~12	10~12	11~12	12~12	1~13	2~13	3~13	4~13	5~13	6~13	总计	7~13	8~13	9~13	总计
总数	37	38	44	54	39	32	43	31	40	36	35	29	458	55	43	45	143

住院时间

	财务年度2013													财务年度2014			
	7~12	8~12	9~12	10~12	11~12	12~12	1~13	2~13	3~13	4~13	5~13	6~13	总计	7~13	8~13	9~13	总计
总数	37	38	44	54	39	32	43	31	40	36	35	29	458	55	43	45	143
住院天数	223	235	322	389	268	263	346	204	215	368	317	226	3 376	368	327	460	1 155
平均住院时间	6.03	6.18	7.32	7.20	6.87	8.22	8.05	6.58	5.38	10.22	9.06	7.79	7.37	6.69	7.60	10.22	8.08
预期住院时间	5.98	6.07	6.76	6.17	5.48	7.13	6.94	6.91	6.05	7.87	7.14	7.68	6.63	7.23	7.08	8.08	7.45
住院时间指数	1.01	1.02	1.08	1.17	1.25	1.15	1.16	0.95	0.89	1.30	1.27	1.01	1.11	0.93	1.07	1.27	1.08

死亡率

	财务年度2013													财务年度2014			
	7~12	8~12	9~12	10~12	11~12	12~12	1~13	2~13	3~13	4~13	5~13	6~13	总计	7~13	8~13	9~13	总计
总数	37	38	44	54	39	32	43	31	40	36	35	29	458	55	43	45	143
#死亡	0	1	0	0	0	0	1	0	0	1	0	0	3	0	0	1	1
死亡率	0.00%	2.63%	0.00%	0.00%	0.00%	0.00%	2.33%	0.00%	0.00%	2.78%	0.00%	0.00%	3.48%	0.00%	0.00%	2.22%	0.70%
预期死亡率	3.39%	1.61%	1.22%	0.78%	1.03%	1.18%	1.33%	1.18%	0.59%	2.79%	0.64%	3.48%	1.53%	0.83%	1.05%	1.11%	0.99%
死亡指数	0.00	1.63	0.00	0.00	0.00	0.00	1.75	0.00	0.00	1.00	0.00	0.00	0.43	0.00	0.00	2.00	0.71

30天再入院*

	财务年度2013													财务年度2014		
	7~12	8~12	9~12	10~12	11~12	12~12	1~13	2~13	3~13	4~13	5~13	6~13	总计	7~13	8~13	总计
存活出院数	37	37	44	54	39	32	42	31	40	35	35	29	455	55	9	64
#再入院	5	7	8	8	5	5	10	5	7	4	3	7	74	43	5	48
再入院率	13.51%	18.92%	18.18%	14.81%	12.82%	15.63%	23.81%	16.13%	17.50%	11.43%	8.57%	24.14%	16.26%	78.18%	55.56%	75.00%

*不包括化学治疗、康复治疗、心理治疗、放射治疗、分娩和透析的再入院。

病例组合指数

	财务年度2013													财务年度2014			
	7~12	8~12	9~12	10~12	11~12	12~12	1~13	2~13	3~13	4~13	5~13	6~13	总计	7~13	8~13	9~13	总计
总数	37	38	44	54	39	32	43	31	40	36	35	29	458	55	43	45	143
病例组合指数	1.82	1.83	2.01	1.87	1.80	1.94	2.25	1.99	1.84	2.76	2.14	2.05	2.02	1.96	2.19	2.84	2.30

注:系统级数据可用于生成专注于效率指标(包括住院时间和全因再入院)及质量指标(包括死亡率)的绩效表现板。病例组合指数可作为可能已被建立的临床文档项目和适用文档的替代参照指标。

图3.1　部门绩效展板(示意图)

对如何处理这些案例有不同的看法。每个机构都应针对特殊情况制定指南。一般而言,在处理不太可能造成严重后果的问题时,达成团队 80/20 的同意较为合理。然而,对于那些可能会对患者结果产生更大影响的情况,应达到 99% ~ 100% 的一致同意。

外科质量安全委员会

所有外科部门都应设有一个外科质量安全委员会,而外科质控官应该担任该委员会的主席(见第 5 章)。但是由于每个机构的组织方式不同,外科质量安全委员会的结构应该要相对灵活。理想情况下,委员会应监督所有的外科医疗,如果这种安排不能实现,它应该与其他外科部门建立有意义的跨学科合作关系,以保持一致性。

外科质量安全委员会是一个多学科机构,由外科专家、麻醉专业人员、护士、医疗专家、中级医疗专业人员、合作的医疗专业人员和质量改进专家,以及数据管理人员和行政支持人员组成。外科质量安全委员会的使命是评估和维护机构的质量与安全。

外科质量安全委员会通常需要向该机构的质量与患者安全委员会报告,并且外科质控官应该是质量与患者安全委员会的积极分子。外科质控官应确定外科质量安全委员会的共同主席,他可以在外科质控官缺席的情况下参加系统级会议。

有哪些专门的工具或其他支持系统可以帮助外科质控官取得成功?

外科质控官必须能够访问有意义的数据、能够完全融入组织结构,以及懂得分享有助于促进变革的故事。

数据:外科质控官的最强大的工具

外科质控官的工作依赖于访问和熟练使用有意义的、经风险调整后的数据,机构或组织应确保外科质控官能随时访问适当的注册管理机构和绩效信息。外科质控官负责确定部门如何收集和分析数据结果及质量改进需要哪些数据。外科质控官还需要与机构领导合作,以选择最可能帮助促进质量改进的注册管理机构(最常用的外科数据库列表,请参见表 3.2)。

表 3.2　外科质量改进注册管理机构

专业	数据库
通用(美国外科医师协会注册管理机构)	ACS NSQIP (基本、小型/乡村医院、手术专用版本或儿科版本) 代谢和减重手术认证和质量改进计划
心胸外科	胸外科医师协会国家数据库
血管外科	血管外科质量改进计划协会
创伤外科	美国外科医师协会创伤质量改善计划
肿瘤外科	美国外科医师协会国家癌症数据库 美国外科医师协会快速质量报告系统
移植外科	移植接受者科学登记处
所有外科专业	大学卫生系统联盟

要取得成功,外科质控官必须了解该机构所使用的注册管理机构的数据收集、分析和报告流程。值得注意的是,专门为质量改进而设计的数据库(如临床注册管理机构)会比设计用于完成其他机构业务的数据库更有效地促进质量改进过程,例如为行政活动、理赔处理和财务而开发的数据库。使用非临床目的而收集和分析的数据可能会得出不准确或误导性的结论。在选择最有用且与提高质量和安全性相关的数据时,应采用最佳实践。

为使用数据来衡量质量,外科质控官需要参与以下项目:

- 制定一系列关于如何使用数据来达到部门、医院和卫生系统目的的目标。
- 协助确定如何使用数据来帮助外科优先改进质量和患者安全,例如减少手术部位感染。
- 与其他机构的领导合作,以制定互相认可的数据收集计划。

- 制定与合适的利益相关者一起分析数据的计划，并透明地分享结果，无论结果是好是坏。外科质控官收集的并与部门负责人和外科医生共享的数据通常都包含在国家排名评级系统中。因此，外科质控官至少要了解手术数据和指标会如何影响联合委员会认证、基于价值的采购和消费者排名。
- 所有收集、分析和准备采用的数据都应与外科主任和分区负责人共享。

应尽可能采用来自全国认可的质量数据库（如协会的国家外科质量改进计划和胸外科医生国家数据库）的结果分析，以便数据能随时间保持一致性和可比较性（图 3.2）。较小的医院可能会发现 ACS NSQIP 基本版（该项目的简易版本）是一种高性价比的选择，也可能会使用来自医疗保险和医疗补助服务中心的医院比较网站的数据。这些数据可以通过专用、安全的网站或书面形式提供。临床数据的死亡率和同行评审应包含在记分卡中。患者满意度调查的结果，例如医疗保健研究和质量机构的医疗保健提供者的消费者评估和系统外科护理调查，也可以通过这种形式共享（有关示例请参见图 3.3）。外科质控官的责任在于识别最适用于其需要的数据。

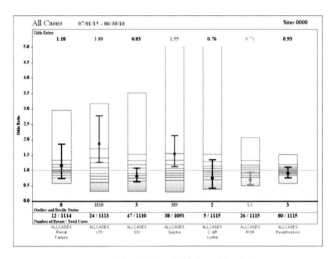

图 3.2　ACS NSQIP 绩效表现板（示意图）

Surgery - Cardiac Surgery Profile
SERVICE: SURGERY-CARDIAC SURGERY

Status		Indicator	Peers Score	Target	SPC Alert	Current Period
A - Volume and Acuity						
	▲	Ambulatory Surgery Cases	0.44	n/a		Q3 2013
	▼	CMI	5.69	n/a		Q3 2013
	▲	IP Discharges	48.8	n/a		Q3 2013
X	▲	IP LOS Index (Obs_Exp Total Days)	1.17	1.00		Q1 2013
	▼	IP Procedures	118	n/a		Q3 2013
	▲	Observation Cases	0.44	n/a		Q3 2013
	▲	Outpatient Visits	132	n/a		Q3 2013
B - Patient Care						
	▼	% Organ Injury or Perforation in Endoscopic Procedures	0.0%	n/a		Q3 2013
	—	Autopsy Discrepancy	0.00	n/a		Q3 2013
	▼	Hospital Acquired DVT/PE	0.3%	n/a		Q3 2013
▽	▼	IP Mort Index (Obs_Exp)	0.70	0.68		Q1 2013
	▼	Mortalities Reviewed	1.11	n/a		Q3 2013
	▼	Mortalities Sent for Peer Review	0.56	0		Q3 2013
	—	Mortality Peer Review #1 Score 4 or 5	0.00	n/a		Q3 2013
	—	Mortality Peer Review #2 Score 4 or 5	0.00	n/a		Q3 2013
	▲	Post Op Hemorrhage or Hematoma	0.70%	n/a		Q2 2013
	▲	Post Op Mortality in 48 Hrs	2.21%	n/a		Q2 2013
	—	Post Op Wound Dehiscence	0.00%	n/a		Q1 2013
	▼	Quality Management Events	1.00	n/a		Q3 2013
	▲	Quality Management Events - Standard of Care Not Met	0.33	0		Q3 2013
	▼	Related ReAdmit 30 days	3.77%	n/a		Q1 2013
★	—	SSI CABG Procedures	0.0%	3.0%		Q3 2013
		STS Cases - Deep Sternal Infection	No Data	n/a		No Data
	▲	STS Cases - Mortality	7.0%	n/a		Q1 2013
	▲	STS Cases - Post Op Renal Failure	6.5%	n/a		Q1 2013

Surgery - General and Colon_Rectal Surgery Profile
SERVICE: SURGERY-COLON AND RECTAL SURGERY, SURGERY-GENERAL AND GASTROINTESTINAL SURGERY

Status		Indicator	Peers Score	Target	SPC Alert	Current Period
A - Volume and Acuity						
	▼	Ambulatory Surgery Cases	12.6	n/a		Q3 2013
	▲	CMI	2.05	n/a		Q3 2013
	▲	IP Discharges	32.0	n/a		Q3 2013
▽	▼	IP LOS Index (Obs_Exp Total Days)	1.02	1.00		Q1 2013
	▼	IP Procedures	36.4	n/a		Q3 2013
	▲	Observation Cases	3.62	n/a		Q3 2013
	▲	Outpatient Visits	374	n/a		Q3 2013
B - Patient Care						
	▼	% Organ Injury or Perforation in Endoscopic Procedures	0.7%	n/a		Q3 2013
	▲	Aspiration After EGD	0.8%	n/a		Q3 2013
	—	Autopsy Discrepancy	0.00	n/a		Q3 2013
		Bariatric Surgery - Multiple Returns to OR	No Data	n/a		No Data
	▼	Bariatric Surgery - Unplanned Return to OR During Current Admission	0.7%	n/a		Q1 2013
X	▲	IP Mort Index (Obs_Exp)	1.46	0.68		Q1 2013
	▼	Mortalities Reviewed	0.08	n/a		Q3 2013
	▼	Mortalities Sent for Peer Review	0.03	0		Q3 2013
	▼	Mortality Peer Review #1 Score 4 or 5	0.00	n/a		Q3 2013
	—	Mortality Peer Review #2 Score 4 or 5	0.00	n/a		Q3 2013
	▼	Post Op Hemorrhage or Hematoma	1.01%	n/a		Q2 2013
	▲	Post Op Mortality in 48 Hrs	0.67%	n/a		Q2 2013
	▲	Post Op Wound Dehiscence	1.28%	n/a		Q2 2013

图 3.3　外科医生专用记分卡（示意图）

注意：外科医生应该每半年或每季度就能看到自己的绩效，可通过专用的安全网站或书面形式提供这些信息。数据应包括合格质量数据库所收集的信息，包括 ACS NSQIP 和胸外科医师协会国家数据库及机构数据。临床医疗的死亡率和同行评审应包含在记分卡中。应共享对医疗服务提供者和系统结果的评估以及患者的投诉信息。应对同行比较和随时间变化的趋势进行审查。

融入制度结构

要取得成功,外科质控官必须建立稳固的人际关系,并在机构上与首席医疗官、卫生系统首席质控官、患者安全官和所有其他相关执行团队成员站在同一阵线。反过来,这些人应帮助外科质控官将通过机构的付出和改进的机会将外科部门联合起来。机构可采取以下方法来帮助外科质控官成功融入组织结构:

- 定义外科质控官在组织结构的职权及报告关系中的角色(图 3.4);
- 为外科质控官提供专门的时间去进行联络工作、参加有关质量与患者安全的全国性会议、做出有意义的取舍,以及积极地与其他团队成员合作来完成项目和加快周期改进;
- 提供详细的职位描述,概述外科质控官的职责和权限;
- 提供适当的经济补偿,以支持有效执行这项工作所需的时间成本;
- 提供足够的管理资源,确保外科质控官能合理地访问数据,并给予充分的信息技术支持。

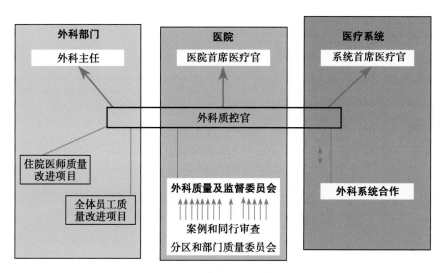

图 3.4　常规组织结构图

我们如何知道外科质控官能否成功?

每个机构的外科部门都应有寻求实现的特定的质量改进目标。这些目标将根据外科质控官的意见来确定。临床数据应用于评估是否正在改进结果,是否按照组织领导的要求按时实现目标。制定谅解备忘录来确定外科质控官的工作、职权以及特定时期的预期目标,对机构和外科质控官来说可能是最有利的。

讲故事:增强意识的一种方式

虽然分析根本原因、纠正行动计划、终止操作循环等等都是外科质控官阻止不良事件发生的重要职责,但我们忽略了讲故事和透明共享信息的作用。讲故事——以建设性的方式来分享故事,无论会多么令人不舒服,这种方式可提高对外科医疗中潜在缺陷的认识,并有利于改进整体的安全文化。关于不良事件的故事可以在各种部门或医院场所进行分享,也可以通过电子邮件、挂在病房、围手术期外科医生休息室甚至是洗手池上的海报进行分享。

共识还应阐明该机构将提供的资源,以助于确保外科质控官的成功,包括提供:

- 适当的数据;
- 人员支持;
- 受保护的时间,以参加委员会会议、观察和与团队成员合作、参加质量改进培训项目以及为成功制定周密的策略。

当然,外科部门提供这些资源的能力会因其规模和/或病例数的不同而有所不同。该模型已成功应用于许多医院和医疗机构。

结语

随着国家医疗保健系统朝着以提供安全、高质量、可靠以及高成本效益为目标的患者医疗模式迈进,外科质控官将会是越来越具有挑战性而又至关重要的角色。外科质控官的成功将在很大程度上决定外科在机构环境中实现这些目标的能力。

(何思祺　禹汇川　窦若虚)

第4章 案例评审和同行评审：质量改进的讨论会

概要:本章将在质量改进的背景下探讨案例评审和同行评审。案例/数据评审和对个人进行的同行评审都有助于确保让外科患者得到高质量、安全和可靠的医疗。在讨论这些评审流程时,本章旨在解决以下问题:

案例评审和同行评审的目的是什么?

五种不同类型的评审有哪些,并且它们如何在医疗组织中实行?

为什么机构要进行结构化的案例评审和同行评审?

我们如何确保案例评审和同行评审能够带来成功的、可持续的变革?

为什么外科医生的领导很重要?

案例评审和同行评审的目的是什么?

在最基本的层面上,案例评审和同行评审是指医疗专业人员用于评估其临床工作并确保符合现行医疗标准的正式流程。目前,常设委员会和特设委员会都会进行这些类型的评审。

几乎每个美国外科机构都组织了一些同行评审团队,他们会评审个别医疗专业人员及其团队为外科患者所提供的医疗服务。这些群体的具体名称可能会因机构而异,案例评审和同行评审也一样。有些机构对本章讨论的五种评审中的每一种都有一个指定术语,而其他机构可能只有一个包含多种评审类型的通用术语。

无论小组、委员会或会议的名称如何,案例评审和同行评审流程对于达到最佳的外科医疗和结果来说都至关重要。外科质量的领导者(即外科质控官,在第3章中讨论)和其他外科领导者必须至少了解本章介绍的五种案例和同行评审,以及支持进行这类评审所需的基础架构。对于任何给定的本地设置来说,这些流程和支持性基础架构都可确保对机构所提供的医疗进行高质量的外科评审。通过进行实时的和回顾性的案例评审,外科质控官应能明确地将这些类型的临床评估和原则转化为本地设置。

五种不同类型的评审有哪些,并且它们如何在医疗组织中实行?

五种类型的临床评审包括:

- 案例评审(单一学科);
- 案例评审(多学科);
- 对外科医生进行单独的同行评审;
- 数据/注册表评审;
- 教育评审会议。

每种类型的评审都有不同的功能,需要不同的基础架构(例如,常设委员会与特设委员会)和会议频率(如每周或每季度)。对于某些类型的评审,例如同行评审,由于小组工作的特设性质,常设委员会可能并不必要。然而,对于其他类型的评审,例如单一学科的案例评审(例如普外科手术),建立一个定期召开会议的常设委员会可能更为必要。必须仔细考虑如何组织评审委员会,从而让所有外科案例在理论上都被一个跨部门和机构的、协调的、一致的和负责任的外科质量改进计划所涵盖,并受到州和联邦法律的保护。

我们所说的单一学科案例评审是什么意思?

单一学科的案例评审是案例评审中最基本和最传统的方法,其侧重于某一个专业,如普外科。在大多数情况下,此类案例评审出现在传统的死亡率及并发症会议上。这个历史悠久的讨论会鼓励对并发症和死亡进行基于学科的评审，还可能会成为外科培训和教育的一部分。自 1983 年以来，研究生医学教育认证委员会就要求举办此类会议的培训计划。然而，更重要的是要认识到并非所有有关死亡率及并发症的教育性会议都符合综合案例评审的标准。更具体地说，一些死亡率及并发症会议会根据教育标准选择特定案例，因此不会评审所有合适的案例。在这种情况下，有必要进行个别的案例评审。

案例评审对于改进是必要的。这些评审为外科医生提供了面对医疗错误、公开讨论不良事件，以及从他们和同事的错误中吸取教训的机会。外科医生在同行评审的案例中发挥着重要作用，以确定外科医疗中潜在或实际的缺陷，这种类型的案例评审可证明组织改进的必要性。案例评审会议通常能促进个案的讨论，并提高参与的外科医生和其他医疗专业人员的表现。

怎样的委员会结构适用于进行单一学科的案例评审？

至少需要建立一个能够对案例进行例行评审和例行开会的委员会。这些委员会在机构中的确切数量可能会根据服务项目、外科医生和案例的本地数量和组织，以及其他因素而有所不同。

无论案例评审委员会的总数是多少，这些委员会都有责任确保单一学科的案例评审得到适当和充分的执行，以保证机构所提供医疗的广度和深度。为确保改进整个机构外科部门的质量与安全，该委员会应定期向总质量委员会报告。这种类型的质量基础架构将在下一章中介绍。

我们所说的多学科案例评审是什么意思？

多学科案例评审包括在特定案例中共同工作的不同专业代表。更具体地说，某些业务一般会涉及患者的多学科医疗，而这些医疗通常是并行的。创伤医疗就是涉及多学科团队的一个很好的医疗范例。对多处受伤的患者进行多学科评审的情况并不少见，例如，头部损伤的结局可能会受到骨折固定和剖腹探查时机的影响，因此，骨科、神经外科和普外科需要共同召开会议，以评审和讨论不良结果并制定方案以避免之后出现问题。讨论的结果可能是制定未来诊治患者的本地指南。即便在普外科等单一学科中，也经常由许多外科医生、麻醉医生、住院医师和重症监护专业人员来提供医疗，因此一些不良事件可能需要进行多学科的案例评审。如上所讨论的，诸如服务项目、手术量和发生频率等本地因素将决定是否需要多学科案例评审，是否需要以常设或特设方式来建立，需

要包括哪些学科以及其他问题。

现代技术使得不同专业的外科医生和其他医疗专业人员能够评审医疗服务的提供情况。诸如电话会议之类的先进技术使跨机构提供医疗服务变得更容易，因此当距离成为一些团队成员的问题时，他们同样可以参与案例评审。

在讨论多学科医疗时，重点是区分前瞻性规划多学科医疗的多学科会议（如多学科癌症会议）和回顾性评审多学科医疗的会议。前瞻性多学科医疗评审会议侧重于医疗计划，例如在治疗方案之间做选择，而回顾性多学科案例评审会议更关注个案中的死亡率及并发症，还包括分享评审医疗所需的信息、见解、专业知识以及其他问题，以用于评估和改进。

怎样的委员会结构适用于进行多学科的案例评审？

通常来说，当需要定期进行多学科案例评审时，应建立常设委员会。该委员会应在配合多学科计划时（例如创伤或实体器官移植），或者在有一定数量的多学科案例需要进行评审而使其成为必需时建立。该委员会可在不良事件发生后实施额外的分析和/或纠正措施计划，并适当向其他机构进行转诊以终止事件循环。

无论是常设还是特设，多学科案例评审委员会都为医疗团队的所有成员提供一个交流、识别和解决问题的平台。这项工作建立了评审诸如医疗协作等事项所需的团队合作，以产生最佳结果。这种评审很好地利用了整个团队的资源及集体智慧。外科医生领导人在确保这些评审包括多学科投入、促进合作和为有意义的系统改进提供工具方面具有重要作用。

我们所说的对外科医生进行单独的同行评审是什么意思？

当识别和评估个体外科医生的个人表现和问题时，一种不太常见但很重要的评审形式出现了。这种情况可能要求对个体外科医生进行同行评审。当外科医生相同的问题被反复发现时，外科领导（无论是部门主管、外科主任还是外科医生）的责任是任命一个特设同行小组，认真和保密地评审这一问题。

例如，当一个外科医生出现了异常数量的并发症。这个问题可以在案例评审（单一或多学科）、死亡率及并发症会议或客观评审数据库时确定。对个人案例进行的同行评审应有效地确定后续行动方案，例如不需要采取下一步行动（即没有发现问题）、密切地定期监控、重新认证、指导或限制其在某些情况下的权利。

对个人进行的同行讨论通常会阐明改进的机会、提出需要更深入研究的问题，或者简单地指出哪些不符合已知原则。如其他章节所述，确定个人或系统是否应为负面结果负责比较困难。现有一个用以确定个体外科医生问题表现的原因的可靠工具，该工具分成六个部分计算，并且借鉴了 James Reason 的工作：

1. 医疗专业人员的行为是故意的吗？
2. 医疗专业人员是否能力受损？
3. 个人是否故意违反该机构的标准和协议？
4. 在类似情况下，其他医疗专业人员是否犯了类似的错误？
5. 个人是否出现了不负责任或疏忽的行为？
6. 由于重复出现问题，外科医生是否需要进行额外的培训或受到监督？

怎样的委员会结构适用于对个人进行同行评审？

应召集特设委员会对个体医生进行同行评审，该委员会的组成应根据"需要"确定，即取决于当前问题的性质和具体情况。

在保密和受保护的讨论会中进行个人同行评审，有利于进行客观的表现评估，并保护外科医生的隐私。这种同行评审需要最大限度的专业精神，以保持过程的自主性和个体外科医生的诚信。对委员会成员、领导、机构和个体外科医生来说，如何强调保密和适当的法律保护的重要性都不为过。

对案例进行具体讨论增加了一个学习维度，该维度是仅通过数据评审无法实现的。只有通过对个人的同行评审和地方水平的评估，才能制定和实施解决方案。这个过程必须包含一个机制来确定是否已经达到了所需的改变或结果。

我们所说的数据/注册表评审是什么意思？

越来越多的机构在参与各种外科数据注册，如 ACS 国家外科质量改进计划、胸外科医师协会国家数据库和 ACS 创伤质量改进计划。在这方面，必须建立机制以定期对注册数据和报告进行评审。这种评审的作用是多方面的，但简而言之，它可用于发现出现问题的地方（例如，开腹手术后的手术部位感染）、说明改进项目是否带来了改进的结果（如在术后第 1 天移除导尿管后感染率是否下降），或评估过去的改进是否还在持续（例如，CLABSI 组套实施后中央导管相关血行感染率是否仍较低）。

具体来说，由注册管理机构提供客观数据来评估患者医疗的质量。例如，关于阑尾炎穿孔后伤口感染的讨论可能会引导外科医生和团队的其他成员提供个人感想、表达他们的观念，以及参考他们在培训过程中形成的实践行为。一个简单比较了开放和闭合伤口之间的感染率的注册数据表可以增加对话的客观性，否则会被个人偏见所主导。客观的临床注册数据可以为个案的讨论提供信息，并促进循证医学的实践。

其次，注册数据可以在定期监控时更容易检测到并发症。例如，麻省总院在 2003 年根据 ACS NSQIP 护士评审员报告建立了一个新的死亡率及并发症报告系统，将这些结果与基本死亡率及并发症报告实践进行了比较。在一年的观察期内，传统发病率和死亡率由会议计算的死亡率为 0.9%，而 ACS NSQIP 护士评审员的结果为 1.9%（$P=0.001$）。传统发病率和死亡率在会议中报告的并发症发生率为 6.4%，而 ACS NSQIP 系统中为 28.9%（$P<0.001$）。亚组分析显示，与 ACS NSQIP 相比，会议报告的住院和出院后患者死亡率均显著较低。与 ACS NSQIP 相比，会议中提到的所有分类的并发症发生率均较低。简而言之，在加入 ACS NSQIP 平台之前，在麻省总院的基线发病率和死亡率会议中，每 2 例死亡病例中大约有 1 例，每 4 例并发症病例中大约有 3 例没有被报告。

最后，传统的同行评审会议可能会涉及使用 ACS NSQIP 等数据库来定期对医院的绩效进行基准测试。在这些评估中，检测并发症的例子包括感染率、深静脉血栓形成的发生率、所有类型的并发症和死亡率。这种全国性的基准测试使得医院和个人能够知道自己与他人相比所处的位置。

我们所说的教育性案例评审是什么意思？

教育性案例评审会议应在所有医院进行，但可以采用不同的形式，具体取决于该医院是教学机构还是非教学机构。强调教学价值是此类会议的主要目标，通常会为住院医生或外科医生提供机会，让他们站在同行面前为自己的决定辩护，还会纳入循证文献。该会议的目的主要是教育性的，是对前面所述的案例评审形式的补充，而不是替代。如果一个机构已将其传统的案例评审会议发展成一种教育形式，则必须设立一个单独的案例评审会议。

怎样的委员会结构适用于教育性案例评审？

教学医院应该设有教育性案例评审会议，但这种教育会议不需要成立一个专门的委员会。

为什么机构要进行结构化的案例评审和同行评审？

随着国家向基于价值的医疗保健系统迈进，案例评审和同行评审将继续发挥主导作用,确保患者从熟练、称职的医疗专业人员那里获得安全、高质量和可靠的医疗服务。外科医生应参与案例评审和同行评审的三点原因如下：

- 这是行业自我规范的关键手段;
- 这有助于识别异常值和流程偏离事件;
- 这可以促进研究和创新,以找到提供高质量医疗的新方法。

自我规范

专业的定义是他们对自我规范的投入。在基层,自我规范出现在评审过程中。我们正是在这些环境中加强了我们的社会契约,以保护患者和体现专业精神。医疗保险和医疗补助服务中心认识到了本地评审的重要性,因此要求向医疗保险受益人提供服务而获得补偿的医院在支付此类服务的费用之前,先建立一套评估个体医疗专业人员表现的系统。此外,联合委员会要求定期对本地从业人员进行持续评估。不愿参与这一过程的外科医生会容易受到这些机构和第三方的监管。

如果处理得当,案例评审和对个人表现进行的同行评审可以有效地促使外科医生努力地提高质量,对他们所提供的医疗负责,并且提供领导和示范专业行为的机会。现代案例评审必须纳入客观的数据、合适的情商和领导力原则。当我们以改进患者医疗为目标,公正、非惩罚性地评估我们和同行的结果时,我们将进一步展示出我们的专业精神。

此外,案例评审和对个人进行的同行评审都是促进医疗机构团队建设的有效机制。只有在外科领导或高年资外科医生愿意站在一屋子的同行前公开揭露并发症、分析错误的地方,并描述其将采取的措施来避免这种情况时,这些评审才能强有力地把高质量与安全的文化延续下去。同意对个体外科医生和团队的表现进行定期和有力的评估,同时持续不断地努力改进,是对专业精神和我们对社会契约的投入的最终体现。

识别有利的异常值

当研究结果被基层外科医生所使用时,案例评审可以成为改变和提高医疗质量的催化剂。医学博士 Avedis Donabedian 开发的模型为案例分析和异常值的识别提供了有用的框架,该模型侧重于结构、过程和结果。然而,在试图了解个体患者的医疗时,绘制结构、过程和结果之间联系的适用性比较有限。因此,同行评审通常会关注可能导致不良后果的无形因素。例如,沟通失败、团队建设障碍、交接失败、对紧急情况未能及时响应、不当行为和本地进程。

此外,识别有利的异常值,即好于预期的结果,可以促使表现不佳的医院进行改进。应用这些绩效指标可能会很有用,应被视为临床评审的辅助手段。

在独特的本地环境,案例评审可对个体外科医生给患者提供的医疗进行一种本地的、基于同行的评估。这种讨论通常关注不良结局,就像大多数发病率和死亡率会议一样。然而,案例评审还应有效地被用于检测导致正面结果的因素,从而突出最佳实践。聚焦于以患者为中心,及与外科同行一起使用类似的资源来评审医疗过程和相关环境,为识别和推进质量进程及医疗提供了相关性强且可靠的平台。

研究和创新的催化剂

虽然案例评审经常揭示可以改进的地方,但也经常提出需要进一步研究的问题,或者只指出已知原则和实践中的不一致之处。对案例的具体讨论需要增加学习的维度,否则将无法实现。个别案例可能会提出十分重要且复杂的问题,导致关于最佳实践的意见两极分化。反过来,这种冲突会引导创新和对新想法的探索,从而促进质量改进。为了不断研究和创新而发现新想法是同行评审最重要的结果之一。

怎样的委员会结构适用于数据/注册表评审?

应创建一个注册表评审委员会,以评审外科部门报告的每个数据库。本地因素将决定委员会的数量,及每个注册表是否需要设立自己独有的注册管理机构,或者单个委员会是否可以负责多个注册表。无论如何,委员会都应定期召开会议、评审数据结果、确定需要改进的地方,并在特定注册机构所评估的医疗范围内进行监督。随着注册数量的显著增加,现今已可以获取大量但可能令人困惑的质量数据。

在开发这种组织基础架构时需要考虑的重要因素包括人员的广度和深度、案例的工作量、质量相关专业知识和支持人员。

我们如何确保案例评审和同行评审能够带来成功的、可持续的变革?

有几个因素能提高案例评审和同行评审的有效性和可持续性。成功的案例评审可以通过共识和包容来实现,从而制定一个公平、合理、可行的过程改进计划。终止循环是该过程的基础,而且必须提供标准化的结果。终止循环的例子包括决定不采取任何行动,委员会转介,或要求提供者再次接受教育。重点是要指派一个负责行动计划步骤和时间表的人来确保计划的实施。要实现预期的质量改进需制定达成标准和验收计划,并使用基于机构的基础架构以进行理想的监控,如第 5 章所述。

确定患者医疗的不良结局和失误需要应用以下基本操作管理原则:

- 确定问题;
- 制定解决方案;
- 提供执行解决方案所需过程的培训;
- 实施解决方案;
- 量度任何重复出现的问题并确保可持续性。

例如,Y 医院评审了一例患者在进行复杂的腹壁疝修补术后出现的危及生命的补片感染。在发病率和死亡率会议上发现,患者没有接受术前预防性静脉注射抗生素,尽管有相应医嘱。为了解决这个问题,由外科医生、麻醉医生、术前病区护士和辅助人员组成的团队对病例进行了评审,发现患者在手术前一天晚上才从另一家医院转到了该医院。Y 医院的常规流程是让住院患者直接进入手术室,绕过术前准备区,以避免再次交接。按照规定,病房护士将抗生素放在担架上,由麻醉医生给患者使用,然而麻醉医生在 30 分钟后才发现抗生素。经过评审,共识是计划将所有患者,甚至住院患者,都带到术前等待区。最终各方同意,将在今后 3 个月对所有住院患者的记录进行评审,以确保他们都经过了术前等待区并给予适当的抗生素。

通过案例评审过程发现的问题通常需要具体的改进策略和过程。改进策略的制定和监督应与对病例和个人进行的同行评审相关联,但解决方法应与后续章节所述的上级的外科质量委员会相关联。使用该系统后,可以通过案例评审来发现问题,并通过上级的外科质量委员会扩大机构的采用范围,而该委员会不受适用于案例评审和同行评审的保密要求的限制。

为什么外科医生的领导很重要?

关于外科领导的重要性及对同行评审和案例评审的制度性投入,怎么强调也不为过。外科主任或指定人员(如外科质控官)必须确保遵守评审过程,并将注意力和会议类型适当地结合起来以达到预期目标。应在整体手术质量评审计划中定义和确定是否需要召开发病率和死亡率会议/单学科案例评审、多学科案例评审、个人同行评审、数据/注册表评审等。

首席外科医生应把开展这些项目视为其首要职责之一,并且应配有必要的资源,如人员配备和受保护的时间来开展这些项目。此外,如果没有详尽的计划,一个有效的案例评审和同行评审项目将不会对提高质量和安全有所帮助。一个充满活力但公平的评审过程和明确的责任期望值对于建立高质量文化十分关键。应把参与质量工作作为获得手术权限的条件。

同样,团队负责人必须认识到并非所有的不良结果都归因于系统问题,对于无纪律、不专业或不安全的做法需要采取有原则的行动。只讨论错误而不要求个人负责和悔改,对于要确保每个医疗专业人员都负起责任来改进患者的结果和安全来说毫无帮助。

（何思祺 禹汇川 窦若虚）

第 5 章　外科质量与安全委员会：为保障质量、安全和可靠性提供操作性基础架构

概要：第 4 章描述了美国外科学院(American College of Surgeons, ACS)在数十年质量改进项目的经验中,最常见、最重要的五种案例和同行评审。本章将介绍使这些评审和其他应在手术科室开展的质量评价和保障活动的实施具有可操作性的基础架构。此基础架构围绕一个中央委员会——外科质量与安全委员会(Surgical Quality and Safety Committee, SQSC),其负责实施和监督手术科室的质量相关活动。为了讨论和阐释实现高质量、安全和可靠的医疗服务应有的操作性基础架构,本章围绕下列问题展开：

一个以质量、安全和可靠性为驱动的组织的基础架构是什么？

外科质量与安全委员会的角色和架构是什么？

外科质量与安全委员会的具体职责是什么？

外科质量与安全委员会的成员有谁？

外科质量与安全委员会应如何管理自己的活动？

外科质量与安全委员会与其他同属于质量保障基础架构的实体的关系如何？

外科质量与安全委员会需要什么架构和流程来开展质量保障活动？

一个以质量、安全和可靠性为驱动的组织的基础架构是什么？

对于寻求提供高质量、安全和可靠的医疗服务的医疗组织而言,在手术组织(科室、分区、治疗组、业务线)内有一个合适的基础架构是至关重要的。美国外科学院多次发现,形式(形成基础架构)应服从功能(质量保障和改进活动),而且正如案例和同行评审的细节(比如频率和组成)根据地点而调整一样,组织的基础架构也应如此。

开展的手术操作的类型和范围不同,患者来源不同,以及数据注册、教学状况、当地水平和资源的不同,决定了手术科室应该如何组织基础架构,并使质量保证流程可操作化。例如,如果一个机构的大部分外科服务涉及多学科服务(如在一个提供创伤、癌症和其他复杂医疗服务的机构中),应该指定多学科委员会来评审、开展、实施和监控质量保障,且质量保证基础架构的各部门应相应保持统一。对于为需要外科手术的医疗情况提供多学科服务的机构而言,美国外科学院的许多证明和认证要求中都描述了这

种架构。

外科质量与安全委员会的角色和架构是什么？

每家机构应拥有至少一个专门和明确的案例委员会、任意数量的质量改进项目,以及与基于医院事务有关或无关的各种外科相关创始计划。由于所有这些不同的个体的存在,建立一个监督委员会是必不可少的,本书中我们称之为外科质量和安全委员会。尽管命名可能根据地点而变化,但该委员会在监督外科质量、安全和可靠性方面扮演着关键角色的属性是不变的。更具体来说,该委员会监督各科室的质量评估,并审批(或支持、或领导,取决于许多当地因素)外科质量保障事务的实施,无论这些事务属于单学科、多学科、医院范围,还是其他范围。

外科质量与安全委员会的具体职责是什么？

因为当地特征和因素在决定外科质量的基础架

构中扮演着极其重要的角色，外科质控官员（如第 3 章所描述）或科室主任有责任理解，在搭建科室的质量基础架构的过程中的这些个体架构和文化及其影响。每个外科质量与安全委员会的角色（职能）都会根据机构而变化。此外，该委员会的组成和会议频率（形式）也会相应变化，并很大程度上取决于委员会的职能。因此，在当地因素的环境中，发展并遵循一种深思熟虑的、规范性的、清晰的、详尽的和囊括性的方案是至关重要的。同样重要的是科室内部和科室以外的相关小组应就外科质量与安全委员会的形式和职能进行不断的沟通。

在职能方面，外科质量与安全委员会至少应监督所有外科服务的质量、安全和可靠性。在一些较小的机构中，该委员会本身可行使许多质量改进职能，例如作为外科死亡率的主要评估者和开展根本原因分析。然而，在其他机构中，由于手术工作量、资源限制和业务线组织等因素，单个委员会可能无法完成所有这些职能。在此情况下，一些职能将由其他委员会行使，并将结果/发现报告给外科质量与安全委员会。同时，外科质量与安全委员会应与其他相关部门或小组建立沟通和协作渠道，以保证组织内必要、相关的沟通和一致性。提议的质量和安全标准、倡议和项目最好在这些委员会之间充分评审后再付诸实施。正如不断重申的，沟通是关键。关于外科质量与安全委员会的领导，外科质控官员必须作为其主席或共同主席，以保证委员会的职能、促进操作性的改进，并作为其他委员会和高级管理层的联络人。

外科质量与安全委员会的具体职责

外科质量与安全委员会应监督、领导、参与和/或审批多种活动，具体取决于当地特点和因素。以下列出了外科质量与安全委员会的一些职责：

- 监督外科死亡和不良事件发生率，包括后续案例评审的结果。因为外科质量与安全委员会是提供外科服务领域质量、安全和可靠性的部门框架，委员会应时刻关注死亡和不良事件发生率，以及关于这些发生率的显著讨论、分析和改进措施。取决于当地机构的大小和架构，外科质量与安全委员会可能需要在业务线、科室以及——在某些情况下——机构范围内，和其他委员会密切合作。

外科质量与安全委员会必须对患者的死亡率和其他预先确定的关键不良事件发生率（如手术部位感染）进行主动收集和评审。委员会的发现可归类为三种目的：与相关受众沟通和分享，改进医疗服务，以及职业学习。

- 处理临床实践差异。通过可获得的最好的数据，外科质量与安全委员会应评估和辨认临床实践中的差异并相应处理，以达成可靠、一致和最佳的患者结局。通常，外科质量与安全委员会可能也是决定如何处理偏离情况的委员会，其须结合机构环境的限制，如可用资源、成本以及科室和医院的更高层次的愿景而作出决定。

- 建立质量和安全标准、指南和外科相关政策。减少差异的一个好方法是实施标准、指南和政策。外科质量与安全委员会应在此过程中扮演重要角色。正如不断重申的，外科质量与安全委员会的确切角色会因当地因素而不同。在某些机构中，外科质量与安全委员会制定并实施这些标准、指南和政策；而在其他地方，业务相关委员会或小组可能负责制定和实施，将结果报告给外科质量与安全委员会；还有一些机构可能兼用两种方式。标准化的原则是无论形式如何——采用标准、临床指南还是政策——均能被证实在各种情景下都能减少不良差异，提高可靠性和一致性。在此情形下，外科质量与安全委员会至少应知晓所有相关的外科标准、指南和政策。除了最基本的知晓外，外科质量与安全委员会可能需要在标准化上扮演更广泛的角色，包括但不限于对指南、规约、政策的修改和实施，达成一致，保障依从性。

- 监控数据报告的同时监控原始数据，以发现持续的、违反原则的外科情况。除了监控死亡和不良事件外，外科质量与安全委员会还需要监控其他安全、质量与可靠性情况。取决于当地情况和优先事项，这种监控有时需要包括安全规程、警戒事件、交接，以及分区和科室文化。无论对象如何，监控程序应做到：明确如何监控相关区域，定义哪些标准将用来表示关注级别，并随之明确如何确定解决方案（例如，由外科质量与安全委员会本身或其他业务线委员会制定解决方案）。

许多外科相关的数据注册处可提供质量信息，供外科质量与安全委员会使用。在美国，一些常用和可靠的注册处包括美国外科学院全国外科质量改进项目、美国全国创伤数据库/美国外科学院创伤质量改进项目，以及美国胸外科学会全国数据库[1]。外科质量与安全委员会熟悉可用的数据源、其优势和劣势，以及如何使用这些数据源是极其重要的。

---

[1] 译者注：中国常见的注册处包括国家卫生健康委员会医院质量监测系统、中国心脏外科注册登记系统等。

一旦确定了数据源和分析方法，始终一致地使用数据导向的信息板是评估和监控外科质量的一种好方式（信息板示例见第 3 章）。信息板可以有效地将与临床治疗问题和改进相关的数据与为了满足公共报告和管理要求的数据区分开来。这两种数据有时重叠很多，有时并无重叠。

此外，关于正在进行的、优先的业绩改进项目和事务的数据是重要的，值得跟踪和监控。

- 通过其他来源评估质量、安全和可靠性。除了通过数据跟踪和监控，外科质量和安全委员会应该使用其他来源的信息评估质量、安全、可靠性。例如，直接的患者观察和反馈、查房、手术流程监察、员工反馈专题小组，这些都是可以在数据信息板以外添加重要信息的来源。对于外科质量与安全委员会而言，怀着这层理解对目标进行监控和计划是重要的。

- 开展、协调和执行纠正性行动计划。基于各种数据和信息来源，外科质量与安全委员会应参与研究解决问题的方法。例如，取决于当地情况，外科质量与安全委员会可能领导或关注业绩改进项目活动，或改变管理方式。

- 监控各规范的遵守情况。越来越多的规范项目需要外科质量与安全委员会的注意。尽管对于这些规范的意图和实用性有多种观点（第 10 章会详细讨论），但医疗服务提供者满足和依从相关规范的必要性日益提高。对此，外科质量与安全委员会应当监控以下规范的依从性：Medicare 和 Medicaid 服务中心与国家卫生部的联合任务组颁布的外科相关规范，以及基于专科的认证项目（如美国外科学院创伤委员会和癌症委员会）颁布的标准[1]。

- 协调和管理质量与安全的外部协作。通常，当项目和事务与外科业务线或整个外科之外的活动重叠、交叉、结合时，由外科质量与安全委员会来审批最为合适。对此，外科质量与安全委员会的一个重要角色是在与外部机构的合作与协调中提供支持。

- 沟通、沟通、沟通。外科质量与安全委员会应就为达成高质量服务的战略方案向合适的外科相关服务人员清晰沟通。这些服务人员包括所有向外科患者医疗提供支持的医疗专业人员，即外科医生、其他医生、培训人员（住院医师和专科培训医师）、管理人员、护士以及其他合作的医疗专业人员。

战略方案应定义外科质量与安全委员会的使命、远见、战术策略，以及进行中的项目和事务。关于项目和专题事务，可以论述事务的原因、内容以及方式，并可以包括一些细节，例如编写和发布手卫生指南，以避免手术部位感染和血行感染。

外科质量与安全委员会应当与高级管理团队及医疗员工领导层协作，以保障组织内的协调一致。

最后，外科质量与安全委员会应当促进临床业务线、相关医疗员工委员会、机构质量与安全委员会、高级管理领导层之间的信息双向流动。

- 文化。达成高质量、安全和有效医疗的一个基本原则是适宜和支持的文化。对此，外科质量与安全委员会应当在实现更好的外科服务与结局的过程中，成为塑造、领导和施行文化改进活动的最重要的实体（或之一）。文化的话题将于第 7 章更详细地讨论。

外科质量与安全委员会的成员有谁？

外科质量与安全委员会主席或共同主席应当由外科质控官员担任。委员会成员应当适当包含外科专科、麻醉和护理代表，必要时还应包括内科专科人员、中级医疗提供者、合作的医疗专业人员和医疗服务系统质量改进专业人员。外科质量与安全委员会应当建立和维护与其他外科科室和项目及麻醉科室的学科间的合作。

外科质量与安全委员会应如何开展自己的活动？

外科质量与安全委员会应当遵守下列最佳操守，以开展、实施和维护质量保障：

- 外科质量与安全委员会的团队成员应当让彼此承担责任。在成熟的安全文化中，住院医师、护士和其他外科医生发现偏离常规的临床实践时要敢于开口，而不必担心来自上级团队成员的报复、羞辱或无礼的行为。培养负责任和公正的文化对解决患者安全和同行评审的问题是至关重要的。外科医生和其他医疗专业人员应能无顾虑地表达对基于系统的差错及他们所提供的服务的担心。

- 外科质量与安全委员会的团队成员应开展建设性的讨论。委员会会议应当以建设性和尊重的方式召开，并应当致力于提高和保持科室所有成员的临床业绩。应当避免与此过程，或与建立外科知识、

---

[1]　译者注：目前已有的中国外科相关规范包括中国结直肠癌诊疗规范。

技能和信心的努力相违背的做法。讨论中的建言，如果是以证据为基础和被数据所驱动的，往往能达成共识，和持续改进质量。

- 外科质量与安全委员会的团队成员应达成基于证据的、共识驱动的结论。循证文献应当是外科实践和决策制定相关讨论的基础。然而有时文献可能相互矛盾和/或没有定论。在这类情况下，小组内的外科医生和医疗服务提供者必须基于他们的集体经验、机构自身的数据和社区需要达成共识。外部协作在这类情况下可能有用。

- 外科质量与安全委员会应当鼓励数据驱动的建言。委员会应当提防将轶事、经验带入讨论，除非其对部门数据和循证文献有补充作用。部门数据应当用于支持基于证据的外科医疗。组织和部门最终应当监控信息板提供的数据，对这些数据的评审应当成为一种文化规范。

- 外科质量与安全委员会应当运用基于系统的方法。不良事件和意外结局的原因往往有诸多因素，包括设备和供应的故障、临床和操作性流程的中断、知识和技能的障碍，以及沟通的失败。与差错相关的人为因素，如外界的干扰，也可能是解读根本原因的关键。

- 外科质量与安全委员会应当致力于创建最佳实践并保障最优结局。委员会的讨论应当突出强调优异的结局，以鼓励和贯彻最佳实践模范，并增进外科医生的士气和信心。一种坚持质量改进的文化同样专注于寻找效果好的做法，并始终如一地将临床流程"固定化"。

- 外科质量与安全委员会应当获得机构领导层的承诺。外科质量与安全委员会要想成功，机构的管理层必须保证将外科质量和安全项目整合到组织的整体架构之中。最高领导层和/或机构管理机关应当履行承诺，并提供适宜的资源和支持。

- 外科质量与安全委员会应当寻求多学科投入。质量和安全的组织架构必须面对这一事实：许多大型组织正从传统的、基于科室的架构，向跨学科的、基于项目的临床业务线转型；示例可以参考创伤、移植、肿瘤外科、消化疾病、心血管医疗和减重手术。这些转变应当在科室的业绩改进计划中反映，以保证质量和安全标准的开展和实施有明确的责任归属。必须注意保证这些转型中的多学科监督委员会保持根本的质量改进功能。多学科努力得出的质量和安全标准应当在组织内广泛传播。例如被设计用于提高手术室效率的流程处理法的采用。

注意，如果存在多个基于科室的和跨学科的质量委员会，在新的标准确立前，可能需要这些监督小组同时评审通过。

- 外科质量与安全委员会应当鼓励协作。科室和临床业务线经常在信息板和委员会日程中整合各种财政、增长、生产率、质量和安全参数。

以上原则超越了所有医院和门诊的条件限制，而适用于所有外科科室和学科——无论是高校的医疗中心，还是位于社区的教学和非教学医院。

外科质量与安全委员会与其他同属于质量保障基础架构的实体的关系如何？

正如之前所提到的，外科质量与安全委员会的工作与案例和同行评审活动相契合，以明确业绩和治疗有待提升的方面。

此外，外科质量与安全委员会需要将其活动与下列实体相整合：任何向外科质量与安全委员会报告的业务线委员会、其他外科相关操作性委员会（如手术室委员会）、任何认证和特许机关、注册评审活动，以及所有其他质量改进专门小组。

尽管认证和特许将在第 6 章详细讨论，但这里要强调非常重要的一点：在科室主席和外科质控官员推进质量保障的同时，一些业绩改进和纠正行为的计划会不可避免地与认证和特许流程产生联系。因此，可能需要开展对外科认证和特许的更有针对性的尝试，以补充和支援医疗人员的工作。外科质量与安全委员会应当支持和/或监督与科室内所有外科医生的认证和特许过程中的持续职业实践评价、针对性职业实践评价、证书续审相关的外科认证事务。

外科质量与安全委员会需要什么架构和流程来开展质量保障活动？

每个外科质量与安全委员会都应记录外科质量保障的组织基础架构。同样，每个科室都应有文字性的描述方案，概述此基础架构如何工作或起作用。这份文件应当包含：

- 工作范围；
- 会议频率；
- 科室内部的报告结构；
- 与其他科室及医院和/或医院系统报告或沟通的方式。

这份文字描述应当具体说明质量和安全的组织架构如何组织，并向上级机构和责任者汇报。它应当明确描述小组成员的角色、职责以及问责水平。

外科质量与安全委员会应当有书面的业绩改进计划，以描述其角色和职责，并包含一份整合的组织图表。核心的基本角色和职责包含以下几个方面：

- 通过以下建立质量和安全标准：
  - 循证医学；
  - 合适来源（例如美国外科学院全国外科质量改进项目）的数据驱动的参数；
  - 专家共识。
- 计划、实施和执行业绩改进和患者安全策略，并建立流程，以便业绩改进项目发现值得注意的方面，为系统再设计开展有目的的干预，并监控干预的有效性。
- 将改变管理策略整合到业绩改进过程，包括采用项目管理工具［如精益（Lean）和六西格玛（Six Sigma）］，促进外科安全的公正文化，以及使用与高可靠性组织相称的变革型原则。
- 使用数据驱动的信息板，以评价、监督和改进整体外科质量，并检查外科数据库的准确性和真实性，数据库包括美国外科学院全国外科质量改进项目、创伤质量改进项目，以及胸外科学会全国数据库等等，这种信息板必须平衡满足公共报告需求的数据，同时不影响临床项目和科室所需的改进数据。
- 监控对以下规范和项目的依从性：由联合委员会、CMS和国家卫生部颁布的规范，及由专科基础的证实项目（如美国外科学院创伤委员会、癌症委员会等）颁布的标准。
- 协调和管理关于质量和安全的外部协作。

- 同外科医生、其他医生、住院医师、学生、管理者、护士以及合作的医疗专业人员适当沟通以高质量医疗为目标的、明确可操作的策略。
- 通过与高级管理团队和医疗员工领导的协作，确保与组织目标和目的的协调一致。
- 协调临床业务线、相关医疗员工委员会、机构质量与安全委员会、高级管理领导之间的信息双向流动。

这些职责的执行可能需要来自组织内部和/或外部协作关系的质量专家的建议和投入。外科质量与安全委员会应当与科室内部其他外科项目相整合，及与更大的整体医疗服务系统的规则和政策相整合，包括以下：

- 科室和临床业务线结构；
- 医疗员工章程；
- 医院管理办法；
- 医院质量改进计划和流动质量改进计划。

书面的业绩改进计划应当概述外科质量与安全委员会如何支持其他重要的非同行评审过程，例如操作性管理、监控每日工作流、设定基准，以及特许和认证。

结语

手术科室内部的质量和安全项目的整体有效性，既依赖于驱动变化的领导力度，也依赖于大多数工作通过其完成的委员会的基础架构。明确定义的角色和职责，配合适宜的机构资源和支持，将带来更可控的患者结局，以及高可靠性的实现。

（窦若虚）

第6章 外科资格认证和权限授予：确保外科医生有能力提供最佳医疗

概要：之前章节描述了医疗机构用来确保质量、安全和可靠性的相关途径，并重点探讨了同行评议和内部负责质量保证的委员会——外科质量与安全委员会（Surgical Quality and Safety Committee，SQSC）。本章将讨论医疗机构可以用来确保外科医生具有资质以提供最佳服务的其他方式——资格认证和权限授予。本章围绕以下问题展开：

为什么资格认证和权限授予很重要？

资格认证过程的关键标准和资质是什么？

权限授予过程的关键标准和要素是什么？

在外科医生的职业生涯中，何时应该对外科医生的权限进行评估？

哪些人或机构应该负责资格认证和权限授予？

我们该如何为能力受损或失能的外科医生认证资格和授予权限？

我们如何衡量成功？

为什么资格认证和权限授予很重要？

资格认证和权限授予能确保执业外科医生在他们的培训范围、经验和能力范围内为患者提供服务。权限的授予认可了外科医生在术前、术中和术后阶段全面管理患者的能力，并假定符合六项核心能力（患者医疗、医学知识、以实践为基础的学习、人际关系和沟通技巧、专业素养和系统的实践）和为患者服务所需的手术技能。包括患者在内的许多利益相关者，都希望执业外科医生通过培训能够具备提供高质量服务所需的技能。

要拓宽对疾病和技术进步的认识，就需要对每个外科医生的表现进行严格的评估和定期审查，以确保授予适当的手术权限。因此，授予资格和权限在很大程度上仍是地方程序。医院和门诊外科中心授予外科医生员工权限，外科医生必须在他们进行临床实践的机构获得权限。因此，对这个过程的监督本质上是在当地进行的，并且在某种程度上是可变的。通常情况下，医务人员规章制度明确了授予特定人群资格和权限的程序，涉及外科领导、医务人员、资格认证和权限委员会、医院主管领导和机构管理委员会。

尽管如此，权限授予和资格认证流程必须避免机构派系冲突和商业利益带来的偏倚。授予和认证应以培训、经验、执业表现和临床结果为客观标准。

资格认证过程的关键标准和资质是什么？

资格认证是确定外科医生或其他有执照的医疗保健专业人员资格、评估他们的背景和合法性的过程。针对医务人员的任命，应采用标准客观准则作为初始评价标准。美国大多数医疗机构采用的标准准则包括：

- 毕业于医学教育联络委员会（Liaison Committee on Medical Education）认证的对抗疗法医学院、整骨疗法医学院或国际医学院；
- 完成研究生医学教育认证委员会（Accreditation Council on Graduate Medical Education，ACGME）或整骨学批准的外科住院医师培训项目（目前

正在进行努力将所有住院医师项目——包括对抗疗法和整骨疗法——在 2020 年前纳入 ACGME 之下);

- 目前有效的在该州的执业执照;
- 审查国家执业医师数据库(National Practitioner Date Bank,NPDB)的不良事件报告;
- 获得国家和州级许可使用管制药物;
- 美国医学专业委员会或美国整骨科医学专业委员会的下属委员会的认证:
  - 首次进入实践的外科医生应在完成培训后的第一年参加委员会认证过程。外科医生有 5~7 年的时间来获得委员会认证。未能获得委员会认证将会失去权限。委员会认证之前,外科医生被称为"认证候选人";
- 核实既往的工作表现,包括审查不良执业行为,或所有以往执业场所的终止雇佣关系记录;
- 核实以往或正在进行的任何责任索赔及其结果;
- 核实医疗责任保险范围,合适的执业/诊疗场所,以及遵守机构执业政策的意愿;
- 通过以前的培训主任和执业场所的确认,核实专业素质、培训和经验;
- 证明医生没有身体、心理和认知障碍,包括药物和酒精依赖、破坏性行为和衰老的有害影响(及早发现这些情况可以预防患者受到伤害并促进有需要的外科医生获得早期干预)。

在最好的情况下,这个过程也是不完美的。对过往执业的评估是通过标准化的形式完成的,缺乏有关决策、能力、广泛的技术技能以及具体的优缺点的详细信息。任何发现的漏洞最好都与前任上级讨论后进行评估,以确定申请人的局限性,以便提供适当的过渡和监督。

需要特别注意的事件包括向 NPDB 提交的报告;非自愿丧失权限或隔离;负面的同行评估,包括对人际互动问题的评论;不良的许可事件;未能通过药物滥用筛查;或经常变更执业地点。

调查这些问题可能令人不悦。然而,外科主任应负责任地与信息来源方直接沟通、与申请人直接讨论,以彻查所有差异。如果调查结果表明存在严重违反职业精神或手术表现,则该申请应该被拒绝。

许多机构的长期做法是不对申请采取行动,以避免因破坏执业机会带来的潜在法律问题。事实上,如果医生未能达到既定的专业标准,那么医疗机构就没有义务聘任他。这项申请可以而且应该以不利理由予以拒绝。同样,如果申请人今后能够纠正不足并证明问题已得到解决,则应重新考虑未来的申请。

权限授予过程的关键标准和要素是什么?

权限授予指定了外科医生可以被容许在医疗机构管理和执行的特定外科情况和操作。目前权限授予的实际操作存在相当大的差异,从普通外科非常广泛的权限标准,到非常详细的清单,例如在特定的解剖地点进行手术操作和执行相关操作的权限。虽然机构需求会指导权限授予的进程,外科医生和机构的外科领导人应带领制定这些标准。在普通外科中,从创伤到复杂的外科肿瘤学,权限可能各不相同。随着亚专科和普通外科后专科医师培训项目的演变——包括结直肠外科、移植外科、复杂的普通肿瘤外科、肝胆胰外科、血管外科等,各机构可能会通过引入"核心"和"高级"权限,来寻求更明确的界定"普通外科"范围。核心程序和专门程序之间的区别可因机构实践而异。

由于复杂的手术(如食管切除术、直肠切除术、胰腺和肝切除术、内分泌手术的再次手术)通常具有很高的不良后果和死亡率风险,权限授予机构可以创建权限授予组套以区分核心和更高级的手术。一些权限组套将复杂的、不经常开展的操作组合在一起,这些操作具有共同的解剖学、病理学和技术挑战。图 6.1 和图 6.2 显示了常见操作与不常规操作和复杂操作之间的重叠等级。其他外科专业领域也应该将他们自己的核心和复杂操作进行分级。

框 6.1 和表 6.1 分别列出了核心和专有权限标准的例子。维持权限需要基于机构标准的经验门槛。乡村医院的标准可能与三级转诊系统的标准不同。现有的技术和机构资产—从重症监护室到血库—界定了复杂医疗的给付,因此也界定了外科医生的执业范围。

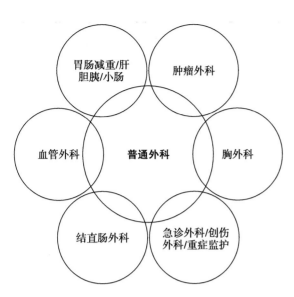

图 6.1 普通外科的发展
该图显示了从普通外科衍生出的不同专业领域。外科医生的专业化程度和实践范围取决于培训和执业需求及社区和医疗保健组织的资源。

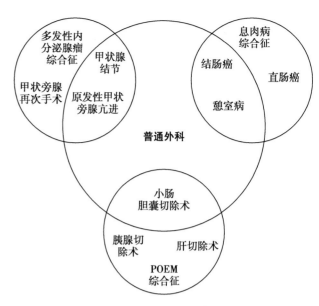

图 6.2 核心和权限的示例
可能需要专门培训和根据当地标准给予权限的操作举例,这些标准由社区和卫生保健组织中可及性需求和资源驱动。

框 6.1 核心普通外科权限

1. **皮肤和软组织**
   淋巴结清扫术
   皮肤肿瘤切除和修复/移植
   软组织肿瘤根治切除

2. **头颈部**
   切除病变:
   嘴唇
   舌
   口底/颊黏膜
   腮腺
   切除其他唾液腺
   根治性颈部清扫术
   切除下颌骨或上颌骨
   经皮气管切开术
   腮裂/甲状舌管囊肿的修复
   甲状旁腺手术,包括自体移植

3. **乳房**
   活检
   单纯性乳房切除术
   改良根治性乳房切除术
   根治性乳房切除术
   切除活检或象限切除和腋窝淋巴结活检
   乳房重建
   高级乳房活检器械

4. **腹部**
   a. 普外
   剖腹探查术,除外创伤
   腹腔脓肿引流术
   盆腔脏器清扫术
   腹膜后/盆腔淋巴结清扫术

   b. 肝
   楔形切除或切开活检肝脓肿引流
   c. 胆道
   胆囊造瘘术
   伴或不伴手术胆管造影的胆囊切除术
   胆总管探查
   胆肠吻合术
   Oddi 括约肌成形术
   d. 胰腺
   胰腺脓肿切除引流术,胰空肠远端吻合术
   e. 脾切除术在疾病分期剖腹手术中的应用
   f. 疝
   腹股沟疝(所有类型)
   腹壁疝
   脐疝

5. **内分泌**
   甲状腺切除术,部分或全切
   甲状旁腺切除术
   肾上腺切除术

6. **胸部**
   开胸探查术
   膈疝修补

7. **泌尿生殖系统**
   包皮环切术
   鞘膜积液切除术
   睾丸切除术

8. **妇科**
   子宫切除术,必要时作为主要手术的辅助手段
   输卵管卵巢切除术,必要时作为主要手术的辅助手段

表6.1 专科权限

手术	初次任用的最低限度的正式培训
食管切除术	由住院项目主管出的特殊能力证明文件或完成了胸外科专科培训,或具有主管部门领导满意的工作经验和能力
使用 EsophyX 行经口无切口胃底折叠术	由住院项目主管出具的特殊能力证明文件,或具有主管部门领导满意的工作经验和能力,或完成微创手术专科培训,或顺利完成制造商的培训课程
胃减容术用于病态肥胖症(所有类型)	由住院项目主管出具的特殊能力证明文件,或具有主管部门领导满意的工作经验和能力
使用 StomaphyX 行经自然腔道手术	由住院项目主管出具的特殊能力证明文件,或具有主管部门领导满意的工作经验和能力,或完成微创手术专科培训,或顺利完成制造商的培训课程
结肠切除术与重建	由住院项目主管出具的特殊能力证明文件,或完成结直肠外科专科培训,或具有主管部门领导满意的工作经验和能力
肝叶切除术或节段切除术	由住院项目主管出具的特殊能力证明文件,或完成肝胆外科专科培训,或具有主管部门领导满意的工作经验和能力
Whipple 手术切除(胰十二指肠切除术)	由住院项目主管出具的特殊能力证明文件,或完成移植外科专科培训,或具有主管部门领导满意的工作经验和能力
胰腺移植	由住院项目主管出具的特殊能力证明文件,或完成移植外科专科培训,或具有主管部门领导满意的工作经验和能力,并完成器官共享联合网络所需的移植外科医生和医生推荐表
治疗性内镜逆行胰胆管造影(endoscopic retrograde cholangiopancreatography,ERCP)	由住院项目主管出具的特殊能力证明文件,或在过去 2 年内完成认证课程并在相关机构内在具有手术资质的医师帮助下,完成 5 次 ERCP 治疗,或具有主管部门领导满意的工作经验和能力
纤维结肠镜检查	由住院项目主管出具的特殊能力证明文件,或完成胸外科专科培训,或具有主管部门领导满意的工作经验和能力
膀胱镜检查/尿道镜检查	由住院项目主管出具的特殊能力证明文件,或完成胸外科专科培训,或具有主管部门领导满意的工作经验和能力
激光操作	有住院医师培训证明文件或有过去 5 年内完成激光安全课程证明文件
诊断性腹腔镜检查	由住院项目主管出具的特殊能力证明文件,或完成微创手术专科培训,或在过去 2 年内完成认证课程并在相关机构内在有手术资质的医师帮助下完成 5 次诊断性腹腔镜检查,或具有主管部门领导满意的工作经验和能力
腹腔镜淋巴囊肿引流术 腹膜后淋巴结活检	由住院项目主管出具的特殊能力证明文件,或完成微创手术专科培训,或在过去 2 年内完成认证课程并在相关机构内在有手术资质的医师帮助下完成 5 次腹腔镜淋巴囊肿引流术和腹腔镜下腹腔内或腹膜后淋巴结活检,或具有主管部门领导满意的工作经验和能力
腹腔镜腹壁疝修补术	由住院项目主管出具的特殊能力证明文件,或完成微创外科专科培训,或在过去 2 年内完成认证课程并在相关机构内在有手术资质的医师帮助下,完成 5 次任意的腹腔镜下腹壁疝修补术,腹腔镜下腹股沟疝修补和/或腹腔镜下阑尾切除术,或具有主管部门领导满意的工作经验和能力
腹腔镜腹股沟疝修补术	由住院项目主管出具的特殊能力证明文件,或完成微创外科专科培训,或在过去 2 年内完成认证课程并在相关机构在有手术资质的医师帮助下完成 5 次任意的腹腔镜腹疝修补手术,腹腔镜腹股沟疝修补,和/或腹腔镜阑尾切除手术,或具有主管部门领导满意的工作经验和能力

续表

手术	初次任用的最低限度的正式培训
腹腔镜阑尾切除术	由住院项目主管出具的特殊能力证明文件,或完成微创手术专科培训,或在过去 2 年内完成认证课程并在相关机构内在具有手术资质的医师帮助下,完成 5 次任意的腹腔镜腹疝修补手术,腹腔镜腹股沟疝修补手术,腹腔镜阑尾切除手术,或具有主管部门领导满意的工作经验和能力
腹腔镜肾切除术	由住院项目主管出具的特殊能力证明文件,或完成微创手术专科培训,或在过去 2 年内完成认证课程并在相关机构内在具有手术资质的医师帮助下,完成 5 次任意的腹腔镜肾切除术和/或腹腔镜肾上腺切除,或具有主管部门领导满意的工作经验和能力
腹腔镜肾上腺切除术	由住院项目主管出具的特殊能力证明文件,或完成微创手术专科(MIS)项目,或在过去 2 年内完成认证课程并在相关机构内在具有手术资质的医师帮助下,完成 5 次任意的腹腔镜肾切除术和/或腹腔镜肾上腺切除,或具有主管部门领导满意的工作经验和能力
腹腔镜 Nissen 胃底折叠术	由住院项目主管出具的特殊能力证明文件,或完成微创外科的专科(minimally invasive surgery,MIS)项目,或在过去 2 年内完成认证课程并在相关机构内在具有手术资质的医师帮助下,完成 5 次任意的腹腔镜 Nissen 胃底折叠术,或具有主管部门领导满意的工作经验和能力
腹腔镜脾切除术	由住院项目主管出具的特殊能力证明文件,或完成微创手术专科(MIS)项目,或在过去 2 年内完成认证课程并在相关机构内在具有手术室资质的医师帮助下,完成 5 次任意的腹腔镜脾切除术,或具有主管部门领导满意的工作经验和能力
腹腔镜结肠切除术	由住院项目主管出具的特殊能力证明文件,或完成微创手术专科(MIS)项目,或在过去 2 年内完成认证课程并在相关机构在具有手术资质的医师帮助下,完成 5 次任意的腹腔镜结肠切除术,或具有主管部门领导满意的工作经验和能力
肾盂切开术	由住院项目主管出具的特殊能力证明文件,或具有主管部门领导满意的工作经验和能力
机器人腹腔镜普通外科手术	记录腹腔镜手术的有效性文件,顺利完成制造商的在线课程,顺利完成制造商的实践课程,由有资格的医生对前 2 例进行技术方面的审核,并提交制造商出具的证书
Cook 肛瘘塞	住院项目主管出具的特殊能力证明文件,或完成微创手术专科(MIS)项目,或在有资质的外科医生指导下,顺利完成 1 例手术
减重手术	医生必须经过美国外科委员会的认证或复核认证,医生每年必须进行 50 次基本的减重手术 新培训的外科医生: 在实习期间普通外科住院医师,需完成 25 例腹腔镜减重手术或住院期间 10 例以上开放式减重手术(分别适用于腹腔镜和开放手术的权限)。如果在实习期间进行腹腔镜手术少于 25 次,开放式减重手术少于 10 次,但是圆满完成普通外科实习及减重外科专科培训。或在普通外科实习圆满完成至少 10 例开放式减重手术,参与超过 25 例减重手术操作并完成微创手术专科(MIS)项目 高年资外科医生: 完成既定的减重手术教学课程,并顺利完成 10 例由有资格的减重外科医生指导的开放性手术及 25 例由有资格的腹腔镜减重外科医生指导的腹腔镜手术。由包括医疗机构外科主任在内的一个委员会审查并通过由其独立完成的前 5 例病例
高压氧治疗,浓度低于 3 个大气压,持续时间不超过 120 分钟,并遵循标准的高压氧治疗表	通过美国预防医学或急救医学委员会完成至少 40 学分的高压药物入门课程或亚专业委员会认证 获得高级心脏生命支持认证

续表

手术	初次任用的最低限度的正式培训
儿科创伤患者的医疗	由住院项目主管出具的特殊能力证明文件,或具有主管部门领导满意的工作经验和能力
外伤患者肋骨切开复位内固定	具有 5 例个案的记录文件及主管部门领导满意的能力证明
外伤患者肋骨的视频辅助胸腔镜手术	具有 5 例个案的记录文件及主管部门领导满意的能力证明
肾切除	由住院项目主管出具的特殊能力证明文件或具有主管部门领导满意的工作经验和能力
纵隔肿瘤切除术	由住院项目主管出具的特殊能力证明文件或完成胸外科专科培训,或具有主管部门领导满意的工作经验和能力
肺切除术	由住院项目主管出具的特殊能力证明文件,或完成胸外科专科培训,或具有主管部门领导满意的工作经验和能力
肺叶切除术或肺段切除术	由住院项目主管出具的特殊能力证明文件,或完成胸外科专科培训,或具有主管部门领导满意的工作经验和能力
肺楔形切除术	由住院项目主管出具的特殊能力证明文件,或完成胸外科专科培训,或具有主管部门领导满意的工作经验和能力
胸廓出口减压术	由住院项目主管出具的特殊能力证明文件,或完成胸外科专科培训,或具有主管部门领导满意的工作经验和能力
心包切除术	由住院项目主管出具的特殊能力证明文件,或完成胸外科专科培训,或具有主管部门领导满意的工作经验和能力
起搏器植入	由住院项目主管出具的特殊能力证明文件,或完成胸外科专科培训,或具有主管部门领导满意的工作经验和能力
心脏手术	由住院项目主管出具的特殊能力证明文件,或完成胸外科专科培训,或具有主管部门领导满意的工作经验和能力
肾移植	由住院项目主管出具的特殊能力证明文件,或完成移植外科学专科培训,或具有主管部门领导满意的工作经验和能力,并完成器官分享联合网络(United Network for Organ Sharing,UNOS)要求的移植外科医生和内科医生推荐表
诊断性逆行食管镜	由住院项目主管出具的特殊能力证明文件,或完成胸外科专科培训,或既往经验
手术一助	具有主管部门领导满意的既往经验和能力
供体肝切除术	完成美国移植外科学会(American Society of Transplant Surgeons,ASTS)认证的移植外科学专科培训,或有过去 5 年内参与 10 项多器官获取的证明文件
供体胰腺切除术	完成美国移植外科学会(ASTS)认证的移植外科学专科培训,或有过去 5 年内参与 10 项多器官获取的证明文件

注:维持这些权限将需要基于机构标准的基本经验。

在外科医生的职业生涯中,何时应该对外科医生的权限进行评估?

在外科医生开始独立执业时及当其增加新技术和新手术时,机构应定期评估其权限以确保其能力的维持。

进入外科实习

一个独立的外科医生最初的权限取决于该申请人的培训范围和个人临床实践和经验。此外,近年来,由于担心住院医师和专科培训医师缺乏独立实践的机会,公众对更严格的资格审查和权限授予的程序有了更高的期望。

由于住院医师在培训期间获得的实际经验因项

目而异,因此权限审查必须包括仔细审查申请人的住院医师和专科医师培训的病例日志。这种经验的可变性是最初权限审查的一个漏洞,应在从培训过渡到实践的过程中通过更严格的审查加以处理。ACGME 项目的毕业生通常都有常见操作的经验,但病例日志的评估仍然是发现任何不足之处的最佳方法。为此,美国外科学会(American College of Surgeons, ACS)在 2017 年推出了一个新的外科医生专业注册处(Surgeon Specific Registry, SSR),住院医师和专科培训医师可以用来更容易的维护病例记录。(有关 SSR 的详细信息,请见第 16 章。)

更复杂的手术和患者管理经验在不同外科培训项目的毕业生中存在很大差异,包括胰腺手术、肝脏手术、肿瘤晚期骨盆手术,以及内分泌、胸腔和血管的再次手术。如果申请人在任何一般或复杂的手术中经验有限,则应评估外科医生执行这些手术的权限,直到确定其能力为止。确定经验的一种方法是授予这种权限,但规定在其获得独立经验和能力或完成正式的过渡/指导过程之前,必须有一名有操作资质的外科医生在场。

一些机构在授予复杂操作的权限之前,需要经过特定的专科医师培训。如果对新毕业生在某一特定领域独立实践的准备仍有疑问,外科主任应与申请人的项目主管谈话,确认其能力。此举既保护了患者的利益,又保护了处于职业生涯关键节点的年轻外科医生。

其他情况可能会对初级医师开始执业带来挑战。例如,年轻的外科医生可能拥有高级外科医生不熟悉的新知识和技能;繁忙的工作可能减少高级外科医生指导初级医师的机会,一些新外科医生的执业范围较窄,可能无法与高级合伙人建立伙伴关系。因此,对年轻外科医生来说,这段过渡到实践的时期可能是一个脆弱的时期,但确保他们提供优质外科医疗的能力是我们最重要的职业责任。ACS(美国外科协会)普通外科执业过渡项目支持普通外科医生独立执业期的过渡,通过个性化的、针对个人需求的实操学习;支持其独立自主地进行临床决策;在知名的执业外科医生指导下的使用普通外科经验;在 ACS 认可的机构进行为期一年的带薪员工聘任;以及接触执业管理的重要元素。

制度权限机构承认这种脆弱性,一般在头两年内授予一段时间的临时权限,在这期间重点专业实践评

估(Focused Professional Practice Evaluation, FPPE)应定期进行,一般每 6 个月进行一次。FPPE 评估病例数量、手术范围和各种本地建立的质量测评指标。有意义的质量测量指标包括医院同行评审机制中反映的外科医生具体的结果、SSR、ACS 国家外科质量改进计划项目(ACS National Surgical Quality Improvement Program, ACS NSQIP®)或其他质量改进数据库、再入院和住院时间数据、用血情况、手术患者安全指标、患者满意度评分、病历依从性,以及该机构规定的其他质量指标,包括 Medicare 和 Medicaid 服务中心(Centers for Medicare & Medicaid Services)的外科医疗改进计划和急诊部门可及性的遵守程度。

当然,最重要的评价是对最初几年执业过程中所实施的手术进行评价。对于在 6 个月的评估中发现的问题事件,外科医生应该接受建设性的反馈、咨询、指导以及持续的实践评估。这段时期的成功渡过将有助于培养年轻外科医生的自信心,并帮助他们成功地实现独立执业。

初次执业的外科医生通常需要在获得最终证书或权限之前进行委员会认证。外科医生有 5~7 年时间来获得委员会认证。在此期间未能获得委员会证书的,应对这一情况进行评估。未经认证的外科医生可以在接受额外培训后重新参加委员会考试。在此期间,许多机构不允许外科医生维持他们的权限。医疗机构必须决定,在这一合格期结束后是否允许外科医生继续执业。

定期重新认证资格和重新授予权限

医疗界的惯例是定期重新认证资格和重新授予权限,以确保外科医生有资格继续享有他们所拥有的权限。定期审查的时间间隔各相不同,尽管大多数机构采用两年周期。定期审查涉及操作权限和客观资格认证的要求:执业许可的保持、未决或结案的责任索赔、机构医疗记录要求的遵守和质量倡议,作为机构成员身份和职业精神的指标。外科医生应在更新申请中处理可能涉及的所有方面。

审查在维持认证过程中报告给美国外科委员会和其他外科委员会的外科医生操作日志表明,典型的外科医生的执业范围将随着时间的推移而改变。例如,普通外科手术可能会发展以反映当地的机构需求和转诊模式。随着时间的推移,外科医生的工作可能会专注于某一专科,并且需要为该专业量身定制权限,并可能不再拥有实施常见手术的权限。

维持专科权限的绝对数量标准尚未确定。对于某些复杂手术，公布的证据表明，病例数量的增加可提高结果的质量。机构可以为某些手术建立数量权限标准，例如肝切除术、胰十二指肠切除术、血管手术、关节置换术、前列腺切除术以及类似的复杂手术。如果外科医生未能达到病例数量要求，他们的机构应该采取相应的措施来弥补他们的不足，例如授予观察期权限，直到获得足够的经验。当地外科权限授予委员会应基于患者和机构资源的需要为其外科人员制定适当的标准。

大多数机构将"核心"权限与专科或复杂的手术资格分开。权限授予委员会可以建议初步批准外科医生开展核心和复杂手术，要求其根据 FPPE 程序，或陪同的外科医生评估其独立执业的能力。类似的，在重新授予权限期间，如果外科医生的执业量未达到先前授予的复杂手术权限要求的数量，权限授予委员会可能要求陪同外科医生的在场或考虑撤销其高级权限。

质量测量系统，特别是外科医生特定的水平，仍然不发达。如前所述，SSR 旨在通过收集关于临床结果的临床相关数据来填补这个空洞。此外，如第 4 章中所述，医院同行评审数据对于确定胜任能力至关重要，并有助于确定边缘绩效的模式。外科质量委员会主席应审查所有可用的数据，以评估外科医生的表现，并处理值得担忧的问题。

由于许多外科医生在多个地点执业，查询所有执业地点可确保同等的医疗质量和职业责任的履行。一旦出现差异，应直接要求机构报告人员和外科医生的澄清，并鼓励外科医生分享在各机构的数据。

新手术和新技术的权限

外科医生会获得新技能，并对在正式培训后引入的操作和技术培养专业能力。在过去的 30 年中，外科已经见证了腹腔镜、血管内手术和机器人技术的引入，这些手术最初引起诸如胆管损伤、内脏损伤、腹膜炎、肢体缺血和截肢等并发症。因此，行业将新操作引入临床实践的方式已经改变了。幸运的是，通过模拟和实操培训支持不基于患者的技能获取的基础设施正在扩大，行业可以在不使患者受到伤害的情况下，为外科医生执业添加新技术。

美国外科医师学会（ACS）新兴外科技术分会和教育委员会（Committee on Emerging Surgical Technology and Education，CESTE）制定了学习新外科技术和手术

培训的原则（框 6.2）。从授课课程开始，过渡到使用模拟器进行实操培训，止于受监督的基于患者的技能表现和对外科医生执业的操作结果的评估，这些原则和过程可以作为在新程序和新技术方面为授予外科医生权限的平台。在 ACS 认证的教育机构项目中，不断扩大的培训中心网络为外科医生提供了教学和实操培训的场所，以在对患者进行受监督的手术之前使用适当的模拟模型获得新的技能。

框 6.2　ACS-CESTE：在临床实践中获得新技能或操作的步骤

美国外科医师学会新兴外科技术和教育委员会

Ⅰ. 授课教育部分
Ⅱ. 技能培训-模拟
Ⅲ. 技能培训-监督下
Ⅳ. 纳入执业范围
Ⅴ. 结果测量

ACS-CESTE 所描述的，执业外科医生进行新操作或技术的教育、培训和纳入实践的过程。

根据 CESTE 制定的学习原则，各机构可以为当地使用的新操作和新技术制定权限授予标准。由外科医务人员组成的多学科委员会应审查新技术和新操作，并在符合以下标准时予以实施：

- 患者群体是否需要该操作？
- 该机构是否有资源支持操作安全有效的实施？
- 该操作是否为该机构增加了所需的能力？
- 操作或技术是否与现有操作存在足够的差异以致需要专门的权限，还是可以包含在已有的权限中？
- 授予临时权限之前需要进行哪些培训？

目前，除了要求在手术实验室培训和一段时间的监督下实践，对于这些决定没有正确的答案。一般而言，如 CESTE 标准所述，培训经验应该包括教授和实践培训。对于复杂的手术（如腹部、盆腔和胸腔手术），应该要求进行监督观察。维持权限的所需的操作例数经讨论决定。理想情况下，当地社区的监察者可以观察外科医生，并就是否应该授予外科医生权限提供无偏倚的意见。对于某些手术，可能需要来自其他地区的外科监察者来观察新病例。监督病例的绝对数量各不相同，但通常在 3～5 例之间。

新技术的最初权限授予应该是临时的。授权的标准应包括已完成的病例数、手术时间、输血、并发症、住院时间和再入院率。外科医生应验证上报的临床结果数据。权限委员会可以规定所需的时间和

所需的病例数量。偏离预期的质量表现应暂停权限,直到调查完成后制定可以确保患者的安全的计划。

这个过程可能看起来很烦琐,但权限授予的意义在于确保外科医生提供安全、有效和适当的医疗。新操作和新技术的获得需要我们行业的特别监督。

哪些人或机构应该负责资格认证和权限授予过程?

在收集和验证有关外科权限和资格证书候选人的相关信息后,外科主任或科室主任以及资格认证/权限授予委员会应根据外科医生的教育、培训和经验,使用基于胜任力的标准评估权限的适当性。与本手册中描述的其他质量保证委员会一样,外科手术资格认证/权限授予委员会应包括适当比例的外科专家组成,以便更多外科医生投入传统的以医院为基础的资格认证过程。

手术资格认证委员会应有一份概述其作用和职责的文件,包括一个综合的组织结构图。本定制文件应满足外科和组织的具体需求。其基本核心职能包括监督以下活动:

- 资格认证。
- 权限授予。
- 重点专业实践评估(Focused Professional Practice Evaluations,FPPE),应符合以下标准:
  - 应用于所有新员工;
  - 数据驱动:依赖于直接观察和病历审查来评估外科医生的知识、技能、判断和是否胜任选择性操作;
  - 在申请认证和权限后的前几周,由经验丰富的外科医生执行。
- 持续专业实践评估
  - 根据当地的期望,每6~8个月进行一次数据驱动的评估;
  - 数据可能包括审查 ACS 临床数据库,包括 SSR、ACS NSQIP 和创伤质量改进计划,以及其他结果计划中收集的其他数据,如外科医疗改善项目、质量支付项目的基于业绩的奖励体制(详见第10章),以及患者的体验调查。
- 认证维护
  - 监控对委员会特别要求的遵守情况。

- 伦理操守和职业精神。
- 纪律处分行为。

我们该如何为能力受损或失能的外科医生认证资格和授予权限?

在职业生涯中,外科医生提供优质、安全和可靠的外科服务的能力可能会下降。衰老、身体或精神疾病以及药物滥用可能会妨碍外科医生保持职业胜任的能力。尽管外科同事、医联体医疗人员和转诊医生可能会认识到这些能力受损和失能,但他们通常无法解决这些问题。

我们的行业必须承担起对患者和同事的责任,尽可能帮助能力受损的外科医生恢复正常。然而,对于外科和权限授予机构的同事或主管而言,担忧干预执业引起的法律报复可能给报告和干预造成障碍,直到明显的患者伤害或失误。令人遗憾的是,除了伤害患者外,能力受损的外科医生还可能因不可逆转的疾病,带污点的执业经历,失去执照及无法恢复健康或职业声誉而伤害自己。

在设有外科主任一职的机构中,此人必须识别并解决能力受损的外科医生的问题。在某些独立执业中,这一责任将落在合伙人身上。大多数拥有医疗员工的医院也会设立一个保密的医生受损委员会,被授权并有技巧地为能力受损的外科医生提供干预方法。与能力受损的医生共享执业环境的外科医生有责任及时报告他们的担忧。这样做或能提高成功恢复的可能性。

任何被怀疑能力受损的外科医生都应该得到公正的调查。理想情况下,他或她会合作并同意接受评估,包括体检、神经认知、精神或药物滥用评估,或根据当前问题所提示的其他评估。如果外科医生表现出显著的能力受损,组织可能需要在评估期间限制其权限。理想情况下,外科医生将深入了解困难并主动参与评估。否则,该机构可以遵循机构章程暂停其权限,并在要求在评估后再考虑是否允许医生恢复执业。评估的结果将决定外科医生恢复执业的方案。这些事务应该以保密方式处理,不带烙印。外科医生长期以来在药物滥用的康复方面有着成功记录,并经常通过有效的治疗重返执业。在成功康复或恢复健康后,执业监督应至少持续1年。根据具体情况,终身审查可能是必要的。

我们如何衡量成功？

　　一个明确的权限授予和资格认证的结构，包括一个能够监督这些过程的机构委员会，是机构可以确保外科专业人员胜任并提供优质医疗的一个标志。应根据当地患者群体不断变化的需求，定期监测、评估和重估外科工作的详细数据。

结语

　　资格认证和权限授予是确保医疗机构的外科医生雇员达到优质、安全医疗客观标准的关键方法。机构对这些程序的执行和监督至关重要。

（黄榕康　侯煜杰　窦若虚）

第7章　创造专注于安全和高可靠性的文化

概要:如前几章所述,医疗错误和其他不良事件主要归因于全系统的错误(团队失误),而不是患者医疗团队中一名成员的疏忽。解决全系统的问题需要广泛的回应,其中包括改变机构文化。更具体地说,医疗保健机构营造一个优质、安全和高可靠性的环境是至关重要的。施行文化改变是一个漫长和有争议的过程,但如果外科医生要在当今复杂的医疗环境中为外科患者提供有效和安全的医疗,这也是一个必不可少的过程。

本章重点介绍组织文化的概念,及其如何影响组织内个体的行为和实践。具体而言,本章回答了以下问题:
我们谈论的医疗保健中的"文化"是什么意思?
现行医疗保健文化有哪些局限性?
为什么我们需要创造一种高可靠性的文化?
安全和高可靠性文化的特征是什么?
必须采用哪些具体概念来加强高度可靠和公正文化的原则?
我们如何在组织内培养安全和可靠的文化?
我们如何获得同事的支持?
我们如何衡量在创建和维持优质、安全和可靠性文化方面的成功?
有效文化改变的一些模范是怎么样的?

创建一种优质、安全和高可靠性的文化,最终体现我们的专业精神。我们有责任为患者提供高质量、安全和可靠的医疗,而作为外科医生,更是必须对建立支持安全的文化负责。

我们谈论的医疗保健中的"文化"是什么意思?

文化是指一个机构或组织的共同态度、价值观、目标和实践。它管理着组织内部人员的行为方式。文化包括指导组织内行为的总体规范和不成文的规则。这些规范可以明确表述,也可以仅仅是有意或无意的暗示,有些可能是组织中政策或程序结果的意外产物。

文化在组织中不一定是统一的。例如,在医院内,每个科室、病区、学科、病房或医疗小组都可能有自己的文化。

现行医疗保健文化有哪些局限性?

传统医院文化的几个特征常常损害质量、安全性和可靠性,包括长期建立的等级制度;各自为政的科室、病区和学科;常态化偏离行为;以及"过错和耻辱"的分配。

传统上,医疗文化围绕着已确立的等级制度:外科医生和其他医生位于最高层,其享有最大的自主权,住院医生、实习生和其他初级团队成员处于最底层。由于传统的指挥链的概念,当医生发布不准确的命令或即将执行不安全的程序时,一些医疗人员会犹豫是否要发言。新入职的住院医生、研究员和医生在将安全问题提请医疗或行政领导注意时可能担心报复。因此,原本可避免的问题没有人提出,导致患者接受了不理想的治疗。

医疗保健组织的文化传统上集中于许多相互竞争的利益上。因此,医疗保健机构内的各个科室、分区之间经常各自为政,每个专业或领域独立运作,而不考虑这些短视的行为如何影响患者的其他医疗服务提供者的行为和患者的结果。

此外,一些医院保持着常态化偏离行为的文化,心照不宣的认为,为求一时方便可以绕过政策、程序和安全措施(如术前暂停或手术安全核查表)。这些偏离行为通常不伴有事故发生,但与安全和高可靠性背道而驰。

此外,一些医疗保健专业人士和决策者注意到,"过错和耻辱"的文化已经渗透到外科和内科行业。直到最近,外科医生在很大程度上还被视为独立地面对患者工作的专业人员。因此,当问题出现时,本能反应是试图确定外科医生是否有过错,是否需要采取纠正措施。这种方法导致一些外科医生隐瞒而不是报告错误,从而妨碍了可能导致不良结果的因素和情况的确定。

为什么我们需要创造一种高可靠性的文化?

随着越来越多的证据表明,传统的医疗保健文化减少了患者接受协调的、以患者为中心的医疗的可能,医疗保健组织已经把注意力转移到创建类似于高可靠性组织(high reliability organizations,HRO)中实施的文化。

在HRO中,重点是有效系统的开发和实施、透明度和团队合作。安全是每个人的责任,当事故发生时,重点在于问题是什么,而不是谁的。其目的是揭露失败的流程和系统问题,并以非惩罚性的方式解决它们。将从错误分析中获得的经验教训作为最佳做法共享,以减少将来的错误。

安全和高可靠性文化的特征是什么?

安全性和高可靠性文化的五大特征是:对失败的关注、对操作的敏感性、对简化解释的抵抗、对复原力的投入和对专业性的尊重。

- 对失败的关注。HRO关注的是人为错误的不可避免性。在外科手术中,这种可能发生问题的强调可表现为,假设手术中使用的每一块海绵都可能留在患者体内,因此必须在手术结束时对每一块海绵都进行核算。又如,假定送到床边的每一份血液都可能是不匹配的,直到两名有执照的医疗保健专业人员通过检查文档、臂带、血液标签和患者来验证每份血液是否正确匹配。这也意味着对抽取并标记了血型和交叉配血的血液也要进行同样细致的检查。
- 对操作的敏感性。在HRO,无后果的失误、几近失

误和侥幸避免都将受到认真的调查,而不是被当作异常情况被打发掉。现实是,小事故可能会发出潜在危险的早期信号。美国国家医疗和医学部科学、工程和医学学院(前身为医学研究所)提倡了报告几近失误的价值,并指出,报告和分析几近失误可能对改善医疗系统更有效,原因有以下几点:

- 它们比不良事件更常见,因此它们在没有影响患者或在影响患者之前就警告提供者可能存在的有害错误。
- 提供者更有可能报告几近失误,因为这样做会增强他或她的职业责任感。
- 预防危害的行动是系统改进策略成果的关键。

例如,宾夕法尼亚州患者安全管理局(Pennsylvania Patient Safety Authority)要求医疗服务提供者报告几近失误,以帮助提高人们对系统弱点的认识。对这些事件的分析,特别是将这些情况与类似的不良事件进行比较,有助于确定患者安全方面的最佳做法。

识别"即将发生的事故"也可能有助于预防系统错误。从本质上讲,应该鼓励任何能够增加合理纠正医疗服务提供中薄弱环节机会的报告。

- 对简化解释的抵抗。HRO的工作人员和领导会对为何发生偏差、侥幸避免或不良事件的第一个或最明显的解释提出质疑。在安全文化中,我们努力确定错误的根本原因。对不良事件的根本原因分析要求我们询问为什么会出现问题,并且对每个回答继续问为什么,至少重复五次。人们很容易断言失误仅仅是因为医疗专业人员未能正确地完成一项任务。但是为什么医疗保健专业人员会犯错呢?他或她为什么要采取某种行动?为什么他不知道该方案会把患者置于危险之中?为什么没有人阻止团队领导采取这种行动?如果一个团队成员不愿意说出来,为什么她会犹豫?

举一个例子,让我们来看看在医疗环境中一个相对常见的问题:采血管的错误标记。在这种情况下,很容易就会认为抽血的护士或医生犯了一个错误。最明显的补救办法是通过在个人的人事档案中放入一封信或终止雇佣关系来惩戒护士或抽血医生。然而,除非完全阐明和纠正错误的根本原因,错误很可能再次发生。在一家医院,经过更深入的研究发现,抽血医生在给采血管标记的过程中会受到多次干扰,注意力被分散从而导致了混淆。解决方案是在

参与标记的抽血医生周围创建完全的"无干扰"区域。

- 对复原力的投入。在高可靠性和安全性的文化中,对复原力的投入意味着医疗保健专业人员实施保障措施,如术前暂停和安全核对表,及早发现错误并仔细检查是否遵循正确的流程,以便患者的医疗团队可以从潜在危险的结果中恢复过来。
- 对专业性的尊重。在 HRO,安全性和专业性高于等级。住院医生、其他医生、护士、药师、文员,甚至志愿者都必须随时警告团队潜在的错误,并在患者安全可能受影响时进行干预。

综合运用这些原则,就产生了一种"公正"的文化——这种文化平衡了公开和诚实报告的需求,以及培养学习环境的最终目标。它远离了"过错和耻辱",同时期望所有的医疗保健专业人员对他们的行为承担责任。整个组织的专注力表现于对事件的反思,又超越了事件本身。组织中的每个人都在不断地学习、调整、重新设计安全系统和管理行为选择。

尽管如此,有时某些个人似乎很明显的,无论出于什么原因,表现不佳。在这些情况下,可能有必要对那些将患者置于危险境地的个人进行再教育或惩戒。当发现负面的异常时,应启动一种评估罪责的机制(参见第 3 章关于外科质控官和第 4 章关于同行评审的六步法,以确定个人是否有疏忽或不专业的行为)。

在公正的文化中,当错误是由医疗保健专业人员而不是系统缺陷造成时,需要确定责任。风险管理专家、法学博士 David Marx,描述了三个层次的过错:

- 可能发生在任何人身上的无意的人为错误,应该通过咨询本人和纠正系统来管理;
- 将患者暴露于超过最低风险的行为,应该努力管理这种行为,使其遵守安全实践;
- 鲁莽的行为或故意的无理据的不服从,需要全面的追责。

与同行评审、补救和指导相关的其他考虑因素,包括再培训和新程序培训,以及外科医生评估、改进和补救以及指导,都将在本手册的其他部分进行讨论。

必须采用哪些具体概念来加强高度可靠和公正文化的原则?

可以用来加强这些价值的概念包括:

- 把患者安全放在首位。患者及其需求应该推动整个医疗保健服务流程的发展。因此,团队应遵循在第 2 章中概述的每个领域和医疗阶段中描述的活动。此外,患者医疗团队的成员,特别是外科医生的领导者,必须把他们的自我和私利放在一边,鼓励团队成员表达安全顾虑,承认并处理这些建议和警告,并支持出现偏离安全的做法时做出制止的人。只有最高级别医疗保健专业人员作为领导者投入时,这种情况才会发生。
- 减少不必要的变异。通过让服务提供者坚持标准化的做法(如在手术中做好标记),集中注意安全实践和绩效评估,可以减少变异。安全措施注意事项包括以下内容:
  - 专注于手头的工作。例如,在术前暂停时真正暂停,而不是同时进行术前准备和铺巾;
  - 重复核对关键信息;
  - 遵循安全操作程序的所有步骤,不管是否紧急;
  - 建立系统和保障措施,从计算机辅助诊断到术前等待区的纸质检查表。
- 标准化的最佳实践。标准化减少了不必要的变异,并优化了可重复的结果。当医疗标准化时,变异只会因为患者需求或资源的不同而出现。与每个卫生保健提供者所使用的方法不同相比,标准化凸显了从最佳实践的偏离并使其更容易发现。
- 一个有凝聚力的工作团队。团队应该一起工作,并有共享的目标、心理模型和情境意识。
- 有效沟通。HRO 认识到,在患者的整个医疗过程中进行清晰的沟通是必要的,确保在交接和其他关键时刻,以所有团队成员和患者都能理解的方式传达相关信息,并消除歧义(参见专栏)。

理想情况下,HRO 在整个医疗保健系统中应使用相同的方案,而不仅仅是在外科,尽管外科可以作为范例。

我们如何在组织内培养安全和可靠的文化?

文化变革需要时间、努力和投入——最重要的是来自组织的领导者。这一转变过程可能需要数年的时间,并且应该系统地和有条理地进行。变更过程从顶层开始,由部门和部门领导以及执行医院管理的高层人员作为范例,并实施以下策略(图 7.1):

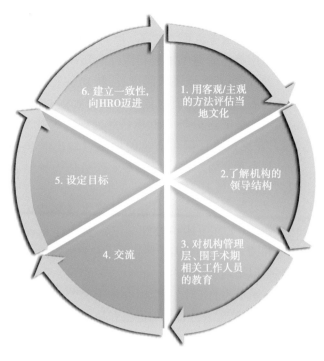

图 7.1　文化变迁周期：一致性之路

- 用客观/主观的方法评估当地文化。质量改进的一个原则是，能够衡量的才能改变。对当地文化的评价应包括主观的现场评价和使用有意义数据的客观评价。

  主观的现场检查应包括以下活动：

  - 巡视外科患者接受医疗的所有地方，包括手术室、等候区、麻醉后恢复室、外科重症监护室和手术室；
  - 和患者讨论他们的经历；
  - 观察并与员工交谈，但不要评论或干预；
  - 做笔记并了解这个机构的运作方式；
  - 观察团队在手术室中的互动方式：基调或氛围如何？术前暂停是如何进行的？每个人都有合适的着装和护目镜吗？是否注意确保个人卫生和维持环境卫生？是否有适当的手卫生措施？如果同事忘了洗手，有人会提醒他吗？手术室成员们是否穿着洗手服离开了现场？如果是，他们回来的时候会换上干净的洗手服吗？

- 了解机构的领导结构。与外科医生会谈，了解他们对质量和安全的投入及组织结构的运作方式。确定组织中护理、行政、执行、技术和临床人员的不同级别是纵向排列还是水平排列。他们是否都在努力创造以患者为中心的环境？

- 参加并发症和死亡讨论会和委员会会议。了解员

工是否愿意在这些讨论会上表达自己的担忧。

- 发放安全态度问卷。向员工、护士、住院医生、外科医生和其他团队成员汇报调查发现。深入了解他们表达意见的原因。利用这项活动收集的信息制定行动计划。

关于有效沟通技巧的建议

　　许多医疗组织现在都有专业沟通的标准指南。一些卫生保健机构使用的通信技术是 SBAR，医疗保健专业人员通过该技术确保按顺序处理情景（situation）、背景（background）、评估（assessment）和建议（recommendation，详见第 15 章）。

　　其他格式，改编自其他高风险学科，如军事和航空，包括"呼叫"或公告以改善情景意识，"回查"以验证口头指令的执行，并"回读"以确保口头交流被准确地记录。说明应该做什么及为什么要这样做，让团队成员有机会确认这些行动和指示都符合他们对情景的理解。有效的术前和术后简报、交接和签出对于沟通共同的目标，实现对后续步骤的共识和创造情景意识至关重要——所有这些都确保了医疗的连续性。军方和执法部门也使用诸如"10-4"之类的信号来表明通信的结束并确认相互理解。

- 将机构领导和程序纳入政策制定工作。机构领导层无条件支持的投入是至关重要的。建议以董事会决议或会议纪要的形式记录这一承诺。围手术期患者的工作人员必须知道遵守安全程序是至关重要的，并且安全质量办公室和科室主任有权执行安全原则并追究相关人员的责任。

- 使用组织流程来建立制度规则，指南和政策。确定需要哪些委员会批准更改。认真研究医院、医务人员和大型综合医疗集团的章程、规则和条例。由于文化的改变可能会影响多个部门（如手术室、妇产科、麻醉科和整形外科）及其他服务领域（如医疗和环境服务），这些领域应尽早着手和参与决策的过程。

- 在整个组织中进行教育。机构领导人（行政工作人员、管理人员和董事会成员）负责承担起安全科学的学习，包括在医疗保健研究机构和质量综合单位安全计划（Agency for Healthcare Research and Quality's Comprehensive Unit-Based Safety Program，AHRQ CUSP）工具包中讨论的原则，为他们提供支持这种学习体验必要的教育材料。

为一线领导（部门领导、项目负责人、总住院医师、护士管理者和其他部门领导）介绍安全科学。创建一个致力于终生学习的机构，并让领导者通过参与手术室团队的患者安全课程，负责建立榜样（参见专栏）。虽然有人对此活动有偏见，但是这些项目对互不熟悉的人提供的共同学习经验可能是有趣的，有利于团队建设及增加学习的乐趣。

教育围手术期团队（外科医生、麻醉医生、护士、技师以及住院医生）。AFRQ 基于单元的全面安全项目（Comprehensive Unit-Based Safety Program，CUSP）视频或 CUSP 工具箱的其他素材可能有利于激励员工。交叉训练及扁平的层级结构很重要，可促进每个人领会其他成员的需求及技能，并合理判断在特定环境由领导。

评估工具和资源

医疗保健组织可能会发现两种有助于对其文化进行主观评估的工具，包括：
- AHRQ 医院对患者安全文化的调查
- 得克萨斯大学健康科学中心，赫尔曼纪念中心医疗保健质量与安全中心的安全态度和安全氛围调查问卷表

可用于协助医疗保健机构进行客观评估的资源包括：
- AHRQ 基于单位的全面安全计划（Unit-Based Safety Program，CUSP）工具包
- 改善医疗保健研究所的"变化"资源
- 美国外科学院（American College of Surgeons，ACS）质量项目
- 联合委员会
- 美国医院协会-健康研究和教育信任
- 帕斯卡度量

目标是将机构对质量和安全改善项目的投入进行广泛教育和传播。必须强调，新政策和流程直接影响医疗提供者保证患者安全的能力。选择不采用这些措施的个人应该被追究责任，并接受再培训或可能的制裁。应该提醒这些人，他们的行为直接影响患者的医疗质量与安全。在安全性和高度可靠的文化中，每个人都有责任确保患者体验正面的结果。

- 沟通，沟通，沟通。为所有成员提供有关进展状况的定期更新。保持项目的活力。不要让它成为事后想法，或从集体思维消失。持续的沟通和提醒有助于良性循环，以达成高质量、高可靠性和患者安全。

- 设定目标。让前线员工参与目标设定的过程以增强参与度。创建可以客观地评估实施进展的测量工具。进行水平扫描，并从内部和外部的质量和安全专家处获取建议，包括同事、政府机构如 AHRQ、独立的组织如医疗保健改进研究所（Institute for Healthcare Improvement，IHI）、专业组织如美国外科学院（ACS）联合委员会和美国医院协会（American Hospital Association，AHA）和私营部门组织如帕斯卡度量（Pascal Metrics，参见专栏）。制定行动计划，提出政策和流程的建议。

- 建立一致性。HRO 的领导者不断重新评估文化并遵守本章前面讨论的五项原则：
  - 对失败的关注；
  - 对操作的敏感性；
  - 不简化解释；
  - 对复原力的投入；
  - 对专业性的尊重。

这些原则的实践必须定期检查和复查，教导和再教导，直到其融入部门或机构之中。如果未能让所有成员都参与其中，将导致各成员不一致的参与性，并缺乏改进。

我们如何获得同事的支持？

大多数医疗领导者都意识到改变医疗环境对提高质量、安全、可靠性和积极性的价值，以及对患者医疗和员工士气的影响。然而，改变一个机构的文化是一项复杂而大胆的任务。

从一开始，有一个清晰的愿景是很重要的，诚实地沟通这种愿景，并尊重不同的观点。关于文化变革的个人教育可能是必要的，以简洁的方式与同事交流"文化变革"到底是什么意思，它如何有利于患者医疗。

使转型过程复杂化的是，文化是多向的、跨越组织的各个阶层。组织结构的所有成员（外科医生、护士、技师、行政人员、环境服务提供者和管理人员）必须相信文化变革对于改善患者的安全性和疗效是必要的。这个教育过程需要一些时间，但值得付出努力。

同样重要的是认识到:文化改变通常会受到满足于现状的人群的抵制。在处理这些问题时,合理的做法是先假设他们想要做正确的事情,并且一旦确信新方法将改善患者医疗,他们就会接受改变。

改变必须缓慢而稳定地进行。强迫同事改变可能产生仇恨并破坏该过程。遵循本章的最后部分中概述的循序渐进的过程。

支持变革创新(为了最佳患者医疗我们都希望获得)和改变常规行为之间的界线可以很窄。有效率的领导者可以管理这一转变。

一般来说,在所有专业人员都是机构雇员的环境中,人们期望他们按照组织的价值观行事,因此变革发生得更快。尽管如此,仍然有可能在雇佣和私营医疗专业人员的混合环境中建立一个具有高质量、安全和可靠的文化,尽管需要更微妙的手段。

我们如何衡量在创建和维持优质、安全和可靠性文化方面的成功?

医疗保健机构不是静态实体。因此,必须持续并定期进行评估。如何来衡量具有优质、安全和可靠性文化的成功? 一个好的起点可能是从一开始就定期使用一些技术,来确定在组织内需要哪些改变。患者和工作人员评估、定期走访、定期管理安全评估问卷和 AHRQ 医院患者安全文化调查(Hospital Survey on Patient Culture,HSOPS)等都能帮助医院评估其机构文化的安全性。

维持高质量、安全和可靠性的文化,确保本章所描述的原则和模型一致的应用,对于有效改进质量和可靠性至关重要。领导层的持续关注对于维持安全操作至关重要,直到它们成为一种文化习惯。这些是必须持续测量、奖励、承认、执行和加强的习惯和行为。

- 审计团队的实践。为了确保手术团队遵守患者安全的原则,SQO 可以审计团队使用最佳实践的情况,包括术前暂停。当团队意识到公认的领导者正在观察时,可能一致遵守术前暂停;因此当团队成员不知道他们正在被观察时,更可能得到准确的评估。例如,与手术室护士会面可能会得到一份令人清醒的报告,说明在没有人观察时,术前暂停是如何进行的。团队需要相信无论是否被观察,都应该采取适当的行为和遵守安全流程。定期审查 ACS 国家外科质量改进计划和医院的再入院结果数据,可用于确定实施文化改变所带来的的影响。

- 促进患者参与。在高质量、安全和可靠性的文化中,患者的感知是至关重要的。通过 AHRQ HSOPS 中患者提供的信息,可能有助于判断患者如何看待他们所接受的医疗。

有效文化改变的一些模范是怎么样的?

无疑,最常被引用的有效文化改变模型是工作人员资源管理(crew resource management,CRM),它是为了解决在航空业中的问题而开发的。

CRM 以培训和管理患者医疗所涉及的所有资源为中心,包括团队成员、设备、过程和系统。这是通过管理行为实现的,以便在生命和肢体处于风险之前引导、沟通和避免失误。

医学和航空之间的结构和系统的相似之处包括复杂性、训练强度、时间限制和团队依赖性,并由核查表、暂停、会议和汇报提供辅助。

团队专注和 CRM 沟通原则是当今医学安全实践所需的关键的文化元素。下面概述了使用 CRM 技术成功进行文化变革的两个具体例子,可以很容易地转化为其他机构设置:与军事尤其是海军航空有关的操作性风险管理(operational risk management,ORM),及一些组织使用的高度可靠的手术团队(highly reliable surgical team,HRST)模型。

操作风险管理模型

美国海军使用 ORM 创造了一个环境。在这个环境中,该分支服务中的每个成员,无论什么等级,都经过训练和鼓励,以亲自管理他们所做的一切事情的风险——无论当班还是下班。换句话说,美国海军已经创建了跨级别的共同责任感。该模型已经成功地应用于 Nordstrom 百货商店私营部门。例如,每个员工都有共同的责任感,提供优秀的客户服务。该模型也适用于医疗保健部门。

高风险环境中的 ORM 的核心包括以下五个步骤:

1. 识别危险并列出安全风险;

2. 评估风险并进行逐步分析以确定问题发生的原因;

3. 做出风险决策并制定标准化程序;

4. 实施控制措施,如标准化核查表和仪器专用车;

5. 监督并观察变化,评估改进结果并让人们对结果负责。

在这种方法的成功应用中,一个军事单位减少了80% 的重大事故(定义为超过 10 000 美元的设备损失或严重伤害和/或死亡)。

有效运用 ORM 的关键文化因素包括结构和原则,直接领导支持,以及沟通。这些因素在没有牺牲运营能力的同时,共同孕育了一种优质、安全、可靠的文化。

高度可靠的外科团队

Kaiser Permanente 医疗集团南加州地区的医生和护士提出了高度可靠手术团队(HRST)的概念。HRST 应用一组相互关联的数值、流程和检查表,旨在确保每个操作的最佳可能结果。HRST 安全、高效地协同工作,并为了取得良好效果进行很好的沟通。

外科医生可以通过以下行为来设定 HRST 基调:
- 更加平易近人;
- 共享计划;
- 不断邀请其他团队成员提出建议;
- 使用人名;
- 层级扁平化;
- 经常指出单纯人为错误的风险,并邀请团队成员“信任但验证”每个团队成员提供了适当的医疗服务。

HRST 需要遵循联合委员会的普适协议,包括:

- 手术部位标识;
- 麻醉诱导前手术暂停;
- 最终确认;
- 病情汇报;
- 使用白板和打印的核查单。

在 Kaiser Permanente,HRST 是所有医生的入职培训课程的一部分,并被详细讨论。入职项目包括最初一周的入职培训,然后是执业第一年的月例会。此外,外科医生接受他们的上级和部门领导的一对一指导,并以课程作为指南。新入职的外科医生还被安排与手术室护理领导团队和/或首席护士主管会面,讨论外科工作流程、文化和医护合作。在这些会议上讨论的特定主题包括术前暂停及术后汇报、手术核查表的使用、在手术室的有效沟通、情景意识和模拟训练。

Kaiser 在提高质量、安全性和可靠性方面的成功可归因为以下因素:
- 医生和管理者之间的亲密伙伴关系;
- 质量和效率问责制的医生文化;
- 以临床效果为首要任务,专注于有重要影响的健康情况;
- 使用目标导向的工具来分析基于人群的数据,并主动识别需要干预的患者;
- 支持系统流程改进;
- 患者与专业人员合作以改善医疗;
- 一个综合的健康信息系统,整合了医生提供循证医学所需的支持工具;
- 一个线上患者门户,允许成员访问并参与自己的医疗。

Kaiser 医疗集团过去 10 年业绩提升的最强大推动力归因于内部透明度,或愿意分享同行反馈(由共同的医疗记录推动);以及这个多学科医疗集团的业绩数据。团体责任的原则定义了医师文化的核心,并允许跨专科的合作与协调。

结语

文化的改变是一个渐进的过程。要看到明显的、可展示的变化需要时间。然而,这样的努力对美国和国际的外科和整体医疗保健的未来至关重要。

外科医生以严谨的思维、对细节的关注、有勇气的决策和领导能力而闻名。这些正是医疗机构成为高可靠性组织（HRO）所需要的素质。这一运动可以从医院或外科中心的任何区域开始——手术室、外科病房或重症监护病房。有驱动力的外科医生会意识到，文化的改变需要团队合作，不仅需要医疗人员，还需要高级管理人员的参与。有了适当的动机、培训、进程、透明度、对失败的分析和对成功的庆祝，文化将会改变。患者可能病情很重，不是所有人都能活下来，但没有人应该受到可预防的伤害。这就是高可靠性能为医疗所做的。

（黄榕康　侯煜杰　窦若虚）

第8章 患者安全和高可靠性：建立基础设施

概要:在上一章,我们讨论了如何创造专注于安全和高可靠性的文化。在本章节,我们将研究确保患者安全所需的特定系统和流程,包括患者的安全报告的开发和公开讨论,根本原因分析的使用以及临床注册的参与。

具体而言,本章节回答了以下问题:

患者安全报告和公开讨论错误的目的是什么?

根本原因分析的目的和用途是什么?

注册机构在高可靠性和患者安全方面发挥着什么作用?

汇总多机构数据和参与协作有什么好处?

我们如何在我们的机构中实现循证的患者安全最佳实践?

我们需要哪些资源来实现共识标准、最佳实践指南和组套?

遵守患者安全项目和结果报告的障碍是什么?

成功实施患者安全实践的关键是什么?

我们可以做些什么来防止在我们机构中其他部门的意外后果?

什么样的医疗保健模型说明了在整个系统范围内如何实现高可靠性?

患者安全报告和公开讨论错误的目的是什么?

如前面的章节所述,外科医生和其他医疗保健提供者传统上对报告和公开讨论错误存在犹豫,因为许多机构普遍存在过错和羞辱的文化,这经常会损害患者医疗和安全。

然而今天,不仅在死亡率和发病率的会议上,而且在日常、个案基础上,也鼓励公开讨论不良事件和险情事件。患者安全报告是这些旨在改善患者医疗质量与安全的讨论的重要基石和催化剂。许多报告侧重于特定的事件,因此依赖参与案件的医疗专业人员提供详细信息。最初的报道来自前线人员,他们直接参与事件和/或带来事件的行为(即在错误发生时正在照顾患者的护士、药剂师或医生)。

根据医疗研究和质量机构(Agency for Healthcare Research and Quality,AHRQ),有效的事件报告系统应该有四个关键属性:

- 支持事件报告的环境,报告事件的员工的机密性受到保护;

- 从大范围的人员中获得建议;
- 对报告事件的及时播散;
- 审查报告和制定行动计划的结构化机制。

尽管事件报告可能突出值得关注的具体事项,它们并未提供有关安全问题流行病学的见解。它们提供安全问题的快照,但没有把报告的问题置入适当的机构语境中。例如,特定的高风险患者行为通常不是传统流行病学研究收集的内容,但患者安全报告包含这些混杂因素,以确定不良结果的可能原因。

患者安全报告如何工作的一个示例

宾夕法尼亚州患者安全管理局(Pennsylvania Patient Safety Authority,PPSA)在强制报告患者安全事件方面的经验支持这样一种观点:既通过尊重医疗专业人员的保密来促进参与事件的医疗提供者的报告行为,并且当他们看到报告促进了系统改进的证据时会受到鼓励。

PPSA发现,最佳安全实践的识别不仅仅是事件的报告,通常还基于推理分析,例如概率分布、假设检验、相关性检验和回归分析。最佳安全实践识别首先要确定可能发生特定不良事件(例如错误部位手术)

的不同方式。

根本原因分析的目的和用途是什么?

理想情况下,外科质控官(Surgical Quality Officer, SQO)和外科质量安全委员会(Surgical Quality and Safety Committee, SQSC)应全程跟进每个患者的安全报告,然后进行根本原因分析(root-cause analysis, RCA)。RCA 用于识别增加错误可能性的潜在问题,通过检查主动错误-在人与复杂系统之间的界面处发生的错误,以及潜在错误-医疗保健系统中导致不良事件的隐藏问题。RCA 是用于检测安全危害的最广泛使用的回顾性方法之一。用于形成更安全实践共识的推理可能源于 RCA 的结果和险情报告的分析。

RCA 从数据的收集和问题事件的重建开始,通过审查患者的医疗记录及相关医疗专业人员之间的公开讨论。在分析中勾勒特定医疗提供过程的步骤,并根据报告确定缺陷。其他步骤中的缺陷也可以通过在评估过程中添加故障模式和效果分析来推断。

多学科团队应该共同确定事件发生的方式和原因。RCA 的最终目标是通过消除潜在错误来防止未来的伤害。

目前,联合委员会要求使用 RCA 来确定前哨事件的来源(例如错误部位手术)。此外,许多州和哥伦比亚特区强制要求报告严重不良事件(越来越多地使用国家质量论坛的"从不事件"清单),许多州要求在任何严重事件后进行和报告 RCA。虽然目前还没有关于这一问题的数据,但随着强制报告系统的增长,RCA 的使用很可能已增加。

注册机构在高可靠性和患者安全方面发挥着什么作用?

美国外科学院(American College of Surgeons, ACS)拥有多个跟踪特定外科疾病患者预后的数据库,包括国家癌症数据库(National Cancer Database, NC-DB),国家创伤数据库/创伤质量改进项目(Trauma Quality Improvement Program, TQIP®)以及代谢和减重手术认证和质量改进项目(Metabolic and Bariatric Surgery Accreditation and Quality Improvement Program, MBSAQIP®)。同样,一些外科专业学会,最著名的是胸外科医师学会、血管外科学会、美国整形外科医师学会等,都有专门用于其成员所提供的外科服务的注册机构。

在高可靠性和患者安全的背景下,注册管理机构可用于确定医疗服务的临床有效性或成本效益,衡量或监控安全和伤害,和/或衡量医疗质量。

对注册管理机构数据的分析和解释始于回答一系列核心问题。谁受过培训? 如何收集,编辑和验证数据,以及如何处理丢失的数据? 分析是如何进行的? 值得注意的是,注册管理机构通常有多种用途,并会随着时间的推移而发生变化,以适应各种目的。

国家外科质量改进计划(ACS National Surgical Quality Improvement Program, ACS NSQIP®)收集有关各种手术结果的数据,并对参与医院的结果与其他医疗保健中心的结果进行基准比较。

使用根本原因分析

RCA 如何工作的一个例子是,一篇论文描述了一名患者接受了另一位名字相似的患者的心脏手术。传统分析可能侧重于将个人责任归咎于尽管缺少同意书仍将患者送去手术的护士。然而,随后的 RCA 揭示了 17 个明显的错误,包括组织因素(心内科使用本地的、容易出错的调度系统,通过名字而不是医疗记录编号识别患者)和工作环境因素(怀疑错误的神经外科住院医师没有挑战心脏病学家,因为该操作处于关键的技术环节)。这促使医院实施一系列系统性改变,以减少未来发生类似错误的可能性。

然而,一些质量专家认为 RCA 在复杂系统中是无效的,例如医疗保险,因为过程是多层次的。在稍后阶段实施的流程可以补偿或纠正初始故障,但不能解决整体问题。结果,真正的根本原因可能是不可检测的。PPSA 发现,识别系统失败的所有方式而不是每个失败的实例更为重要。事实上,经验表明,最好是尝试改善提供特定医疗保健干预的整个过程,而不是简单地纠正所发现的一个弱点,因为有时当一个弱点得到纠正时,过程在后续步骤中仍然失败。如果整个过程得到加强,然后在已经解决的步骤中失败,则需要重新评估整个过程。

ACS NSQIP 使用数据如下:

- 来源于患者的医疗病历,而不是保险理赔;
- 经过风险调整;
- 根据病例组合调整;
- 基于 30 天的患者结果。

ACS NSQIP 数据增强了其参与医院的预防并发症的能力。

2009 年发表在 Annals of Surgery 上的研究表明,参加 ACS NSQIP 的医院平均每年每家医院预防 250~500 例并发症,挽救 12~36 人的生命,从而以更低的成本转化为更好的医疗。其他基于结果的研究正在进行中。

汇总多机构数据和参与协作有什么好处?

参与 ACS NSQIP 等注册管理机构的一个好处是数据库来自多个机构的汇总数据,允许参与者使用其风险调整后的观察-预期比作为基准和基线来改善医疗流程和结果。小组合作——包括 ACS NSQIP 协作,TQIP 协作和北新英格兰心血管疾病研究小组——通过识别异常值,观察不同的医疗过程以及向所有人传播与最佳结果相关的实践,有效地识别和改善医疗保健服务。

Dixon Woods 和研究密歇根重症监护室降低中心导管相关血液感染协作学习项目的专业人员确定了成功协作学习的特征(在第 13 章中将更详细地讨论)。在这些特征中,Dixon Woods 在医疗提供者层面确定了横向的"草根"网络,这产生了同行规范,和受到流程依从及结果反馈强化的承诺文化。

成功实施实践的战略可以通过正向偏离过程产生。使用这种技术,首先确定提供者(临床医生和/或单位)的依从性或结果正向偏离基线,然后确定有助于其成功的特征。最终,提供者与同行分享他们的知识。

协作努力越来越重要。2010 年"平价医疗法案"要求拥有超过 50 张病床的医院加入联邦政府列出的患者安全组织(Patient Safety Organizations,PSO),以便与保险交易所的合格的健康计划签订合同。PSO 最初根据 2005 年患者安全和质量改进法案建立,创建了一个法律上安全的环境(授予权限和机密性),临床医生和医疗保健组织可以自愿报告、汇总和分析数据,目的是降低患者医疗相关风险和危害。

参与 AHRQ 批准的 PSO 医院使用通用定义和报告格式(通用格式)向患者安全数据库网络(Network of Patient safety databases,NPSD)上传信息。许多州已经建立了 PSO,AHRQ 在 www. pso. ahrq. gov/listed 上保留了一个清单。

汇总提供有关问题的有价值的信息,否则这些问题在单个医院中很难成功破解。例如,宾夕法尼亚州患者安全管理局公布了对手术区域内 70 起火灾的分析。这些火灾发生在 7 年的时间里,在此期间宾夕法尼亚州进行了超过 1 100 万次手术。只有通过整合这些限定的数据,才能揭示需要学习这些类型的关键示例。

我们如何在我们的机构中实现循证的患者安全最佳实践?

在收集和分析数据之后,可以为患者医疗制定标准和循证指南。患者安全循证最佳实践可能可以从临床实践指南或科学文献中获得,尽管有足够例数和严谨性的原始调查也可以提供问题的答案。

如果没有大量的各种类型的错误来科学地检验假设,关于更安全的实践的共识意见可能是系统改进的最佳解决方案。基于安全实践共识的标准将减少施行的变异,使偏差显得更显著,并将依从性的潜力最大化。理想情况下,安全做法将简化医疗保健服务的过程,而不是增加其复杂性。宾夕法尼亚州丹维尔的盖辛格健康系统(Geisinger Health System)已经证明了在最佳实践方面达成共识的重要性,规范了针对患者需求的医疗服务,并监控实时数据收集的依从性以及有关可衡量流程的反馈,实现了在 9 个测量区域中有 8 个区域得到改进。

临床实践指南(clinical practice guidelines,CPG)将在第 14 章中详细讨论,但需要在此先作简单介绍。CPG 可以定义为包含旨在优化患者医疗的建议的陈述。他们通过系统的证据审查和评估替代性医疗选择的益处和危害来获取信息。

CPG 由知识渊博的多学科专家小组和主要利益相关方团体的代表共同开发,并酌情考虑重要的患者亚组和患者偏好。它们应基于明确和透明的过程,最大限度地减少扭曲、偏见和利益冲突,并应明确解释替代性医疗选择与健康结果之间的逻辑关系。

CPG 的发布速度很快,可能很难找到最新的相关指南。为帮助外科专业人员和医疗服务提供者选择可用于改善患者安全的指南,ACS 开发了循证手术决策(Evidence-Based Decisions in Surgery,EBDS),该模式根据现有的实践指南提供"医疗点"模块。这些模块有助于解决与普通外科医生最相关的诊断和病症,并用于决策支持,以患者为中心的与其他医疗保健专业人员的互动以及患者教育目的。EBDS 中生成的临床指南摘要根据完整的指南内容提供建议,并对支持证据进行评分,以使这些信息更易于理解。此外,加拿大外科医师协会和 ACS 共同发起了外科循证综述(一个互联网期刊俱乐部)的指导委员会。

创建医疗组套方法是一种以连贯形式开始循证实践的技术。通过将基本安全元素组合在一起并附以核查表,可提高医疗提供者的意识,限制实施中的变异,并影响结构化实施。组套与核查表的使用是实施最佳实践和提高患者安全性的成功策略。

特定患者情况下建议的最佳医疗共识标准,以及安全提供该医疗服务的过程,可以采取多种形式,例如标准化表格和医嘱集,例外情况下的医嘱,以及核查表和组套。组套是改善医疗过程和患者结局的结构化方法;这是一种小型且直接的循证实践,通常当 3~5 个医嘱得到联合地、可靠地执行时,可以改善患者结局。

我们需要哪些资源来实现共识标准,最佳实践指南组套?

对于拥有电子健康记录(electronic health record,EHR)和计算机化提供者医嘱输入(computerized provider order entry,CPOE)系统的机构,可以将实践指南嵌入 CPOE 系统中,调用 EHR 信息以在输入医嘱时触发适用指南的提示,让医疗提供者得到指南的建议或意见。一些专家已经证明,对于适用于患者的数个有差异的指南,甚至有可能通过目标导向并运用流程算法生成有效的、无冲突的行动条款组套,以创建协调并整合多个指南的实践计划。

卫生医疗实施系统的弱点的报告和分析,需要充分的基础架构的支持,包括经验丰富的负责人、其他质量和安全专家、充足的资源—尤其是用于安全和质量改进的时间。在手术科室,关键人员是 SQO 及 SQSC 的成员。

遵守患者安全项目和结果报告的障碍是什么?

实施患者安全报告、根本原因分析、注册处报告和循证指南的障碍,始于提供者的缺乏意识。向提供者介绍基于证据的安全实践可能会挑战过时的概念,但不会导致行为的改变,甚至可能对接受过高可靠性培训的医疗专业人员也是如此。阻碍依从性的其他提供者特征包括怀疑证据,怀疑一个人遵循这些做法的能力,以及怀疑这些做法是否具有所需的效果。其他障碍包括惯性、依从的可感知价值和同辈压力。

影响依从性的系统特征包括多个提供者、指南的不同迭代或不同的实施策略。系统特征通过对医疗提供者互动、任务和相关工作负荷、工具、物理环境和组织(领导力,团队合作和文化)来影响依从性。换句话说,如果错误源自这些组件的交互,可以合理假设,如果相同的提供者在相同组织的相同环境中使用相同的工具,那么即使以不同方式执行任务,仍可能会继续发生错误。修改实践可能需要改变提供医疗的系统,而不仅仅是期望提供者的改变。

任务、技术、责任分配以及对依从性的期望,这些方面的模糊不清都会影响对实践指南的依从性。PP-SA 的经验表明,向提供者提供基于证据的最佳实践可能会纠正过时的概念,但可能不会改变行为。遵守最佳实践通常需要重新调整医疗保健服务中的障碍,使做正确的事情容易,做错误的事情困难。

成功实施患者安全实践的关键是什么?

Berwick 认为循证最佳实践的采用需要倡导者的领导和一线医疗提供者的调整。领导者怀着改变现有约定俗成实践的理想目标。医疗提供者知晓系统的限制,改变系统和流程以实现目标。在调整流程以实现目标的过程中,他们才真正做到对实现目标的投入。

实施不仅仅是将内容纳入政策和程序、医嘱集与核查表——所有可以用来创建医疗组套的工具。实施需要所有医疗专业人员的全面支持。有助于安全实践指南依从性的特征包括证据强度、可见的优势、与当前提供者实践的兼容性、标准的简单性或复杂性、预试验能力,以及在特定患者群体中的特异性。

Gurses 及其同事确定了以下成功实施的预测因素:
- 改变的压力;
- 高级领导人清晰明确的目标;
- 用于规划和实施的充足资源;
- 直接上级的支持,使工作与其总体目标保持一致;
- 坚定的倡导者;
- 招募意见领袖;
- 在实施之前(和之后),有能力解决提供者的需求和阻力;
- 针对不同群体的定制策略;
- 对干预进行预试验,有明确的实施时间表。

正如 Berwick 进一步建议的那样,确立目标,指定倡导者,解决所有一线提供者的顾虑,并支持早期采用者。

安全实践不但需要被制定、传播和实施,还需要被维持。维持安全实践需要持续监控和反馈可衡量的结果以及遵守关键流程。当出现员工流动时，再次进行教育课程是必要的。倒退可能表明，新的优先事项或系统变化已经改变了奖励方案和障碍，使情况变坏。当适当的过程成为文化规范时，通常可以实现可持续性。（有关创建以安全性、高质量和高可靠性为中心的文化的进一步讨论，请参阅第7章。）

我们可以做些什么来防止在我们的机构中其他部门的意外后果？

在纠正一个医疗保健流程的不足的同时，很重要的是应考虑对其他系统的意外后果。如果手术科室打算添加额外工作以预防差错，放射科或出入院部门是否可以处理这些工作？为了让你的工作流程顺畅进行，他们的工作流程是否会被打断？

如果没有大量的各种类型的错误来科学地检验假设，关于更安全的实践的共识意见可能是系统改进的最佳解决方案。基于共识安全实践的标准将减少服务提供的变化，使偏差表现得更显著，并使依从性最大化。理想情况下，安全实践将使整个机构的医疗服务流程更简单，而不是更复杂。

什么样的医疗保健模型说明了在整个系统范围内如何实现高可靠性？

创伤医疗是医学中高可靠性的主要例子。ACS 创伤委员会（Committee on Trauma，COT）已经制定了一部国际标准，用于提供基于证据的最佳实践的优质医疗，目标是持续改进质量。该标准的关键组成部分如下：

- 充足的资源。ACS 创伤委员会（COT）开发并发布了受伤患者最佳医疗资源，并验证创伤中心是否存在这些资源。
- 监测过程和结果。ACS 使用 TQIP 维护创伤中心的结果，并进行风险调整。
- 围绕最佳实践进行标准化。东部创伤外科协会已经发展起来多项创伤实践指南，其中许多都列在国家指南信息交换中心。
- 培训。ACS 高级创伤生命支持（Advanced Trauma Life Support，ATLS®）课程为创伤患者的复苏提供了一种系统手段，30 年来使用通用语言可靠传递信息。超过 50 个国家的 100 多万医疗保健从业人员接受了培训。它已成为事实上的创伤培训国际

标准。
- 动员专业人员。所有创伤中心都采用的标准的创伤警报，动员了受训提供创伤医疗的团队。
- 检测并纠正变异。ACS TQIP 反馈为创伤中心提供其结果与风险调整预期结果的比率。创伤中心可以使用该信息用于识别预期结果的重大变异。

患者安全性结论，以及下一步计划

2016 年 8 月，来自医疗专业协会、保险公司、医疗保健系统、支付者和政府机构的 100 多名代表参加了由美国骨科医师学会和 ACS 主办的首届全国外科患者安全峰会。

参会者一致认为技术和非技术技能对于成功和安全地进行手术非常重要。外科医生、麻醉医师、护士和所有支持人员必须确保在整个外科医疗中始终如一地使用外科安全策略和工具，包括以患者为中心的共同决策和及时的知情同意、标准化的手术部位标记程序、准确的手术信息传递、整合 EHR、有效的团队沟通和协调。

工作组，包括外科医生、麻醉医师和护士，在峰会前召开会议，为所有外科团队成员、外科机构、医学和护理学校、外科住院医师和规培计划以及外科资格认证组织起草建议。这些建议包括标准化地创建和采用：

- 外科安全教育计划，评估外科医生、住院医师、医学生的能力，围手术期团队成员和外科机构在有效沟通、适应能力、领导能力和团队合作方面的作用；
- （基于模拟的）安全培训模块提供给整个外科团队——医生、护士、麻醉医师、外科技师和医师助理；
- 在本科医学教育期间开始培训团队合作和其他基本非技术技能，并继续通过外科住院医师和研究生培训，作为持续维护认证的要求；
- 分享决策制定的实践和程序，以确保手术患者知情并做好准备；
- 以患者为中心的，及时而准确的手术同意过程；
- 沟通工具和程序以提高在外科医疗围手术期转诊患者信息的准确性和效率；
- 所有外科操作和外科场所实施手术部位标记和识别政策（根据需要进行当地调整），使用术前团队简报、术前团队暂停和术后团队汇报；
- 用于衡量和改善患者安全结果的通用数据收集系

统。该系统应包括统一的定义,一致的报告结构,以及所有利益相关者——医院、医疗提供者和医学社团数据库——的可访问性和可用性。

这些建议将用于最终确定国家外科患者安全标准,制定外科安全教育课程建议,并确定外科安全知识差距和研究重点。

我们预计,这些标准的大规模实施将指导手术团队和成员实现为手术患者提供安全和最佳患者结局的最终目标。

（黄榕康　侯煜杰　窦若虚）

第9章 疾病管理和多学科患者医疗

9.1 介绍

任何领导医院质量项目的人都需要了解外科手术中多个专业的特殊质量改进措施、资源和法规要求。前几章概述了适用于所有专业的基本设施和基本原则。本章针对 20 个专业组中的每一个专业组的特定需求进行论述。

本章的每一部分都提供了专业领域的概述，包括亚专业的范围；患者的医疗和质量责任，如质量改进项目和注册表、临床指南和公认组织制定的证据途径；以及影响专业的监管和认证要求，包括支付方和政府机构发布的要求。

外科主任（首席外科医师或科室主任）可将本章作为参考，对每个外科专业的质量改进活动进行监督。其中许多细节变化迅速，将成为本手册不断更新的来源，我们已尽最大努力更新有关专业认证、认证维护以及《Medicare 准入与儿童健康保险计划（Children Health Insurance Program，CHIP）再授权法案》和其他未决监管要求下的质量支付项目（Quality Payment Program）的细节。由于政治环境的不断变化，一些联邦授权将继续演变，并可能发生变化。

9.2 普通外科

概要

- 专业范围。普通外科需要熟悉和了解可能需要手术治疗的广泛的疾病谱。普通外科医生应具备诊断和治疗疾病谱内疾病的能力，包括术前、术中和术后的患者医疗（www. facs. org/about-acs/statements/stonprin）。普通外科手术多集中在腹部，包括食道、胃、小肠、结肠、肝脏、脾脏、胰腺、胆囊、胆管、卵巢和甲状腺等。普通外科医生也处理皮肤、乳房等组织的疾病，另外也包括疝气，并经常为创伤患者提供医疗。

- 患者医疗及质量。人们非常重视提高普通外科患者的医疗质量。已经开发了几个复杂的质量测量和评估体系，以协助制定患者指南和质量改进（quality improvement，QI）倡议。例如：美国外科学院国家外科质量改进组织（American College of Surgeons National Surgical Quality Improvement Program，ACS NSQIP®），选择性转诊和卓越中心的使用，Medicare 和 Medicaid 服务中心（Centers for Medicare & Medicaid Services，CMS）外科医疗改善项目（Surgical Care Improvement Project，SCIP）以及世界卫生组织（World Health Organization，WHO）外科安全核查表。由于其广泛的范围，将讨论若干不同的普通外科手术患者医疗临床指南。

- 监管要求和认证。一些合格的注册管理机构和一些合格的临床数据注册处（Qualified Clinical Data Registries，QCDR），如外科医生特定注册与代谢和减重手术认证和质量改进项目（Metabolic and Bariatric Surgery Accreditation and Quality Improvement Program，MBSAQIP），可供普通外科医生用于完成 CMS 的 2015 年《医疗保险准入和 CHIP 再授权法案》（Medicare Access and CHIP Reauthorization Act，MACRA）。还制定了若干国家质量论坛（National Quality Forum，NQF）措施。2010 年，NQF 外科支持维护委员会评估了医疗环境中的一般和专业外科医疗。在普通外科的多个亚专科中，可以使用其他几种途径来满足报告要求，将在本章的其他章节中介绍。

专业范围

普通外科医生的执业范围非常广泛，具有在一系列不同领域进行亚专业化的能力。普外科包含与消化道、腹部、乳房、皮肤和软组织、内分泌系统等相关的操作和程序（包括内窥镜检查）的执行。普通外科医生可能专注于特定的学科，如实体器官移植、结直肠手术、小儿外科手术、外科重症监护、外科肿瘤学、创伤和烧伤手术以及血管外科手术。普通外科医生

55

在培训期间获得经验,使他们能够诊断和管理这些疾病。但是,对某些条件的全面了解通常需要进行后期培训。

除了对多种疾病的整体管理外,经认证的普通外科医生还能够识别并提供早期管理,以解决妇科、泌尿外科、骨科损伤和手外科中的紧急和意外问题。普通外科医生还必须具备管理和治疗绝症患者、老年患者和病态肥胖患者的知识和技能。

普通外科住院医师培训是一项为期五年的培训计划,提供上述领域的接触和经验。目前许多普通外科住院医师计划提供远离临床环境的研究时间。美国外科委员会(American Board of Surgery, ABS)对普通外科及各种亚专科医生进行了正式的认定和证书授予程序。

在普通外科住院医师之后,可以继续在毕业后医学教育认证委员会(Accreditation Council for Graduate Medical Education, ACGME)批准或非 ACGME 批准的专科医师培训。目前,有 9 项专科医师培训得到 ACGME 的批准,6 项专科医师培训未经 ACGME 批准。两种类型的专科医师培训列于表 9.1。这种额外的培训和认证需要在基本的普通外科住院医师之后进行 1~3 年的培训。有关这些亚专科的详细信息,请参见本章的其他部分。

表 9.1　普通外科专科医师培训

ACGME 批准	非 ACGME 批准
结直肠外科	乳腺癌外科
手外科	烧伤外科
小儿外科	内分泌外科
整形外科	微创/减重外科
外科重症监护	创伤/急症医疗外科
肿瘤外科	移植外科
心胸外科	肝胆胰外科
血管外科	

外科学会

一些学术、专业和亚专科外科学会倡导普通外科患者的优质医疗服务。这些社团确保外科医生保持最高的临床实践标准,提供 CME 机会,并促进患者宣教和参与医疗。表 9.2 列出了知名的普通外科协会。

表 9.2　知名的普通外科协会

美国外科学院
美国创伤外科协会
美国肝胆胰协会
美国手外科学会
美国代谢和减重手术协会
美国乳腺外科医生协会
外科学术协会
美国普通外科医生协会
消化道外科学会
美国胃肠和内窥镜外科医生协会
重症监护医学会
腹腔镜外科学会
外科肿瘤学会
东南外科大会
西南外科大会
外科感染学会

患者医疗及质量

为了提高普通外科患者的医疗安全性和质量,许多机构和外科组织制定了实践指南、临床数据库和教育规划。

实践指南

一些普通外科组织已经制定了疾病、病症或管理特定的指南和指标,以帮助改善患者医疗。专业组织通常使用专家委员会和医学证据分析的标准规则来制定这些临床指南。每个普通外科亚专科都有自己的实践指南,本章各章节对此进行了概述。

2003 年,联合委员会将手术感染预防(surgical infection prevention, SIP)指标作为核心手术指标。SIP 后来转换为 CMS SCIP 指标。

其他组织,如世界卫生组织,医疗研究和质量机构(Agency for Healthcare Research and Quality, AHRQ),医疗改进研究所(Institute for Healthcare Improvement, IHI),跳蛙集团等,提供了广泛关注的基于循证的最佳实践指南(表 9.3)。

表 9.3　具有实践指南的组织

医疗研究和质量机构
医疗改善研究所
联合委员会
跳蛙集团
世界卫生组织

质量改进项目和注册管理机构

为了在患者医疗中保持严格的标准,已经开发了质量改进项目和注册处。这些注册处是衡量质量改进和临床结果的有效工具。普通外科及其亚专科都有质量改进项目和注册处,旨在提高外科患者的医疗质量。在华盛顿州、密歇根州、田纳西州和伊利诺伊州,外科协作组也发挥重要作用。这些协作组旨在共同努力提高各州内外科医疗的质量,并帮助医院提供更安全,更一致的医疗。

随着对改善手术结果的持续关注,普通外科的各种亚专科医生开发了数据库来收集和传播有关患者和手术事件的信息。其中许多数据库只是中心更广泛的认证流程的一部分。国家质量改进数据库包括 ACS NSQIP,ACS 创伤质量改进项目(Trauma Quality Improvement Program,TQIP®),ACS 儿科 NSQIP,MB-SAQIP,血管质量计划和国家癌症数据库(National Cancer Database,NCDB)。其他注册处包括美洲疝协会质量协作组和内分泌外科质量改进项目协作组。此外,AHRQ 的医疗成本和利用项目以及大学医疗系统联盟数据库也用于某些医院系统。值得注意的是,要使质量改进项目有效,必须制定基准标准,并且必须根据这些标准对绩效进行基准测试。

为此,ACS 开发了外科医生专用注册处。个体外科医生可以将他们的操作和结局输入注册处,并接收与其他外科医生进行比较的报告。因此,即使没有其他数据提交途径,创伤、肿瘤科和其他各种亚专科医生也可以提交数据。

ACS NSQIP 是每周并发症和死亡病例讨论会的有用工具。ACS NSQIP 报告不仅可以查看手术的直接结果,还可以查看术后 30 天结果。因此,现在可以分析和审查传统外科医生/住院医师自我报告未能捕获的一些结果,并且可以将死亡率和并发症发生率纳入讨论中,从而使外科医生和听众能够充分以正确的角度来看这个问题。

监督要求和认证

由于质量指标已成为医生和付款人关注的主要领域,因此仍然非常重视个人医疗保健专业人员、团体实践或大型机构的成果报告。其中包括参与资格认证工作,例如持续的专业实践评估(Ongoing Professional Practice Evaluation,OPPE)和委员会认证以及认证维护(Maintenance of Certification,MOC)。

委员会认证和认证维护(MOC)

住院医师之后,普通外科医生可能会寻求 ABS 的委员会认证。要获得委员会认证,医生必须首先通过每年提供的资格考试。该检查包括 300 个多项选择题,旨在评估外科医生对普通外科原理和应用科学的知识。每位外科医生还必须提交一份手术经验报告,该报告不仅对病例数量,还对疾病谱和复杂程度有要求。通过资格考试后,申请人须进行口试,以评估候选人在常见外科问题上组织诊断评估和确定适当治疗的临床技能。

美国医疗专业委员会,包括 ABS 和其他 23 个成员委员会,制定了 MOC 计划,旨在衡量和确保持续的专业发展。ABS MOC 是由外科医生为外科医生开发的一项计划。一旦成功完成任何 ABS 认证或重新认证考试,证书持有者将自动加入 ABS MOC 计划。

MOC 要求以 3 年为周期。每个周期结束后,证书持有者通过填写一份简短的在线表格报告他们的 MOC 活动,该表格要求记录继续医学教育的参与情况。还需要每隔 10 年进行一次安全 MOC(重新认证)考试。该计划有 4 个部分,然而,并非所有部分每年都是运行的。这些部分包括:专业地位、终身学习和自我评估、认知专长以及在实践中评估绩效。下面列出了 MOC 过程的每个组成部分的简要说明和指标要求。对必需要求的更深入的解释详见链接。

- **第一部分**:专业地位——在各州有效的、不受限的行医许可;
- **第二部分**:终身学习和自我评估——3 年内执业相关的一类 CME 共 90 个小时,并完成自我评估;
- **第三部分**:认知专长——每位医生必须每 10 年通过一次基于计算机的测试;
- **第四部分**:在实践中评估绩效——无论是单独还是通过机构,持续参与地方、区域或国家成果登记或质量评估计划。

对于寻求符合 MOC 第二部分要求的外科医生，ACS 提供了一种特别有用的工具，外科教育和自我评估计划（Surgical Education and Self-Assessment Program，SESAP®）。自 1971 年以来，SESAP 一直是外科医生执业的首要教育资源。该计划提供基于问题的多项选择题和循证的答案解释，以及最新的参考文献。SESAP 让外科医生学习更新已确立的外科实践，准备考试，或满足 MOC 第二部分的要求。

CMS 报告要求

2015 年《Medicare 准入和 CHIP（儿童健康保险计划）再授权法案》（MACRA）废除了用于计算医生为受益人所提供服务的报酬的、有缺陷的可持续增长率公式，并呼吁建立一个强调价值而非数量的新支付系统。为了响应这一号召，CMS 制定了质量支付项目（Quality Payment Program，QPP）。

外科医生有两种途径参与 QPP：基于功绩的奖励支付系统（Merit-Based Incentive Payment System，MIPS）和高级替代支付模式（Advanced Alternative Payment Models，APM）。MIPS 是大多数医生默认使用的 QPP 途径，至少最初是这样。MIPS 包括四个组成部分，其中三个类似于现有的 Medicare 质量改进项目。分别是：质量，以前是医师质量报告系统；成本，以前是基于价值的调节器；推进医疗信息（Advancing Care Information，ACI），以前称为电子医疗记录激励项目，一般称为有效使用（Electronic Health Record-Meaningful Use，EHR-MU）；第四部分为新的临床实践改进活动（Improvement Activities，IA）。2019 年的支付将基于综合评分、2017 年的质量、ACI 和 IA 报告；之后的报告将基于所有四个组成部分。外科医生可以根据他们的最终得分进行正向或负向的付款调整。

医院项目

CMS 住院质量报告项目最初开发用于从财政上激励医院报告其患者结果并改善医疗质量。这些措施可在 CMS 医院比较网站上公开获得，并且被指定作为 SCIP 一部分，某些措施广泛适用于外科医疗。但它们的效用令人失望，因为虽然医疗专业人员可以证明遵守抗生素方案，但它并不一定能减少手术感染。随着这些计划的发展，将不断需要新的指标。大多数 SCIP 指标可用于任何手术（如抗生素的选择和剂量的确定）。

CMS 住院质量报告项目对于住院手术固然重要，

门诊质量报告项目也具有相关性。该项目于 2014 年启动，是 CMS 主管领导下的一种报告后付费的质量数据项目，需要门诊手术中心（ambulatory surgery centers，ASC）报告医疗质量数据，才能获得其 ASC 年度支付率的全年更新。涉及手术的指标包括 ASC-3："错误部位、错误体侧、错误患者、错误操作、错误植入物"；ASC-5："预防性静脉抗生素时机"；以及 ASC-6："手术安全核查表的使用"。

其他质量绩效指标

在普通外科的广泛范围内，多个组织和社团正在或已经开发其专业领域质量指标，而这些指标并非由 CMS 支持。自 2004 年以来，NQF 通过一系列项目包括国家心脏外科自发共识标准，支持了新的外科指标。2010 年，外科支持维护委员会评估了各种设定下的普通和专科外科医疗。目前 NQF 委员会将审查 24 项已有的指标，并连同新提交的指标一起，根据最新的 NQF 评估标准对其进行重新评估。

明智选择（Choosing Wisely）运动也开发了普通外科及各亚专科"医生和患者应该提问的五件事"。例如，在乳腺癌的某些阶段不进行腋窝淋巴结手术；评估儿童疑似阑尾炎诊断时先考虑超声检查，有必要再考虑计算机断层扫描；避免门诊无相关病史患者的入院胸部 X 线检查。其他建议详见明智选择网站（www.choosingwisely.org）。

（黄榕康　侯煜杰　窦若虚）

9.3 肿瘤外科

概要

- 专业范围。肿瘤外科包括对癌症患者的药物和外科治疗，是普通外科的一个亚专科。其他外科专家，如胸外科、耳鼻喉科、泌尿外科、骨科、神经科、儿科和妇科的外科医师，也在各自的领域从事癌症患者的医疗工作。癌症患者的医疗由一个多学科的团队组成，其中包括普通外科医师或受过专业培训的肿瘤外科医师。一名从事癌症治疗的外科医师可能会根据自己的训练，专注于特定类型的癌症手术，包括乳腺和软组织、肝胆、复杂的胃肠道手术，甚至是头颈部手术。

- 患者医疗与质量。在过去的 10 年里，癌症的医疗质量有了显著的改进。癌症外科管理取得的进步，归功于使用了由包括美国外科学院(American College of Surgeons,ACS)在内的许多组织所制定的质量基准。

ACS癌症委员会(Commission on Cancer,CoC)是一个由54个致力于改进癌症医疗的多学科组织组成的综合性组织,它制定了认证标准。CoC还监督其他组织,包括国家综合癌症网络(National Comprehensive Cancer Network,NCCN)和美国癌症联合委员会(American Joint Committee on Cancer,AJCC)。NCCN制定了并不断更新某些反映肿瘤外科、化疗和放射肿瘤学方面进展的指南,而AJCC出版了癌症分期手册。

ACS国家癌症数据库(National Cancer Data Base,NCDB)是收集和传播肿瘤学信息的主要数据库。此外,美国乳腺外科医师协会(American Society of Breast Surgeons)创建了乳腺外科精通项目(Mastery of Breast Surgery Program),这是一个获得批准的合格的临床数据登记处(Qualified Clinical Data Registry,QCDR)。用于癌症医疗的多个认证项目将在本节后面讨论。

- 监管和认证要求。美国外科委员会(American Board of Surgery,ABS)监督普通外科医师的委员会认证和认证维护(Maintenance of Certification,MOC)。肿瘤外科医师必须是通过委员会认证的普通外科医师,才有资格获得复杂普通肿瘤外科(complex general surgical oncology,CGSO)委员会认证(ABS颁发的特殊证书)。此认证过程的详细信息见本节。与所有普通外科医师一样,肿瘤外科医师必须参与2015年的《Medicare准入与儿童健康保险项目(Children's Health Insurance Program,CHIP)再授权法案》(Medicare Access and CHIP Reauthorization Act,MACRA)。

专业范围

训练有素的普通外科医师为美国癌症患者的医疗做出了巨大贡献,而训练有素的肿瘤外科医师则发展了针对这些患者的外科医疗的专门技能。因为肿瘤外科的实践范围非常大,许多外科医师决定高度专业化于一种特定类型的癌症。

传统上,肿瘤外科医师需要完成5年的普通外科住院医师培训,另外还需要获得研究生医学教育认证

委员会(Accreditation Council on Graduate Medical Education,ACGME)批准的2年肿瘤外科专科医师培训。例如,希望专注于乳腺癌研究的学员,可以完成一项为期1年的非ACGME批准的乳腺癌专科医师培训项目。然而,肿瘤外科协会正在审查和批准乳腺癌专科医师培训。学员可完成治疗癌症患者的其他专科医师培训,包括结肠直肠、内分泌、肝胆、胸外科(包括食管外科)和其他头颈外科专科医师培训。这些专科医师培训的时间和范围各不相同。如上所述,其他专科(骨科肿瘤、头颈肿瘤、胸外科肿瘤、神经外科肿瘤、泌尿外科肿瘤、妇科肿瘤)也有肿瘤专科医师的高级培训。

外科协会

在肿瘤外科领域有几个学术、专业和亚专业协会。这些组织致力于保持临床实践的最高标准,为成员提供继续医学教育(Continuing Medical Educational,CME)机会,并促进患者教育和参与医疗。表9.4列出了一些肿瘤外科领域公认的协会的例子。

表9.4 知名外科肿瘤协会

美国癌症协会(American Cancer Society)
美国临床肿瘤协会(American Society of Clinical Oncology)
美国乳腺外科医师协会(American Society of Breast Surgeons)
癌症委员会(Commission on Cancer)
国家乳腺癌组织联盟(National Alliance of Breast Cancer Organizations)
国家乳腺癌基金会(National Breast Cancer Foundation)
国家癌症研究所(National Cancer Institute)
国家综合癌症网络(National Comprehensive Cancer Network)
外科肿瘤协会(Society of Surgical Oncology)

患者医疗与质量

癌症项目

CoC是一个由专业机构组成的联盟,致力于通过制定标准、预防、研究、教育和监测全面优质医疗,以提高癌症患者的生存和生活质量。1922年ACS建立了多学科CoC来制定标准,以确保在医疗机构中提供全面的癌症医疗的质量,对癌症中心进行调查,以评估是否符合这些标准,从CoC认证的医疗中心收集标

准化数据,采用数据监测治疗模式和结果,并制定有效的教育干预措施,以改善医疗机构的癌症预防、早期发现、医疗服务和结局。

NCCN 是对 CoC 做出贡献的重要组织之一,它发布了癌症医疗的诊疗流程,现已纳入医疗基准。NC-CN 纳入了 AJCC《癌症分期手册》的当前版本中最新的解剖分期系统。AJCC 是由 ACS 于 1954 年成立的一个多学科组织,在发展、推广和维护癌症分类和管理的循证系统中处于国际领先地位。AJCC 分期手册帮助我们标准化了"癌症语言",并被视为主要由 CoC 认证的医院的注册肿瘤登记员(certified tumor regis-trars,CTR)发布的另一个质量基准。根据 CoC 出版的《肿瘤学注册数据标准基础(Fundamentals of Oncology Registry Data Standards,FORDS)手册》的定义,精心提取和适当编码的最终产物,是 NCDB 中目前约3 000 万例病例的癌症病例库。这本指南有助于世界范围内癌症语言的标准化。

美国国家癌症研究所(National Cancer Institute,NCI)酌情支持癌症中心或综合性癌症中心,特别关注其临床试验。要获得 NCI 认证,机构必须对其结构要素进行详细审查。例如,NCI 关于指定癌症中心的最新指南包括:该设施的物理设计和布局;其组织机构,包括行政职责;信息共享与协作的方法;组织地位,包括在较大机构内的作用;报告结构;顾问委员会和领导架构。CoC 还审查医疗系统,包括大多数 NCI 综合性癌症中心,并根据对其医疗结构和流程的全面审查来确定指定的 CoC 机构。除了这些认证癌症项目的策略之外,在未来,基于疾病的项目可能会被指定为卓越中心。

ACS 还在癌症医疗的特定领域建立了验证标准。2008 年,ACS 建立了国家乳腺癌中心认证计划(National Accreditation Program for Breast Centers,NAP-BC),以满足患者和支付者对认证的项目的要求,这些项目的结果要达到或超过乳腺癌的国家标准。该项目旨在通过各种不同的实践模式来提高乳腺医疗质量。20 个专注于乳腺癌医疗的国家组织合作制定了28 个标准,以确定提供高质量乳腺癌医疗的中心。个体乳腺中心可自愿申请这种严格的数据提交和现场设施调查相结合的方式。

NAPBC 的质量标准关注医疗的结构和流程要素,包括多学科乳腺医疗的可用性、负责任的项目领导、定期的跨学科管理会议、持续的研究机会、提供者的教育和质量改进的研究。此外,NAPBC 还纳入了特定专业的认证标准,作为其核查过程的一部分。例如,NAPBC 要求获得美国放射学会(American College of Radiology,ACR)、美国乳腺外科医师协会(American Society of Breast Surgeons,ASBrS)和美国病理学会(College of American Pathologists,CAP)对乳腺成像和诊断流程的认证。NAPBC 委员会定期开会,并审查现有的医疗标准。新的研究和循证治疗方案被纳入标准。旧标准可能需要修改,新标准可能需要开发。这一自我更新的过程确保 NAPBC 保持了最新和有效地优化高质量多学科乳腺医疗。具体来说,NAPBC 制定了一套乳腺疾病的多学科医疗的标准化方法,目前该方法已经被纳入了全美大约 550 家经认证的乳腺中心。这种乳腺癌医疗方法对经认证的机构和医师都提出了挑战,要求他们遵循适当的指南,并使用最新的多学科管理策略。

目前,一个用于结直肠癌和复杂的胃肠手术的类似项目正在开发中。

在将癌症项目指定为被认可的组成部分前,认可和认证机构需对其进行彻底的评估。显而易见的是,满足认证标准所需的综合医疗结构将可改善医疗的质量。然而,评估认证状态和手术质量的研究还很缺乏。大多数评估医院类型和结果的研究都侧重于学术地位、住院量和个别外科医师,而较少关注基本资源的可用性。进一步针对认证机构的具体结果的研究,将更好地阐明可能与改善结局相关的医疗的特定结构组成部分。

参与认证项目并不能保证高质量的医疗,但它确实表明了对这些目标的承诺。所有的认证项目都特别要求质量改进(quality improvement,QI)举措作为其标准的一部分。参与 QI 项目是一项值得努力的工作,它将带来更好的癌症医疗。在美国,10 名新发癌症患者中有 7 名在 CoC 认证的机构接受评估和治疗。另外 3 名患者应该有同样的机会在建立和监测 QI 系统的中心接受治疗。

QI 项目和注册

CoC 认识到,要维持严格的患者医疗标准,必须进行绩效指标和反馈,这促进了 NCDB 的发展。NCDB 为 CoC 认证的癌症项目提供了若干电子报告工具,使它们能够将其当地结果与国家数据进行比较。将基准报告发送到认证的机构,将癌症的各个分期存活率与国家总体数据进行比较。

NCDB 的《癌症项目实践概要报告》(Cancer Program Practice Profile Reports, CP³Rs) 提供了结直肠癌和乳腺癌六大质量改进指标的总遵从率。快速质量报告系统(Rapid Quality Reporting System, RQRS) 是针对相同指标的接近实时的反馈系统, 它包括一个用于所有错过辅助治疗截止日期的适用癌症患者的警报系统。RQRS 平台将增加针对其他部位疾病的新的质量指标。

在 2013 年, 癌症质量改进项目(Cancer Quality Improvement Program, CQIP) 作为最新的 NCDB 工具, 提供给所有 Coc 认证项目。CQIP 综合了所有质量结果, 以乳腺癌、结肠癌、前列腺癌和肺癌的全国数据为基准。2014 年 CQIP 报告中增加了黑色素瘤。所有这些工具和报告都为质量指标遵从性的公开报告奠定了基础。宾夕法尼亚州医疗质量联盟与 CoC 合作, 已经在宾夕法尼亚州大多数 CoC 认证的癌症项目中实施了 5 项 CP³R 指标的公开报告。

除这些特定的外科肿瘤注册表之外, 其他能够获取肿瘤外科结果的国家 QI 数据库还包括学院的国家外科质量改进项目(College's National Surgical Quality Improvement Program, ACS NSQIP®) 和医疗保健研究和质量机构(Agency for Healthcare Research and Quality)的医疗保健成本和利用项目(Healthcare Cost and Utilization Project)。

外科医师作为一个质量指标

外科医师在获取最佳结果方面的作用集中在病例数量和外科专业化上。关键问题包括定义"专科医师"的方法, 及决定外科医师是否是某一专业专家的质量选择。在一项文献的系统回顾中, 27 项研究评估了专科化对肿瘤外科临床结果的影响。虽然大多数研究发现, 接受专科医师治疗的患者有生存获益或复发率较低。但这些研究在研究设计、数据来源和专科医师定义方面存在巨大的异质性, 限制了该研究结果的普遍性。作者建议进行更多的研究, 以更好地阐明专业、高手术量或其他与手术者相关的因素是否与改善预后有关。

随着外科专业的发展, 出现了更多的亚专业, 大多数毕业的住院医师都继续参加了临床专科医师培训。除了肿瘤外科专科医师培训, 可在内分泌、乳腺、心胸、肝胆、结直肠和移植外科获得其他培训途径。例如, 在 NAPBC 2013 年的年度报告中, 在经过认证的乳腺癌中心, 有大约 42% 的外科医师完成了乳腺外科或肿瘤外科的专科医师培训。在讨论提供者的专业性时, 确定专业培训对结果的潜在影响很

重要。鉴于文献中对"专科医师"定义的异质性, 及在讨论癌症医疗时考虑的广泛疾病范围, 有必要进行进一步研究, 以更好地定义与改善医疗相关的专业化的本质。

除了最初的培训和专业化, 外科医师的技能水平和诊断敏锐性是成功预后的强有力的指标。医院的外科领导有责任为所有外科医师提供并使用客观的方法进行持续评估。

我们面临的挑战是, 要确立的质量指标不仅仅是一个测量工具, 而是必须能真正作为高质量医疗的指标。淋巴结获取、前哨淋巴结活检和清晰的切缘率是用于监测手术质量的客观指标。在乳腺癌、胃癌和结直肠癌中, 针对肿瘤外科的手术技术与质量的关联被研究得最多。在这些技术中, CoC 只提倡在结肠癌中采取足够的淋巴结获取的指标。

许多研究评估了结肠癌结肠切除术中淋巴结取样的数量与死亡率之间的关系。在一项文献的系统回顾中, Chang 及其同事回顾了 17 项报告结直肠癌淋巴结状态的研究。尽管研究设计存在异质性, 但结果显示切除淋巴结数量的增加与死亡率的降低相关。CoC 已与美国临床肿瘤学协会、CAP 和国家综合癌症网络(National Comprehensive Cancer Network, NCCN)合作建立结肠癌的质量指标, 促成联合推荐在结肠癌结肠切除术标本中至少检查 12 枚淋巴结。NQF 于 2007 年 4 月采用这项指标, 作为医院质量的衡量标准。一些支付者也采取了这些质量指标, 将其纳入他们的癌症手术绩效支付项目。在直肠癌中, 切除的范围一直是人们关注的焦点。1982 年, Heald 和他的同事描述了全直肠系膜切除术(total mesorectal excision, TME)在直肠癌治疗中的应用。该手术包含直肠肠系膜的整体切除, 包括血液供应和淋巴引流。Ridgway 和 Darzi 发现, 在采用 TME 时结果具有高度可重复性, 5 年复发率为 4%。TME 是外科技术影响患者结局的一个例子, 尽管目前将这一操作作为一种质量指标方法引入仍然存在挑战。

术前评估、手术方法和多学科管理已在乳腺癌医疗质量评定中得到评估。前哨淋巴结清扫将手术技术与病理分析相结合, 改变了质量保证的重点。近年来, NAPBC 和 CoC 都对乳腺癌采取了三种新的质量指标:①在可行的情况下行针刺活检, 而不是切除活检, 来明确乳腺癌的诊断;②乳腺切除术后有 4 个或以上腋窝淋巴结阳性的行后续放射治疗;③保乳手术率仅作为一项监测指标。

为了更好地理解手术流程指标在乳腺癌医疗中

的价值,ASBrS 开展了一个跟踪流程指标和结局的试点项目。该项目首次评估了开放活检前的穿刺活检、手术标本的定位以及验证图像向导的目标是否被手术切除了。这个名为"精通乳腺外科"的试点项目收集医师报告的关于这些质量指标的数据,并定期反馈,作为持续质量改进计划的一部分。试点工作现在已经扩大了数据的收集范围,将乳腺癌外科医疗的全部范围包括在内。

临床指南和循证医学

在过去的 10 年里,CoC 为被认证机构提供了用于比较乳腺癌和结直肠癌管理的质量基准。这些质量基准由 CoC、ASCO 和 NCCN 统一并提交给 NQF。最近,NCDB 与 ASBrS、妇科肿瘤协会、外科肿瘤协会和美国泌尿外科协会合作,制定了质量改进指标。此外,CoC 的临床专家制定了胃肠道癌和肺癌的基准,以确保对外科医师管理的疾病范围进行测量,并将其与 CoC 及其组成机构现有的评估标准进行比较。

值得注意的是,ACS 临床研究项目最近发布了第 1 版《癌症外科手术标准》。该标准为各种癌症治疗程序提供了循证标准,是临床试验的参考工具,其包括了乳腺、结肠、肺和胰腺四个常见疾病部位的外科干预。该标准帮助定义了每一项手术的关键要素,这些要素对手术的成功至关重要,并将成为未来衡量癌症医疗的标准。

监管和认证要求

由于质量指标已成为医师和支付者关注的一个领域,因此依然非常强调来自单个医师、团体实践或大型机构的报告结果。随着这些质量报告要求的提出,对个别医师在其领域内保持认证的要求也越来越严格。

委员会认证和认证维护(Maintenance of Certification,MOC)

从事复杂的普通外科肿瘤手术的外科医师在获得普通外科的委员会认证后,必须通过额外的资格与认证考试。资格考试包括多项选择题测试,旨在评估外科医师的认知性知识。在成功完成肿瘤外科的资格考试后,学员还必须完成认证口试。要获得肿瘤外科认证,个人必须完成 ACGME 认证的培训项目。对于肿瘤外科医师,还需要维护美国外科委员会定义的认证。

CMS 报告要求

2015 年《Medicare 准入和 CHIP(儿童健康保险计划)再授权法案》(MACRA)废除了用于计算医师为受益人所提供服务的报酬的、有缺陷的可持续增长率公式,并呼吁建立一个强调价值而非数量的新支付系统。为了响应这一号召,CMS 制定了质量支付计划(Quality Payment Program,QPP)。

外科医师有两种途径参与 QPP:基于绩效的奖励支付系统(Merit-Based Incentive Payment System,MIPS)和高级替代支付模式(Advanced Alternative Payment Models,APM)。MIPS 是大多数医师会使用的默认 QPP 途径,至少最初是这样。MIPS 包括四个组成部分,其中三个类似于现有的 Medicare 质量改进项目。分别是:质量,以前是医师质量报告系统;成本,以前是基于价值的调节器;推进医疗信息(Advancing Care Information,ACI),以前称为电子医疗记录激励项目,通常称为有意义的使用(Electronic Health Record-Meaningful Use,EHR-MU);第四部分为新的临床实践改进活动(Improvement Activities,IA)。2019 年的支付将基于 2017 年的质量、ACI 和 IA 报告的综合评分,以及随后的所有四个组成部分。外科医师可以根据他们的最终得分进行正向或负向的付款调整。

为了使乳腺外科医师满足报告要求,美国乳腺外科医师学会制定了一个精准乳腺外科项目。该项目是一个满足特定的乳腺外科医师要求的 QCDR。

CMS 的住院患者质量报告项目最初是为了在经济上鼓励医院报告他们的患者预后和改进医疗质量。没有特定的住院患者质量指标或门诊指标适用于外科肿瘤学家。

非付款的报告

除了 CMS 赞助的 MIPS、住院和门诊报告项目之外,还有许多其他非强制性的、循证的可报告质量指标。NQF、明智选择运动和各种公共部门组织都认可质量绩效指标。

9.4 创伤外科

概要

- 专业范围。创伤外科是急性医疗外科的三个组成部分之一,另外两个是急诊普通外科和外科重症监护。创伤外科医师负责监督和协调创伤患者的整体医疗,包括损伤预防、创伤系统设计、院前医疗协调,以及治疗、复苏、外科干预、重症监护、恢复、康复、出院等各个方面。

- 患者医疗与质量。美国外科学院(American College

of Surgeons,ACS)创伤委员会(Committee on Trauma,COT)建立了一个提供高质量创伤医疗的模式,包括必要的资源、绩效评估和外部同行评审验证流程,该流程已被美国各地广泛采用,并成为许多州法律的基础。该模型的详细信息发表在《伤员最佳医疗资源》中。该文件最初发表于1976年,其详细介绍了理想的创伤管理,从损伤预防到创伤中心验证,再到院前和住院患者医疗。COT还设立了高级创伤生命支持(Advanced Trauma Life Support,ATLS)课程,为诊治伤者的医护人员建立了标准实践和指南。更多的临床实践指南已由专门研究创伤的专业协会制定和认可,例如东部创伤外科协会(Eastern Association for the Surgery of Trauma,EAST)。

- 监管和认证要求。美国外科委员会(American Board of Surgery,ABS)负责监督普通外科医师的初始委员会认证流程,及已经获得委员会认证的外科医师的认证维护(Maintenance of Certification,MOC)流程。创伤外科医师被认证为普通外科医师,目前尚没有针对创伤的委员会认证。然而,一些创伤外科医师获得外科重症监护委员会认证或美国创伤外科委员会(American Board for Surgery of Trauma,AAST)急性医疗外科认证。创伤服务提供者必须满足额外的继续医学教育(Continuing Medical Education,CME)要求,以便在经ACS认证的创伤中心提供创伤服务覆盖。这些要求的详细信息详见本节正文。与普通外科医师一样,创伤外科医师也被鼓励参与2015年的《Medicare准入与儿童健康保险项目(Children's Health Insurance Program,CHIP)再授权法案》(Medicare Access and CHIP Reauthorization Act,MACRA),并遵守同样的公开报告指标。此外,州特定的监管要求可能适用于指定创伤中心的创伤服务提供者。

专业范围

美国外科学院(American College of Surgeons,ACS)创伤委员会(Committee on Trauma,COT)的《伤员最佳医疗资源》和高级创伤生命支持(Advanced Trauma Life Support®,ATLS®)项目定义了创伤外科医师作为创伤团队领导者的角色。在这一角色中,创伤外科医师监督和协调创伤患者的整体医疗,包括治疗的各个方面,如复苏、手术、重症监护、恢复、

康复或出院。损伤预防、创伤系统开发和设计,以及院前医疗协调也属于创伤外科医师的管辖范围。创伤外科医师也经常为在医院中出现紧急和急诊普通外科问题的患者提供医疗服务。创伤外科的这部分在本章的急诊普通外科部分中讨论。这种实践模式的融合和外科重症监护的增加产生了急性医疗外科的概念。

创伤外科亚专业

虽然创伤外科没有公认的亚专业,但外科亚专科医师可能参与创伤医疗。器官特异性亚专科专家参与复杂损伤的管理是一种很好的做法。在一些创伤中心,与具有血管内/血管外科专业知识的外科医师合作越来越普遍,同样地,在复杂的胃肠道损伤(肝和胰腺严重损伤)中与专家合作也很普遍。这种做法鼓励合作和最佳患者医疗。

创伤外科亚专科协会

目前有几个公认的国家级亚专科协会致力于创伤外科。这些协会的名称和网址见本章节表9.5。

表9.5 知名创伤外科专业协会

美国创伤外科协会(American Association for the Surgery of Trauma)
美国外科学院创伤委员会(American College of Surgeons Committee on Trauma)
东部创伤外科协会(Eastern Association for the Surgery of Trauma)
儿科创伤学会(Pediatric Trauma Society)
西部创伤协会(Western Trauma Association)
国际创伤外科和重症监护协会(International Association for Trauma Surgery and Intensive Care,IATSIC)

患者医疗与质量

QI项目和注册

创伤外科在质量改进(quality improvement,QI)方面有着悠久的历史,它开始于1976年,是随着《伤员最佳医疗资源》的制定而出现的。ACSCOT在1987年制定了一个验证、审查和咨询(Verification,Review,and Consultation,VRC)项目,通过外部审查流程帮助医院评估和改进他们的创伤医疗。验证流程的重点是评估《伤员最佳医疗资源》列举的资源的存在情况和特点,并帮助医院确定需要改进的领域。很快其就发现,要在创伤中心发起QI,绩效指标和反馈是必要的。

这一认识导致了 QI 标准的创建和国家创伤数据库（National Trauma Data Bank, NTDB）的开发，并实施了流程改进和同行评审实践，这是 COT 目前创伤中心验证项目的核心。

ACS 创伤质量改进项目（Trauma Quality Improvement Program, TQIP）是创伤治疗中的首个 QI 项目。TQIP 使用提供给 NTDB 的信息，以及 TQIP 的特定变量，用于生成经风险调整的、医院级别的绩效报告。向参与中心提供与其他中心对比的绩效反馈，突出了可能需要改进的流程和结果指标。成人 Ⅰ 级、Ⅱ 级、Ⅲ 级创伤中心和儿童创伤中心均参与了 TQIP。作为一个全面的 QI 项目，TQIP 为注册人员提供教育支持，以确保数据具有最高质量和在具有挑战性的领域使用最佳实践指南来评估医疗质量。TQIP 还支持区域协作实施地方变革。

尽管 NTDB 是美国最大的创伤注册中心，在州或地区水平还有许多其他注册中心用来补充医院的改进活动，包括发展高质量的协助和联盟。为了支持创伤中心的 QI，COT 发起了《绩效改进和患者安全（Performance Improvement and Patient Safety, PIPS）》的倡议。PIPS 项目的目的是确保每个参与的创伤中心都有一个持续的监测、评估和绩效改进的流程。PIPS 已成为提高医院级别的创伤医疗质量的指南，并在《伤员最佳医疗资源》中有详细讨论。

创伤中心认证

COT 要求经过认证的创伤项目展示一个持续的监测、评估和管理医疗的流程，以确保损伤患者得到安全、高效率和有效的医疗。为了获得认证，创伤中心必须将注意力集中在创伤项目中质量和患者安全的核心指标上。这些指标在本章节表 9.6 中列举。

有效的领导对于任何创伤项目的成功都是非常重要的。在通过认证的创伤中心，创伤医疗主任负责监督创伤项目。创伤主任应有足够的权力设定创伤服务提供者的资格，包括日常参与创伤患者医疗的所有专家。创伤中心认证的其他要求包括一份全面的书面 PIPS 计划，概述项目的配置和权限；一个包括所有创伤活动的正式的绩效审查流程；并严格遵守《最佳资源》提供的强制性创伤团队行为标准。通过认证的中心还必须积极参与评估和改进其创伤系统中的院前创伤医疗。

医院级别的其他认证要求是基于创伤中心的认证级别。

表 9.6 创伤项目质量和患者安全的核心指标

A. 死亡率审查
B. 提供者响应预期
C. 创伤团队激活（Trauma team activation, TTA）
D. 必须每月识别和审查潜在的分诊激活过度或不足/病例
E. 创伤患者入院（NTDS 定义）接受非手术服务
F. 儿科（14 岁或以下）创伤医疗
G. 急症转出
H. 负责 Ⅲ 级创伤中心内部紧急情况的急诊医师
I. 创伤中心的转诊-分流时间必须定期监测、记录和报告
J. 神经创伤医疗
K. 麻醉服务的可用性
L. 必须定期监测手术室的可用性延迟
M. 放射学
N. 在机构内转移到更高级别的医疗
O. 器官捐赠率
P. 尸检率
Q. 多学科创伤同行评审委员会出勤
R. 骨外科
S. 血库
T. 烧伤患者（如果不是烧伤中心）
U. 脊柱损伤
V. 院前

Ⅰ 级创伤中心作为创伤系统的主导医院，应该是区域资源中心。预计这些医院将处理大量重伤员。要被认证为 Ⅰ 级创伤中心，医院必须每年收治至少 1 200 名创伤患者，或者每年收治 240 名损伤严重程度评分（injury severity score, ISS）大于 15 分的患者。在 Ⅰ 级中心，要求有外科主导的危重医疗服务，并建议配备 24 小时内部调用的主治医师，虽然毕业 4~5 年的住院医师或作为创伤团队一部分的急诊医学医师可能被批准在等待外科主治医师到来之前开始复苏。尽管主治医师的反应时间在 15 分钟内是可以接受的，但更期望其在患者到达前先到急诊科待命。这个要求的遵从率必须达 80% 或以上。Ⅰ 级创伤中心的创伤外科医师每次只能在一个创伤中心待命，并且要求有一个随时待命的后备创伤外科医师。Ⅰ 级认证的其他要求包括参加住院医师培训、引导教育和拓展活动，以及进行创伤研究。

Ⅱ 级创伤中心的认证要求与 Ⅰ 级中心的相同，除了 Ⅱ 级创伤中心不需要满足收治量要求、维持外科主导的重症医疗服务、参与住院医师培训、引导教育和拓展活动，或进行创伤研究。

Ⅲ 级创伤中心是创伤系统的重要组成部分，能够

为大多数受伤患者提供初始管理。Ⅲ级创伤中心必须有持续的普通外科覆盖才能获得认证。Ⅲ级创伤中心的普通外科医师可接受的最长反应时间是患者到达后 30 分钟,并要求遵从率至少达到 80%。Ⅲ级认证的另一项要求是制定完善的转移协议,以便及时将重伤患者转移到能够提供更高级别创伤医疗的医院。

大多数Ⅳ级医院位于农村地区,通常在较大的创伤系统内提供补充医疗,其对受伤患者提供初步评价和评估,并在必要时为转移到更高级别的创伤中心提供便利。经认证的Ⅳ级创伤中心必须由 ATLS 认证的医师或中级医疗专家提供 24 小时的急诊服务。与Ⅲ级认证类似,完善的转移协议也是必不可少的。尽管最大可接受的反应时间是在患者到达后 30 分钟,并要求遵从率超过 80%,但更期望在患者到达时医师或中级服务提供者已在急诊科待命。Ⅳ级认证还要求积极参与提供监督的区级和州级的创伤系统会议和委员会。

临床指南和循证途径

ACS 出版的 ATLS 手册是创伤临床实践指南的原始来源,并且对创伤提供者来说仍然是一项有价值的循证资源。另一个重要的资源是 TQIP,它已经制定并发布了几个针对创伤的"最佳实践指南"。这些指南列于表 9.7。

EAST 是临床指南的另一个关键来源。作为一个协会,EAST 在制定循证临床实践指南方面有着悠久的领导历史。这些指南都是采用建议、评估、开发和评价(GRADE)方法的分级以标准化方式制定的。这些指南帮助创伤外科医师提高他们为创伤、急诊手术和外科危重患者提供的医疗质量。ACS 和 EAST 发表的创伤特异性临床实践指南和循证途径的例子列在表 9.7 中。

表 9.7 最佳创伤实践指南

临床实践指南
老年创伤管理(ACS TQIP)
创伤性大量输血(ACS TQIP)
创伤性脑损伤的管理(ACS TQIP)
闭合性成人钝性创伤患者颈托的去除(EAST)
钝性主动脉损伤的评估与管理(EAST)
血胸与隐匿性气胸的管理(EAST)
钝性脾损伤的选择性非手术管理(EAST)

在 EAST 网站上可以找到一份完整的临床实践指南和循证途径的列表,以及它们的详细信息。

监管和认证要求

委员会认证与认证维护(Maintenance of Certification,MOC)

创伤外科的委员会认证与普通外科相同(见普通外科部分)。目前没有创伤外科方面的专门委员会认证,尽管通过一些外科重症监护专科医师培训和所有 AAST 批准的急性医疗外科专科医师培训,可以获得创伤外科的住院医师后培训机会。本章的这一节叙述了外科危重监护委员会认证的要求。

创伤外科医师应参与 ABS 认证维护(Maintenance of Certification,MOC)流程。创伤外科的 MOC 流程与普通外科相同。同时获得外科危重监护委员会认证的创伤外科医师,必须满足额外的 MOC 要求,以维护危重监护认证。这些要求的细节在本章的外科危重监护部分详述。

值得注意的是,ACS COT 对创伤中心认证有特定的提供者级别的要求,这些要求不包括在正式的 MOC 流程中。这些要求在《伤员最佳医疗资源》有提及,其包括顺利完成 ATLS 课程。来自神经外科、骨外科、急诊医学和重症监护的创伤主任和联络代表,必须平均每年完成 16 小时或 3 年内完成 48 小时的外部创伤相关 CME。普通外科、神经外科、骨外科、急诊医学和重症监护团队的其他成员,在 ACS 认证的中心接受创伤呼叫,还必须平均每年完成至少 16 个小时的创伤相关 CME,或者参加创伤项目实施的内部教育流程。创伤主任、核心普外科创伤提供者和专业联络员需要出席 50% 或以上的多学科创伤同行评审委员会会议。此外,各州可能对州指定的创伤中心的创伤外科医师有提供者级别的要求。同样地,这些可能不同于正式的普通外科 MOC 流程。医院创伤科主任应熟悉这些要求。

CMS 报告要求

2015 年《Medicare 准入和 CHIP(儿童健康保险计划)再授权法案》(MACRA)废除了用于计算医师为受益人所提供服务的报酬的、有缺陷的可持续增长率公式,并呼吁建立一个强调价值而非数量的新支付系统。为了响应这一号召,CMS 制定了质量支付计划

（Quality Payment Program，QPP）。

外科医师有两种途径参与 QPP：基于绩效的奖励支付系统（Merit-Based Incentive Payment System，MIPS）和高级替代支付模式（Advanced Alternative Payment Models，APM）。MIPS 是大多数医师会使用的默认 QPP 途径，至少最初是这样。MIPS 包括四个组成部分，其中三个类似于现有的 Medicare 质量改进项目。分别是：质量，以前是医师质量报告系统；成本，以前是基于价值的调节器（Value Based Modifier，VM）；推进医疗信息（Advancing Care Information，ACI），以前称为电子医疗记录激励项目，通常称为有意义的使用（Electronic Health Record-Meaningful Use，EHR-MU）；第四部分为新的临床实践改进活动（Improvement Activities，IA）。2019 年的支付将基于 2017 年的质量、ACI 和 IA 报告的综合评分；以及随后的所有四个组成部分。外科医师可以根据他们的最终得分进行正向或负向的付款调整。有关 ACS 外科医师专用注册表中的创伤特异性 MIPS 指标列表，请参见表 9.8。

表 9.8　ACS 外科医师专用注册表中的创伤
特异性 MIPS 指标

MIPS 指标
腹部创伤的预防性抗生素的使用
腹部创伤的预防性抗生素的停用
腹部创伤的静脉血栓栓塞（Venous Thromboembolism，VTE）预防
腹部创伤的中心静脉导管相关血源性感染的预防
创伤性脑损伤（Traumatic Brain Injury，TBI）初次评估的格拉斯哥昏迷评分（Glasgow Coma Score，GCS）文档
抗凝使用文档
腹部创伤的风险标准化住院死亡率
腹部创伤的风险标准化住院呼吸机相关性肺炎发生率
腹部创伤的风险标准化住院尿路感染发生率
腹部创伤的风险标准化住院褥疮发生率

CMS 报告指标

医院住院患者质量报告项目最初是为医院报告指定的质指标量提供财政激励而制定的。然后，Medi-care 和 Medicaid 服务中心（Centers for Medicare & Medicaid Services，CMS）赞助的医院比较网站（www.medicare.gov/hospitalcompare/search.html）将公布这些指标中每一项的绩效。创伤外科最相关的指标包括外科医疗改进项目（Surgical Care Improvement Project）或 SCIP 所定义的指标。

其他报告指标

除了 CMS 赞助的 MIPS、住院和门诊报告项目之外，还有许多其他非强制性的、循证的可报告的质量指标。国家质量论坛（National Quality Forum，NQF）认可各种各样的这些指标，包括那些与创伤外科相关的指标。NQF 认可的与创伤外科相关的质量指标例子见表 9.9。

表 9.9　NQF 认可的与创伤外科相关的质量指标

质量指标
创伤时适当的颈椎 X 线及 CT 成像
成人轻度创伤性颅脑损伤的适当头部 CT 成像
外科患者的预防性抗生素选择

结语

医疗安全和质量倡议在医疗中日益普遍。创伤外科也不例外。随着医师和医院的报销越来越多地与安全和质量指标挂钩，遵守这些不断变化的要求非常重要。我们希望本节对创伤外科的安全性与质量提供一个有用的概述，并能作为负责引领医疗系统这一新兴部分的个人的宝贵资源。

9.5 外科重症监护

概要

- 专业范围。美国外科委员会（American Board of Surgery，ABS）将外科重症监护的实践范围定义为患有急性、危及生命或潜在危及生命的外科疾病患者提供医疗。
- 患者医疗与质量。一些质量改进（quality improvement，QI）项目和脓毒症相关的临床注册表被用来优化为危重患者提供的医疗。几个专业协会，包括重症监护医学会（Society of Critical Care Medicine, SCCM）、东部创伤外科协会（Eastern Association for the Surgery of Trauma, EAST）和美国外科学院创伤质量改进项目（Trauma Quality Improvement Program, TQIP®），通过制定一系列与危重外科患者医疗相关的临床实践指南（clinical practice guidelines, CPGs），将重点放在改善患者医疗上。

- 监管和认证要求。ABS 监督外科重症监护的初始委员会认证流程，及已经获得委员会认证的外科医师的认证维护（Maintenance of Certification, MOC）流程。与普通外科医师一样，外科危重病学专家也被鼓励参与 2015 年的《Medicare 准入与儿童健康保险项目（Children's Health Insurance Program, CHIP）再授权法案》（Medicare Access and CHIP Reauthorization Act, MACRA），并坚持同样的公开报告指标。

专业范围

尽管外科重症监护是围手术期外科医疗的基本组成部分，但随着危重患者管理的复杂性日益增加，需要接受过专业培训人员，为需要复杂呼吸机管理、多系统器官衰竭管理、感染监测和营养支持的患者提供医疗。因此，重症监护已经发展成为一门专业。在尝试在儿科、内科/肺部医学、神经外科和麻醉之间建立一个统一的重症监护认证流程失败后，ABS 于 1987 年开始提供外科重症监护认证。

ABS 将"外科重症监护"定义为一个外科专业，其重点是为患有急性、危及生命或潜在危及生命的外科疾病患者提供医疗。具体来说，专门从事外科重症监护的个人应具有管理危重疾病和外科疾病的专门知识。这包括普通外科、创伤、移植、心胸外科、神经外科和其他外科亚专科（如骨外科、泌尿外科、妇产科，在某些情况下还包括小儿外科）的所有方面、外科感染，以及急性炎症或缺血的所有方面。外科重症监护专家也应该了解这些反应如何与其他疾病过程相互作用。

外科重症监护亚专业
外科重症监护没有亚专业。

外科重症监护专业协会
几个国家外科专业协会致力于外科重症监护（表9.10）。

表 9.10 知名外科重症监护专业协会

美国创伤外科协会（American Association for the Surgery of Trauma）
美国外科学院创伤委员会（American College of Surgeons Committee on Trauma）
美国小儿外科协会重症医学工作组（American Pediatric Surgical Association Critical Care Task Force）
美国移植协会（American Society of Transplantation）
美国移植外科医师协会（American Society of Transplant Surgeons）
东部创伤外科协会（Eastern Association for the Surgery of Trauma）
神经重症监护学会（Neurocritical Care Society）
休克协会（Shock society）
重症监护医学协会（Society of Critical Care Medicine）
胸外科医师协会（Society of Thoracic Surgeons）
外科感染协会（Surgical Infection Society）
西部创伤协会（Western Trauma Association）

患者医疗与质量

QI 项目和注册

QI 在外科重症监护方面的努力主要集中在开展和实施全国性运动和协助，以促进提供循证的高质量医疗。例如拯救脓毒症运动（Surviving Sepsis Campaign），这是重症监护医学协会（Society of Critical Care Medicine, SCCM）和欧洲重症监护医学协会（European Society of Intensive Care Medicine）联合开展的一项活动，专注于通过制定循证指南、实施绩效改进项目\从全球脓毒症患者那里收集数据，以改进脓毒症患者的医疗。这一目标是通过医疗组套的实现，后者旨在实施系统的、可推广的脓毒症治疗方案。伴随这些努力的是血源性感染、尿路感染、医院获得性肺炎和呼吸机相关肺炎的显著减少。

《美国新闻和世界报道》（U. S. News & World Report）和《消费者报告》（Consumer Reports）等专有组织，根据公开报道的指标和选定的标准对医院进行分级和/或排名。用于判断医院绩效的标准有时成为外科重症监护界争论的来源。例如，Leapfrog 集团对重症监护室(intensive care unit,ICU)医师人员的配置要求,要求有资质的重症监护医师监督所有儿科、内科、神经科和/或外科ICU。

虽然目前没有广泛使用的国家QI数据注册表专门用于外科重症监护,但已经努力地收集了可用于评估ICU医疗质量的数据。事实证明,如果没有具体的支持,许多这些努力包括全国许多医院使用的IM-PACT数据库计划,都难以长期维持。APACHE结果系统数据库旨在通过使用患者水平数据,应用APACHE评分方法提供经风险调整的临床结果,以提高ICU的医疗质量。

拯救脓毒症运动是一个更正式的与数据库相关联的QI项目,该项目使用其注册表收集有关脓毒症患者治疗的数据。作为该项运动的一部分,收集的数据可用于机构层面,以评估是否符合推荐的循证脓毒症生存指南。截至2010年,超过165家医院向拯救脓毒症运动注册处提供了严重脓毒症和脓毒症休克患者的数据,目前正在努力大幅增加这一数字。未来,将会提供基准报告,以促进各机构的绩效比较,以确定各机构在脓毒症患者医疗方面需要改进的领域。

疾病控制和预防中心的国家医疗安全网(Centers for Disease Control and Prevention's National Healthcare Safety Network,NHSN)是另一个与外科重症监护相关的QI倡议,其是美国使用最广泛的医疗相关感染(healthcare-associated infection,HAI)跟踪系统之一。具体而言,NHSN向医疗机构、州、地区和国家提供HAI相关数据,以帮助确定需要改善的领域、采取预防措施和尽量减少HAI的发生。参与拯救脓毒症运动和NHSN都是免费的。

CPG和循证途径

重症监护是一个充满CPG和循证途径的领域。鉴于重症监护的动态性质和新知识的频繁出现,最好强调已制定指南的重症监护的关键领域,而不是整个的CPG(表9.11)。几个备受重视的资源为重症监护提供了CPG和循证途径,包括《Cochrane系统回顾数据库》(Cochrane Database of Systematic Reviews,www.cochranelibrary.com/cochrane-database-of-systematic-reviews),医疗研究和质量机构(Agency for Healthcare Research and Quality)赞助的国家指南交流中心(National Guideline clearinghouse),以及SCCM、EAST和ACS TQIP等专业协会(见表9.12)。关于CPG和循证

途径的其他信息可以在每个相关来源的网站上找到。

表9.11　CPG外科重症监护的关键领域

重症监护关键领域
镇静(镇静间歇、谵妄管理)
血流动力学支持(有创监测、血管升压素支持)
呼吸机管理(撤机、肺炎预防、肺保护性通气)
脓毒症(医疗组套、抗生素、液体复苏、预防)
血液制品(输血指征、实行比例)
营养支持(肠内营养、肠外营养)
预防(深静脉血栓形成、应激性溃疡)

监管和认证要求

委员会认证和认证维护(Maintenance of Certification,MOC)

要想获得外科重症监护委员会的认证,外科医师必须具有普通外科的ABS认证,并符合ABS MOC项目。外科重症监护特有的额外认证要求包括完成ACGME认可的外科或麻醉学重症监护培训项目,并顺利通过外科重症监护认证考试。

外科重症监护MOC流程以10年为一个周期,包括以下标准:

- 持有美国或加拿大现行的完整且不受限制的医疗执照;
- 积极从事与外科重症监护相关的外科实践、教育、研究和/或行政管理活动;
- 在行业中有良好的地位;
- 提交一份记录最近连续25例重症监护患者管理情况的病例日志;
- 在最近24个月内完成60小时的第一类继续医学教育;
- 通过外科重症监护MOC考试。

CMS报告要求

2015年《Medicare准入和CHIP(儿童健康保险计划)再授权法案》(MACRA)废除了用于计算医师为受益人所提供服务的报酬的、有缺陷的可持续增长率公式,并呼吁建立一个强调价值而非数量的新支付系统。为了响应这一号召,CMS制定了质量支付计划(Quality Payment Program,QPP)。

外科医师有两种途径参与 QPP：基于绩效的奖励支付系统（Merit-Based Incentive Payment System，MIPS）和高级替代支付模式（Advanced Alternative Payment Models，APM）。MIPS 是大多数医师会使用的默认 QPP 途径，至少最初是这样。MIPS 包括四个组成部分，其中三个类似于现有的 Medicare 质量改进项目。分别是：质量，以前是医师质量报告系统；成本，以前是基于价值的调节器（Value Based Modifier，VM）；推进医疗信息（Advancing Care Information，ACI），以前称为电子医疗记录激励项目，通常称为有意义的使用（Electronic Health Record-Meaningful Use，EHR-MU）；第四部分为新的临床实践改进活动（Improvement Activities，IA）。2019 年的支付将基于 2017 年的质量、ACI 和 IA 报告的综合评分；以及随后的所有四个组成部分。外科医师可以根据他们的最终得分进行正向或负向的付款调整。

CMS 报告指标

医院住院患者质量报告项目最初是为医院报告指定的质量指标提供财政激励而制定的。CMS 赞助的医院比较网站将公布这些指标中每一项的绩效。外科重症监护最相关的指标包括外科医疗改进项目（Surgical Care Improvement Project，SCIP）所定义的指标。

从 2014 年开始，门诊外科中心质量报告项目开始从门诊外科中心收集有关特定标准化指标的医疗质量数据。然而，这些指标不太可能适用于外科重症医师，因为很少在门诊环境中提供重症医疗。

其他报告指标

除了 CMS 赞助的 MIPS、住院和门诊报告项目之外，还有许多其他非强制性的、循证的可报告质量指标。国家质量论坛（National Quality Forum，NQF）认可各种各样的这些指标，包括外科重症监护相关的指标（表 9.12）。

表 9.12　NQF 认可的外科重症监护质量指标

质量指标
ICU 住院时间
重症监护：住院死亡率
记录有医疗偏好的 ICU 患者
严重脓毒症和脓毒症休克：处理组套
超声引导颈内中心静脉置管

安全和质量倡议在医疗中日益普遍。外科重症监护也不例外。随着医师和医院的报销越来越多地与安全和质量指标挂钩，遵守这些不断变化的要求非常重要。

9.6　急诊普通外科

概要

- 专业范围。美国创伤外科协会（American Association for the Surgery of Trauma，AAST）定义了急诊普通外科（emergency general surgery，EGS）的执业范围，包括任何需要对普通外科领域内的疾病进行急诊外科评估的患者，无论是手术还是非手术患者。

- 患者医疗与质量。EGS 通常会导致比其他外科领域更高的并发症发生率，因此该领域的质量改进（quality improvement，QI）显得尤为重要。一系列专业协会制定、认可和出版了急诊普通外科实践相关的临床实践指南和系统综述。尽管美国外科学院国家外科质量改进项目（American College of Surgeons National Surgical Quality Improvement Program，ACS NSQIP）目前还没有针对 EGS 的 QI 项目，但正在努力为这类项目的开发奠定基础。

- 监管和认证要求。美国外科委员会（American Board of Surgery，ABS）负责监督普通外科医师的初始委员会认证流程，及已获得委员会认证的外科医师的认证维护（maintenance of certification，MOC）流程。急诊普通外科医师由 ABS 认证为普通外科医师，目前还没有 EGS 的专门认证。然而，作为 AAST 认可的急性医疗外科专科医师培训的一部分，专攻 EGS 的外科医师有资格获得急性医疗外科的 AAST 认证。急诊普通外科医师的 MOC 要求与普通外科医师相同。与普通外科医师一样，急诊普通外科医师也被鼓励参与 Medicare 和 Medicaid 服务中心（CMS）的 2015 年《Medicare 准入与儿童健康保险项目（Children's Health Insurance Program，CHIP）再授权法案》（Medicare Access and CHIP Reauthorization Act，MACRA），并坚持同样的公开报告指标。

专业范围

EGS 是美国一个新的焦点领域。传统上，那些在普通外科接受过广泛培训,并致力于随时可为需要急诊医疗的患者提供及时医疗的个人,提供包括 ABS 定义的普通外科范围内的疾病的手术或非手术的急诊外科评估或管理服务。

目前,EGS 通过两种主要的实践模式进行管理。一种模式是,EGS 服务由医院全体或一组普通外科医师提供,这些医师还开展择期的普通外科手术,包括接受过亚专科培训的外科医师。虽然缺乏具体的数据,但大多数社区医院可能采用这种模式。另一种模式是,一些中心已经采用了 EGS 的"急性医疗外科"的方法,在这种方法中,接受过专科医师培训的创伤外科医师为患有 EGS 疾病、创伤和外科重症监护需求的患者提供医疗。这种实践模式的主要优势在于,EGS 患者的及时医疗由一组专门的外科医师提供,他们不太可能因为急诊病例而中断择期病例。

EGS 协会

目前,美国还没有一个公认的专门研究 EGS 的亚专业协会,尽管 AAST 已经领导开展了非 ACGME 认证的住院医师培训后 EGS 培训,作为急性医疗外科专科医师培训的一个组成部分(详情请参阅本章急性医疗外科部分)。因为培训中的重症监护部分,这些专科医师培训经常获得 ACGME 的认证。其他几个历史上专注于创伤外科的国家协会也将 EGS 纳入其研究范围(表 9.13)。为进一步认识 EGS 的重要性,《创伤损伤感染与重症监护杂志》更名为《创伤与急性医疗外科杂志》。

表 9.13 急诊普通外科专业协会

美国创伤外科协会(American Association for the Surgery of Trauma)
美国外科委员会(American Board of Surgery)
美国外科学院(American College of Surgeons)
美国外科学院创伤委员会(American College of Surgeons Committee on Trauma)
东部创伤外科协会(Eastern Association for the Surgery of Trauma,EAST)
重症监护医学协会(Society of Critical Care Medicine)
西部创伤协会(Western Trauma Association)

患者医疗与质量

对专门的急诊普通外科医师的需求已经得到人们的普遍认可。为了应对这种日益增长的需求,

AAST 开发了一个为期 2 年的专科医师培训课程,重点是提供急性医疗外科方面的强有力的培训,其最终目标是培训外科医师为患者提供最高质量的急诊外科医疗。

质量改进项目和注册

急诊普通外科 QI 项目的目标和注册与普通外科相似。对普通外科医师来说,ACS NSQIP 是最著名的 QI 项目和注册中心之一。EGS 病例被纳入 ACS NSQIP 中,这可以相应地提供与其他 ACS NSQIP 医院相比,一家医院 EGS 的风险调整绩效有意义的信息。为了解决 EGS 的具体问题,ACS 和 AAST 开发了一个 EGS 专用数据注册表,目前正在进行一个试点项目,以更好地评估这一新兴的普通外科亚专科的质量和绩效。

临床指南和循证途径

有多种与 EGS 相关的临床实践指南和循证途径可用,包括《Cochrane 系统回顾数据库(Cochrane Database of Systematic Reviews)》和国家指南交流中心。此外,包括东部创伤外科协会(Eastern Association for the Surgery of Trauma,EAST)的专业组织已经制定了并认可了针对 EGS 的临床实践指南,该协会有一个工作组专门负责制定 EGS 相关的实践指南。表 9.14 列出了与 EGS 相关的临床指南和循证途径的例子。

表 9.14 EGS 临床实践指南例子

临床指南	来源
抗生素治疗单纯憩室炎	Cochrane 数据库
急性胆囊炎早期与延迟腹腔镜胆囊切除术的比较	Cochrane 数据库
腹腔镜治疗消化性溃疡穿孔	Cochrane 数据库
艰难梭菌相关疾病的手术治疗时机和类型	EAST 实践管理指南
小肠梗阻的评估与治疗	EAST 实践管理指南
妊娠期外科问题的诊断、治疗和腹腔镜使用指南	美国胃肠和内镜外科医师协会

监管和认证要求

委员会认证和认证维护(Maintenance of Certification,MOC)

急诊普通外科委员会认证与普通外科相同,没有专门针对 EGS 的委员会认证。然而,通过 AAST 认证的培训项目完成急性医疗外科专科医师培训,并成功

通过 AAST 笔试的外科医师,可获得 AAST 认可的急性医疗外科认证。

急诊普通外科医师应参与 ABS MOC 流程。EGS 的 MOC 流程与普通外科相同。在急性医疗外科中,对于获得 AAST 认证的个人,不存在额外的 MOC 流程。

CMS 报告要求

2015 年《Medicare 准入和 CHIP(儿童健康保险计划)再授权法案》(MACRA)废除了用于计算医师为受益人所提供服务的报酬的、有缺陷的可持续增长率公式,并呼吁建立一个强调价值而非数量的新支付系统。为了响应这一号召,CMS 制定了质量支付计划(Quality Payment Program,QPP)。

外科医师有两种途径参与 QPP:基于绩效的奖励支付系统(Merit-Based Incentive Payment System,MIPS)和高级替代支付模式(Advanced Alternative Payment Models,APM)。MIPS 是大多数医师会使用的默认 QPP 途径,至少最初是这样。MIPS 包括四个组成部分,其中三个类似于现有的 Medicare 质量改进项目。分别是:质量,以前是医师质量报告系统;成本,以前是基于价值的调节器(Value Based Modifier,VM);推进医疗信息(Advancing Care Information,ACI),以前称为电子医疗记录激励项目,通常称为有意义的使用(Electronic Health Record-Meaningful Use,EHR-MU);第四部分为新的临床实践改进活动(Improvement Activities,IA)。2019 年的支付将基于 2017 年的质量、ACI 和 IA 报告的综合评分;以及随后的所有四个组成部分。外科医师可以根据他们的最终得分进行正向或负向的付款调整。

医院住院患者质量报告项目最初是为医院报告指定的质指标量提供财政激励而制定的。然后,CMS 赞助的医院比较网站将公布这些指标中每一项的绩效。与 EGS 最相关的指标包括外科医疗改进项目(Surgical Care Improvement Project)所定义的措施。

从 2014 年开始,门诊外科中心质量报告项目开始从门诊外科中心收集有关特定标准化指标的医疗质量数据,用于具体的标准化指标。然而,这些指标不太可能适用于急诊普通外科医师,因为急诊手术很少在门诊进行。

其他报告指标

除了 CMS 赞助的 MIPS、住院和门诊报告项目之外,还有许多其他非强制性的、循证的可报告的质量指标。国家质量论坛(National Quality Forum,NQF)认可各种各样的这些指标,包括急诊普通外科相关的指标。表 9.15 提供了 NQF 认可的 EGS 相关的质量指标的例子。

表 9.15 NQF 认可的 EGS 质量指标

质量指标
阑尾穿孔住院率
术后呼吸衰竭率
术前 β 阻滞效应
外科患者的预防性抗生素选择

结语

患者安全和质量倡议在医疗中日益普遍。急诊普通外科也不例外。由于医师和医院的报销越来越多地与安全和质量指标挂钩,遵守这些不断变化的要求非常重要。这一节旨在对 EGS 的安全性与质量提供一个有用的概述,并能作为负责引领医疗系统这一新兴部分的个人的宝贵资源。

9.7 烧伤外科

概要

- 专业范围。烧伤外科致力于成人和小儿烧伤患者的医疗。烧伤外科医师负责所有热、化学、电和吸入性损伤的评估、复苏以及全面的手术和非手术处理。此外,烧伤外科医师必须能够管理和/或协调伴随烧伤而发生的非危及生命的损伤的医疗。虽然普通外科医师可以评估和处理烧伤,但烧伤外科专家经过培训可以治疗各种面积和程度的烧伤。

- 患者医疗与质量。美国烧伤协会(American Burn Association,ABA)与美国外科学院(American College of Surgeons,ACS)创伤委员会合作,开发了一种提供高质量烧伤医疗的模式,其概述了必要的资源、绩效指标和外部同行评审验证流程。详细信息在 ABA 的《烧伤中心的认证标准文件》及 ACS 的《伤员最佳医疗资源》第 14 章中均有提供。

此外,ABA 还创建了高级烧伤生命支持课程和手册,为向烧伤患者提供医疗的医疗专家建立了标准的实践和指南。几个质量改进(quality improvement,QI)项目也以烧伤外科为中心,包括基于注册的、数据驱动的 QI 项目。ABA 也非常重视通过制定一系列与烧伤患者医疗相关的临床实践指南来改进患者医疗。

- 监管和认证要求。美国外科委员会（American Board of Surgery，ABS）和美国整形外科委员会（American Board of Plastic Surgery，ABPS）监督普通外科医师和整形外科医师中专攻烧伤外科的医师的初始认证流程。ABS 和 ABPS 还监督认证维护（Maintenance of Certification，MOC）的流程。对烧伤专家没有额外的 MOC 要求。尽管一些机构提供烧伤外科专科医师培训，但目前还无法获得委员会认证，而研究生医学教育认证委员会（Accreditation Council on Graduate Medical Education）的认证将与该专科医师培训能否进行重症监护验证挂钩。然而，在美国烧伤协会认证的烧伤中心提供医疗的烧伤外科医师必须满足额外的继续医学教育要求。

Medicare 和 Medicaid 服务中心（Centers for Medicare & Medicaid Services，CMS）提供激励政策，鼓励烧伤外科医师参与 2015 年的《Medicare 准入与儿童健康保险项目（Children's Health Insurance Program，CHIP）再授权法案》（Medicare Access and CHIP Reauthorization Act，MACRA）。此外，还有一些与烧伤外科相关的公开报告指标。

专业范围

烧伤外科医师的执业范围包括所有热、化学、电气和吸入损伤的评估、复苏和临床管理。此外，烧伤外科医师需要管理和/或协调伴随烧伤而发生的非危及生命的损伤的医疗。

专业协会

有三个专业协会致力于烧伤外科。这些协会的名称详见表 9.16。

表 9.16　知名烧伤外科协会和组织

美国烧伤协会（American Burn Association）
美国外科学院创伤委员会（American College of Surgeons Committee on Trauma）
国际烧伤协会（International Society for Burn Injuries）

患者医疗与质量

烧伤外科 QI 项目和注册处的目的是提高烧伤患者的医疗质量。ABA 成立于 1967 年，是一个代表着烧伤中心和在其中工作的医疗专家的专业组织。ABA 致力于改善每一个烧伤患者的生活。自成立以来，

ABA 一直与 ACS 保持着密切的联系，尤其是创伤委员会（Committee on Trauma，COT）。COT 将烧伤作为创伤 QI 倡议的一个组成部分，该倡议在《伤员最佳医疗资源》中有概述。文中描述的模型是建立烧伤中心验证标准的基础，尽管该项目仍然是 ABA 和 ACS COT 的联合项目，但自 2005 年起主要在 ABA 的支持下运作。

认证和审查项目的重点是确保烧伤中心符合认证标准文件和《伤员最佳医疗资源》中规定的组织、结构、人员、资源和医疗服务的严格标准。认证流程的一个重要组成部分是要求所有烧伤中心参与一个积极的多学科绩效改进和患者安全项目，其中包括独立的同行评审。具体来说，同行评审流程包括一个多学科烧伤中心委员会的季度会议，其任务是监督绩效改进项目。此外，认证要求每月召开发病率和死亡率会议、进行绩效改进项目以及每季度对基准结果数据进行审计。虽然为烧伤患者提供医疗的医院不需要参与烧伤中心的认证和审查项目，但参与项目是该中心满足循证医疗标准的一个重要指标。

烧伤外科中领先的质量改进项目是烧伤质量改进项目（Burn Quality Improvement Program，BQIP）。ABA 以 ACS 的国家外科质量改进项目（College's National Surgical Quality Improvement Program，ACS NSQIP®）和 COT 的创伤质量改进项目（Trauma Quality Improvement Program，TQIP®）为模型开发了 BQIP。更具体地说，BQIP 使用进入 ABA 的国家烧伤库（National Burn Repository，NBR）的信息，NBR 是美国和加拿大大多数烧伤中心使用的数据注册中心。NBR 已经以这样或那样的形式运作了将近 40 年，现在是第 6 次修订。BQIP 中使用的 NBR 数据符合国家烧伤数据标准，便于建立经风险调整的基准报告。然后将这些报告分发给参与的烧伤中心，提供与其他烧伤中心相比较的绩效反馈。

烧伤中心认证

在烧伤医疗中，物理和行政结构以及患者医疗流程已被确定与改进患者安全和临床结果相关。这些因素已被纳入烧伤中心认证项目中使用的标准，并在表 9.17 中进行了总结。

烧伤中心要想获得 ABA 认证，除了表中列出的 10 个标准外，还必须满足若干要求。首先，行政支持和有能力的烧伤中心领导是必不可少的。烧伤中心应由一名有资格和经验的烧伤主任领导，他具有部门和机构的权力来决定烧伤中心的管理和烧伤患者的医疗。

表 9.17 最佳烧伤医疗的 10 个标准

1. 最佳医疗旨在使烧伤患者恢复到受伤前的生活质量,并支持所有受烧伤影响的个人
2. 烧伤中心对烧伤患者的整体医疗有明确的医疗和行政投入
3. 一个专门的单元(烧伤单元),包括完全支持的重症监护单元病床,致力于烧伤患者的急症医疗
4. 烧伤中心有资源为多重创伤患者提供医疗或与指定的创伤中心保持联系
5. 烧伤中心包括一个经过培训的专门的多学科团队,并支持为烧伤患者在急性恢复期及康复疗养期间的复杂需求提供医疗
6. 烧伤中心为足够数量的患者提供医疗,使其有能力维持其满足患者的医疗需求
7. 烧伤中心与紧急医疗服务(emergency medical services, EMS)系统对接,并参与灾害准备和烧伤教育与预防
8. 烧伤中心持续开展稳健的绩效改进项目
9. 烧伤中心对其结果进行审计,并将其与区域和国家数据进行对比
10. 烧伤中心定期接受外部审查

表中描述的多学科烧伤团队应由医师、护士、职业和物理治疗师、社会工作者、营养学家和心理学家组成。烧伤中心还应参与院前医疗和灾难应急计划,向国家烧伤库提交数据,并参与风险调整后的绩效改进项目。其他的认证要求可在 ABA 的认证标准文件和 2014 年的《伤员最佳医疗资源》第 14 章中获得。

临床实践指南和循证途径

烧伤外科临床实践指南和循证途径的主要来源是 ABA 于 2001 年发布的《烧伤医疗实践指南》(表 9.18)。ABA 正处于更新这些途径的过程中,其将发表在《烧伤医疗与研究杂志》(*Journal of Burn Care and Research*)上。

表 9.18 烧伤外科临床实践指南样本

烧伤休克复苏:初步管理和概述
烧伤深部静脉血栓预防
焦痂切除术
液体复苏:监测
吸入损伤:初始管理

监管和认证要求

委员会认证与认证维护(Maintenance of Certification, MOC)

成为烧伤外科医师的主要途径是通过在普通外

科或整形外科的训练。因此,其委员会认证流程与普通外科及整形外科是一样的。然而,一些烧伤外科医师追求急性医疗外科或外科重症监护专科医师培训,并获得外科重症监护委员会认证。外科重症监护委员会认证的要求在本章的外科重症监护一节中讨论。

烧伤外科医师应参与其认证委员会(美国外科委员会或美国整形外科委员会)的认证维护(Maintenance of Certification, MOC)流程。对于同时获得外科重症监护委员会认证的烧伤外科医师,必须满足外科重症监护部分中概述的额外 MOC 要求。

值得注意的是,ABA 对 ABA 认证的烧伤中心的烧伤外科医师有特定的提供者级别的要求。这些规定在 ABA 的认证标准文件和《伤员最佳医疗资源》中有描述。具体来说,经过认证的烧伤中心的烧伤外科医师,必须通过完成烧伤外科专科医师培训,或在过去 5 年内至少有 2 年的烧伤管理经验,来证明其在烧伤患者医疗方面的专业知识。此外,在 ABA 认证的烧伤中心,烧伤外科医师必须每年参与 35 名或更多烧伤患者的医疗,并保持足够的继续医学教育(Continuing Medical Education)课程。

CMS 报告要求

2015 年《Medicare 准入和 CHIP(儿童健康保险计划)再授权法案》(MACRA)废除了用于计算医师为受益人所提供服务的报酬的、有缺陷的可持续增长率公式,并呼吁建立一个强调价值而非数量的新支付系统。为了响应这一号召,CMS 制定了质量支付计划(Quality Payment Program, QPP)。

外科医师有两种途径参与 QPP:基于功绩的奖励支付系统(Merit-Based Incentive Payment System, MIPS)和高级替代支付模式(Advanced Alternative Payment Models, APM)。MIPS 是大多数医师会使用的默认 QPP 途径,至少最初是这样。MIPS 包括四个组成部分,其中三个类似于现有的 Medicare 质量改进项目。分别是:质量,以前是医师质量报告系统;成本,以前是基于价值的调节器(Value Based Modifier, VM);推进医疗信息(Advancing Care Information, ACI),以前称为电子医疗记录激励项目,通常称为有意义的使用(Electronic Health Record-Meaningful Use, EHR-MU);第四部分为新的临床实践改进活动(Improvement Activities, IA)。2019 年的支付将基于 2017 年的质量、ACI 和 IA 报告的综合评分;以及随后的所有四个组成部分。外科医师可以根据他们的最终得分进行正向或负向的付款调整。

CMS 报告指标

CMS 最初开发医院住院患者质量报告项目是为医院报告指定的质量指标提供财政激励。然后,在 CMS 赞助的医院比较网站上发布这些指标中每一项的绩效。烧伤外科最相关的指标包括外科医疗改进项目(Surgical Care Improvement Project,SCIP)所定义的指标。

其他报告指标

国家质量论坛(National Quality Forum,NQF)认可各种各样的指标,包括烧伤外科相关的指标。NQF 认可的与烧伤外科相关的质量指标示例见表 9.19。

表 9.19 NQF 认可的烧伤外科质量指标

严重、可治疗并发症的外科住院患者的死亡
术后肾功能衰竭的风险调整
术后经风险调整的尿路感染结局评估
静脉血栓栓塞预防

9.8 腹部移植外科

概要

- **专业范围。** 实体器官移植涉及一个复杂的、多学科医疗团队,其中包括内科医师、外科医师和无数相关的医疗专家。腹部器官移植的范围——包括肝、肾、胰腺和小肠的移植——将在本节中讨论。心脏和肺也是终末期心胸疾病患者的可移植器官,然而,这种类型的移植手术不在本节的讨论范围内,在心胸外科中有一定程度的讨论。

  在过去的 50 年里,移植已经发展成为终末期器官衰竭的治疗选择。移植手术流程中的每一个步骤,从捐赠者获取到移植手术本身,都是高风险的和技术上的挑战,尤其是在最具医学挑战性的患者身上进行。

- **患者医疗与质量。** 在移植中心,结果的变异性经常被发现。监管机构密切关注这些变异。例如,为了确保移植中心的质量和监测它的活动,美国健康与公众服务部(the U. S. Department of Health and Human Services,HHS)制定了调查和认证移植项目的规定。Medicare 和 Medicaid 服务中心(Centers for Medicare & Medicaid Services,CMS)被授予权力和责任,监测移植中心对参与条件的遵守情况,并进行现场访问以确定遵守情况。根据现场调查和其他文件的结果,如果移植中心符合某些指标,CMS 会对其进行认证。这种做法类似于医院认证流程中使用的做法。

  此外,美国外科学院(American College of Surgeons,ACS)和美国移植外科医师协会(American Society of Transplant Surgeons,ASTS)正在领导一项合作项目,以 ACS 的国家外科质量改进项目(National Surgical Quality Improvement Program,NSQIP®)为模型,创建一个国家移植质量改进项目(National Transplant Quality Improvement Program,TransQIP)。预计 TransQIP 将在不久的将来实现。目前一个活跃的数据库是移植受者科学注册处(Scientific Registry of Transplant Recipients,SRTR),它包含了移植受者一年期的移植体和患者存活的报告。它由明尼阿波利斯医学研究基金会的慢性疾病研究组管理。

- **监管和认证要求。** 移植外科医师必须通过美国外科委员会(American Board of Surgery,ABS)的认证,该委员会负责监督普通外科医师的认证和认证维护(Maintenance of Certification,MOC)。移植外科医师也必须通过针对外科医师的各种报告选项,以此来满足 2015 年的《Medicare 准入与儿童健康保险项目(Children's Health Insurance Program,CHIP)再授权法案》(Medicare Access and CHIP Reauthorization Act,MACRA)的要求。

专业范围

训练有素的腹部移植外科医师专攻器官移植。移植外科医师必须熟悉人体解剖学、器官功能和器官疾病;他们还必须在评估潜在的捐赠者和维持获取的器官的活力方面培养良好的判断力。根据 ASTS,具有交叉配型技术的能力,熟悉移植器官的病理学和免疫抑制的基本原理很重要,对诊断实验室和放射学流程有较强的理解也很重要。

要想成为一名移植外科医师,培训生必须完成 5 年的普通外科住院医师或 6 年的泌尿外科住院医师实习期,并额外获得 2 年的移植外科专科医师培训。该专科医师培训是由 ASTS 认证的,而不是研究生医学教育认证委员会(Accreditation Council on Graduate Medical education)。虽然目前还没有一个初步的认证考试和重新认证的要求,但期望移植外科医师保持他们所在领域的最新发展,并必须维持他们的 ABS 认证。

在移植外科领域中没有其他的亚专业。正如本章的普通外科部分所讨论的,移植外科是普通外科的一个亚专科。

外科协会

几个学术、专业和亚专业协会代表移植外科医师并倡导为患者提供高质量的医疗。表 9.20 列出的是移植外科领域内公认的协会。

表 9.20　知名隶属协会

美国移植外科医师协会(American Society of Transplant Surgeons,ASTS)
美国移植协会(American Society of Transplantation,AST)
器官获取组织协会(Association of Organ Procurement Organizations)
国际肝移植协会(International Liver Transplantation Society)
国际胰腺移植注册处(International Pancreas Transplant Registry)
小肠移植协会(Intestinal Transplant Association)
国家肾脏基金会(National Kidney Foundation)
移植专家组织(Organization of Transplant Professionals,NATCO)
器官共享联合网络(United Network for Organ Sharing,UNOS)

患者医疗与质量

移植中心

移植手术是一个复杂的领域,需要一个协调良好的多学科团队。器官移植是所有医学领域中最受关注的专业之一。1984 年,美国国会颁布了《国家器官移植法案》(National Organ Transplant Act,NOTA),建立了器官获取和移植网络(Organ Procurement and Transplantation Network,OPTN)。NOTA 规定,一个统一的移植网络应该由一个私营的非盈利组织根据联邦合同来运作。1986 年,器官共享联合网络(United Network for Organ Sharing,UNOS)获得了器官获取和移植(OPTN)合同,并自那时起一直维持着该合同。OPTN 负责维护和操作极其复杂的系统来将器官分配给特定的受者。OPTN 还为移植中心和器官获取组织建立和维护政策,以促进患者准入和安全,并维护移植标准。2000 年,HHS 颁布了《最终规则》(the Final Rule),为 OPTN 的结构和运作建立了一个监管框架。

关于等待名单和移植患者的数据来源主要来自移植中心向 UNOS 提交的强制性数据表格。为了将患者列入移植等候名单,UNOS 要求移植中心在线提交每个患者的大量数据。移植项目必须报告移植前后的情况,及移植后移植物和受者的结局。此外,移植项目必须提交活体捐赠者的数据。数据通过被称为 UNet 的电子移植信息应用程序的标准表格提交。这些标准化表格适用于不同的器官,包括移植候选登记表、移植受者登记表和移植受者随访表。

对于接受移植的患者,关于移植本身的更多细节也会报告给 SRTR。这些数据包括受体和供体的特征、冷缺血时间、人类白细胞抗原不匹配以及肾脏移植术后第一周内透析的需求。关于移植后恶性肿瘤和其他结果的详细资料以特定的数据表格报告。最后,只要器官受者还活着,每个项目都将报告患者和移植体的短期和长期的存活情况。每个项目都必须在受者移植后余生中每周年提交一份更新的数据表格。

质量改进项目和注册处

1969 年,ACS 与国家卫生研究院(National Institutes of Health,NIH)签订合同,开始维护人体器官移植的注册处。直到 ASTS 创建,这个数据库都是通过 ACS 和 NIH 的合资企业维护的。现在,HHS 的医疗资源与服务管理局的移植部门与 SRTR 签订了合同,目前由明尼阿波利斯医学研究基金会管理。SRTR 提供统计分析和评估与实体器官移植有关的科学和临床数据。此外,国际胰腺移植注册处还从世界各地进行胰腺移植的 200 多家机构收集信息。还有一个肠移植注册处,该数据库提供有关肠移植结果的信息。如前所述,ASTS 和 ACS 正在开发 TransQIP。

由于监管机构的重大的监督,移植中心在数据提交方面承受了巨大的负担。美国移植协会(American Society of Transplantation,AST)和 ASTS 目前正在与 CMS 合作,以改进数据收集,并为数据库中的数据元素建立更具体的标准。这些协会认识到,目前收集的许多数据元素和变量尚未被科学地证明会影响总体结果。创建更多以患者为中心的数据点仍然是 AST 和 ASTS 工作的重点。

委员会认证和认证维护(Maintenance of Certification,MOC)

移植外科的委员会认证与普通外科相同(参见普通外科章节)。外科医师需完成一个经 ASTS 批准的专科医师培训项目,并且执业 1 年后,才可获得 ASTS

的认证。在移植专科医师培训后,需要完成完整的病例记录和教育模块,以满足认证要求。移植外科医师也被督促满足 ABS 的 MOC 要求,在普通外科的 MOC 部分有讨论。

Trans-SAP 是一项旨在帮助移植外科医师满足 ABS 的 MOC 终身学习和自我评估的要求的新的 ASTS 在线项目,目前正在开发中。

CMS 报告要求

2015 年《Medicare 准入和 CHIP(儿童健康保险计划)再授权法案》(MACRA)废除了用于计算医师为受益人所提供服务的报酬的、有缺陷的可持续增长率公式,并呼吁建立一个强调价值而非数量的新支付系统。为了响应这一号召,CMS 制定了质量支付计划(Quality Payment Program,QPP)。

外科医师有两种途径参与 QPP:基于绩效的奖励支付系统(Merit-Based Incentive Payment System,MIPS)和高级替代支付模式(Advanced Alternative Payment Models,APM)。MIPS 是大多数医师会使用的默认 QPP 途径,至少最初是这样。MIPS 包括四个组成部分,其中三个类似于现有的 Medicare 质量改进项目。分别是:质量,以前是医师质量报告系统;成本,以前是基于价值的调节器(Value Based Modifier,VM);推进医疗信息(Advancing Care Information,ACI),以前称为电子医疗记录激励项目,通常称为有意义的使用(Electronic Health Record-Meaningful Use,EHR-MU);第四部分为新的临床实践改进活动(Improvement Activities,IA)。2019 年的支付将基于 2017 年的质量、ACI 和 IA 报告的综合评分;以及随后的所有四个组成部分。外科医师可以根据他们的最终得分进行正向或负向的付款调整。欲了解更多详细信息和更新,请访问 ACS QPP 资源中心,网址为 www.facs. org/advocacy/qpp。

CMS 住院患者质量报告项目最初是为了在财政上鼓励医院报告他们的患者结果和改进医疗质量。移植外科没有特定的住院患者质量指标或门诊指标。(虽然截至发表时,MIPS 中还没有包含临床级别的移植质量指标,但 CMS 维护移植中心的参与条件,包括监测患者存活率,以及对移植项目进行现场调查和认证。)

其他质量绩效指标

全国质量论坛、明智选择运动和 Leapfrog 都是认可质量绩效指标的组织的例子。

9.9 血管外科

概要

- 专业范围。血管外科通过开放手术和血管内外科技术诊断和管理动脉、静脉和淋巴管疾病。血管外科医师管理血管疾病患者多方面的医疗。血管外科协会(Society for Vascular Surgery,SVS)是血管外科医师的主要组织。

- 患者医疗与质量。SVS-患者安全组织(SVS-Patient Safety Organization,SVS-PSO)建立了血管质量倡议(Vascular Quality Initiative,VQI),这是一个基于相关质量注册表提供基准报告的质量协作组织。血管外科医师也可以使用美国外科学院国家外科质量改进项目(American College of Surgeons National Surgical Quality Improvement Program,ACS NSQIP®)。此外,SVS 制定了循证指南和多协会共识声明。

- 监管和认证要求。委员会认证是由美国外科委员会(American Board of Surgery,ABS)颁发的。委员会资格的培训途径包括独立、早期专业化或综合培训模式。必须满足 ABS 认证维护(Maintenance of Certification,MOC)的要求,包括每 10 年重新认证一次。血管外科医师必须参与 Medicare 和 Medicaid 服务中心(Centers for Medicare & Medicaid Services,CMS)2015 年的《Medicare 准入与儿童健康保险项目(Children's Health Insurance Program,CHIP)再授权法案》(Medicare Access and CHIP Reauthorization Act,MACRA)。SVS 为国家质量论坛(National Quality Forum,NQF)和美国内科学委员会的明智选择运动做出了贡献。

专业范围

血管及腔内血管外科侧重于动脉、静脉和淋巴管疾病的诊断和管理,复杂性和急近性的跨度较大。许多普通外科医师,特别是在可及性受限的区域,进行血管手术。然而,如果没有血管内医疗方面的培训和能力,维持现代的血管外科实践可能是困难的。血管外科的独特之处在于,医师管理患者医疗的各个方面,包括诊断、血管实验室评估、医疗管理、经皮或血管内干预以及传统的开放手术(表9.21)。自该专业成立以来,血管医学一直是血管外科医师实践的一部分。对于许多由血管外科医师评估的患者(例如,患有小动脉瘤、中度颈动脉疾病或非限制性跛行的患者),最初的治疗可能是非手术性的,并需要定期随访。

表9.21 血管外科医师使用的治疗方法举例

治疗	技术
非手术,医疗管理	抗血小板和他汀类药物、戒烟、运动方案、加压疗法
血管内干预	动脉瘤腔内修复、胸主动脉/动脉瘤腔内修复、覆膜和非覆膜支架、动脉粥样硬化切除术、血管成形术、溶栓、栓塞、消融
开放手术	动脉瘤修补、动脉内膜切除术、搭桥术、血栓栓子切除术、动静脉瘘和移植物、第一肋骨切除术和斜角肌切除术

血管外科医师是多普勒超声和其他非侵入性血管疾病评估工具的早期创新者。20世纪90年代初,当微创治疗方法出现时,血管外科医师很快掌握了经皮穿刺技术,并很快成为这项技术发展和传播的领导者。尽管如此,开放手术仍然是血管外科实践的一个主要组成部分,随着血管内治疗被用于治疗较不严重的疾病,这些流程变得越来越复杂。一般来说,血管外科医师必须精通所有这些技术,而不追求额外的亚专业化。

现代血管外科实践中常见的复杂流程往往需要多学科合作。胸主动脉疾病如主动脉弓或无名动脉重建,可与心胸外科医师联合进行开放治疗。其他几个专业也对血管疾病的治疗表现出日益增长的兴趣。虽然像介入心脏病学这样的血管干预通常是由不同的专业进行的,但是所有提供血管医疗的医疗专家都应该坚持相同的培训、资源利用和血管疾病治疗方法的高标准。血管外科医师在管理和治疗血管疾病方面一直走在前列,他们积极与其他有类似兴趣的协会合作,并领导编写和传播多专业的共识文件。有多种血管疾病医疗流程相关的指南和质量指标可供使用,包括动脉瘤、外周动脉疾病、颈动脉疾病、静脉疾病、透析通路和血管成像。

SVS成立于1947年,现在是一个专业的医学协会,是4 500名血管外科医师和其他治疗血管疾病患者的医疗专家的全国倡导者。其他与SVS相关的医

疗和外科协会参见表9.22。许多地区和地方协会对提高血管外科的质量和安全性至关重要。

表9.22 知名的地区、国家和国际血管外科的外科协会

血管外科协会(Society for Vascular Surgery)
美国外科学院-血管外科咨询委员会(American College of Surgeons-Advisory Council for Vascular Surgery)
美国静脉论坛(American Venous Forum)
血管外科项目主任协会(Association of Program Directors in Vascular Surgery)
加拿大血管外科协会(Canadian Society for Vascular Surgery)
东部血管协会(Eastern Vascular Society)
欧洲血管外科协会(European Society for Vascular Surgery)
国际血管内专家协会(International Society of Endovascular Specialists)
国际血管外科协会(International Society for Vascular Surgery)
中西部血管外科协会(Midwestern Vascular Surgical Society)
新英格兰血管外科协会(New England Society for Vascular Surgery)
临床血管外科协会(Society for Clinical Vascular Surgery)
南方血管外科协会(Southern Association for Vascular Surgery)
血管及腔内血管外科协会(前身为外周血管外科学会)[Vascular and Endovascular Surgery Society (Formerly the Peripheral Vascular Surgery Society)]
世界血管学会联合会(World Federation of Vascular Societies)

来源:美国血管外科协会。

患者医疗与质量

SVS旨在确保血管外科医师能够提供高质量、循证的医疗,采用创新的教育方法,为血管患者代言,提高公众对血管外科的理解,促进研究和创新。为了改进血管医疗的质量、安全性、有效性和成本,SVS-PSO开发了VQI。VQI通过基于云的M2S数据库平台收集自我报告、围手术期和一年随访数据,并提供基准报告和确定最佳实践。数据模块包括动脉和静脉手术。

SVS-PSO已与美国食品药品监督管理局和设备制造商合作,通过开发几个设备评估和监控质量改进项目,帮助满足监管要求。这些医疗设备评估项目可供VQI成员中心使用。虽然基于VQI数据已经发表了许多报告,但最近的一项研究表明,参与VQI与更好的围手术期抗血小板治疗和他汀类药物的使用相关,也和更长的患者总体生存相关。

血管外科医师也可以使用ACS NSQIP作为质量

改进注册表。ACS NSQIP 已被广泛应用于改进血管外科医疗质量。SVS 促进了 ACS NSQIP 的血管模块的发展，使医院能够收集高风险、高容量的手术数据，包括颈动脉内膜切除术和支架置入术、开放和血管内腹主动脉瘤修复、开放和血管内外周血运重建。

SVS 制定了临床实践指南，为其成员提供血管疾病的循证决策流程。这些指南来自明尼苏达州罗彻斯特市梅奥诊所医学院的知识与相遇研究小组（Knowledge and Encounter Research Unit）对现有证据的系统回顾。有针对颈动脉疾病、动脉瘤疾病、下肢外周动脉疾病、血液透析通路、深静脉血栓形成和静脉曲张的指南。此外，SVS 还为各种血管操作制定了推荐的报告标准，试图为比较提供标准化指标，从而允许以统一和客观的术语报告临床的成功或失败。

SVS 与美国心脏协会（American Heart Association）、美国心脏病学院（American College of Cardiology）和介入放射协会（Society for Interventional Radiology）等其他协会直接合作，制定多专业共识文件。这些文件对心导管实验室的结构化报告、血管实验室检测的适用标准以及外周动脉疾病和颅外脑血管疾病患者的管理指南的政策制定具有重要意义。

为了实现高质量的患者医疗，这些质量注册表和指南的使用应该建立在每个当地医院已建立的质量结构的基础上。多学科病例会议的发展、积极的质量改进委员会和外科质量领导对实施本文所述的质量工具至关重要。

监管与认证要求

委员会认证和认证维护（Maintenance of Certification，MOC）

随着血管内技术的出现，很明显血管外科是一个独特的专业，其培训项目与普通外科相关，但又独立于普通外科。2006 年，ABS 将血管外科作为一个主要的外科专业。ABS 已经批准了 3 个独立的培训途径。独立的途径是传统的 5 年普通外科培训和独立的 2 年血管专科医师培训，使学员能够获得普通外科和血管外科的认证。早期的专科项目包括 4 年的普通外科培训，然后在同一所机构进行 2 年的血管外科培训，同样允许获得普通外科和血管外科的认证。最后，为期 5 年的综合项目由血管外科培训与核心外科培训相结合组成，仅在血管外科领域取得认证。

MOC 按照 ABS 要求进行，包括血管外科再认证考试、医疗执照证明、专业活动及地位、提交手术日志、通过继续医学教育证明终身学习。

CMS 报告要求

2015 年《Medicare 准入和 CHIP（儿童健康保险计划）再授权法案》（MACRA）废除了用于计算医师为受益人所提供服务的报酬的、有缺陷的可持续增长率公式，并呼吁建立一个强调价值而非数量的新支付系统。为了响应这一号召，CMS 制定了质量支付计划（Quality Payment Program，QPP）。

外科医师有两种途径参与 QPP：基于功绩的奖励支付系统（Merit-Based Incentive Payment System，MIPS）和高级替代支付模式（Advanced Alternative Payment Models，APM）。MIPS 是大多数医师会使用的默认 QPP 途径，至少最初是这样。MIPS 包括四个组成部分，其中三个类似于现有的 Medicare 质量改进项目。分别是：质量，以前是医师质量报告系统；成本，以前是基于价值的调节器（Value Based Modifier，VM）；推进医疗信息（Advancing Care Information，ACI），以前称为电子医疗记录激励项目，通常称为有意义使用（Electronic Health Record-Meaningful Use，EHR-MU）；第四部分为新的临床实践改进活动（Improvement Activities，IA）。2019 年的支付将基于 2017 年的质量、ACI 和 IA 报告的综合评分；以及随后的所有四个组成部分。外科医师可以根据他们的最终得分进行正向或负向的付款调整。欲了解更多详细信息和更新，请访问 ACS QPP 资源中心，网址为 www.facs.org/advocacy/qpp。

外科医疗改进项目指标、医院获得性感染指标、医疗研究机构和优质患者安全指标和其他指标也与血管外科相关。

其他的质量指标和公开报告

SVS 质量和绩效指标委员会的任务是监测国家质量倡议和执行 SVS 的质量和绩效指标。NQF 已经支持了多项 SVS 指标，包括选择性腹主动脉瘤开放或血管内修复后住院死亡率、颈动脉内膜切除术患者围手术期抗血小板治疗、颈动脉内膜切除术或颈动脉支架置入术患者术后卒中或死亡、下肢搭桥术后出院时他汀类药物治疗。此外，CMS 的医院比对网站通过 ACS NSQIP 公开报告了 NQF 支持的下肢搭桥血管手术结果。最后，SVS 对"医师和患者应该提问的五件事"的明智选择运动做出了贡献，建议避免：①对无症状毛细血管扩张患者进行常规静脉超声检查；②对功能良好的透析通路进行常规超声和瘘管造影；③下腔静脉滤器在无肢体血栓或既往肺栓塞的情况下作为肺栓塞的一级预防；④介入作为间歇性跛行患者的一线治疗;⑤对无症状健康人群进行颈动脉常规超声监测。

9.10 减重与代谢外科

概要

- 专业范围。减重外科领域主要是通过限制胃能容纳的食物的数量,和/或通过胃的约束和吸收不良,来达到减重效果。随着 1994 年腹腔镜减重外科的引入,美国每年进行的减重手术的数量都有巨大的增长。这种类型的外科医疗可以由普通外科医师或受过专业训练的微创减重外科医师提供。许多不同的亚专业组织和协会代表并为代谢和减重外科医师提供资源。

- 患者医疗与质量。在过去的 10 年里,代谢和减重外科的质量有了显著的改进。美国代谢和减重外科医师协会(American Society for Metabolic and Bariatric Surgeons,ASMBS)和美国外科学院(American College of Surgeons,ACS)分别在 2004 年和 2005 年启动了减重外科认证项目。这些项目建立了标准,以便在一个 3 年的周期内集成一系列已定义的结构元素、医疗流程、数据报告和现场审计。2012 年 4 月,两个项目(ASMBS 卓越中心和 ACS 减重外科中心网络)合并为一个项目:代谢和减重外科认证和质量改进项目(Metabolic and Bariatric Surgery Accreditation and Quality Improvement Program,MBSAQIP)。这两个国家认证项目的联合还涉及为美国所有的代谢和减重外科流程建立一个国家注册表。

- 监管和认证要求。MBSAQIP 的建立使我们更加注重提供标准,使新项目能够更广泛地参与;开发符合美国外科学院国家外科质量改进项目(American College of Surgeons National Surgical Quality Improvement Program,ACS NSQIP®)标准的定义良好的数据集和标准化收集方法;所有操作的病例报告;为地方、州和区域合作制定框架,通过质量改进倡议改善结局。减重外科医师必须参加 Medicare 和 Medicaid 服务中心(Centers for Medicare & Medicaid Services,CMS)2015 年的《Medicare 准入与儿童健康保险计划(Children's Health Insurance Program,CHIP)再授权法案》(Medicare Access and CHIP Reauthorization Act,MACRA)。2014 年,MBSAQIP 成为 CMS 的合格临床数据注册中心(Qualified Clinical Data Registry,QCDR),使减重外科医师更容易满足医师质量报告系统(Physician Quality Reporting System,PQRS)的报告要求。

专业范围

训练有素的减重外科医师在肥胖患者的外科医疗方面发展技能,并通常在普通外科培训后完成微创专科医师培训。普通外科医师也可以进行代谢和减重外科手术流程。根据 ASMBS 的概述,美国最常见的减重手术主要有四种:可调节胃束带术、袖状胃切除术、胃旁路术、以及胆胰旷置术与十二指肠转流术。

在过去的十年,成为一名减重外科医师的途径在不断演变。通常情况下,学员在完成为期五年的普通外科住院医师实习期后,还须进行额外的为期一年的非研究生医学教育认证委员会(Accreditation Council for Graduate Medical Education,ACGME)批准的减重或高级胃肠(gastrointestinal,GI)微创外科专科医师培训。

外科协会

有几个学术的、专业的和亚专业协会关注减重外科。这些组织力求保持最高的临床实践标准,为成员提供继续医学教育的机会,并促进患者教育和参与医疗(表 9.23)。

表 9.23　常见的知名减重与代谢外科协会和组织

美国代谢和减重外科协会(American Society for Metabolic and Bariatric Surgery)
美国减重医师协会(American Society of Bariatric Physicians)
美国减重整形外科医师协会(American Society of Bariatric Plastic Surgeons)
ACS 代谢和减重外科认证和质量改进项目(ACS Metabolic and Bariatric Surgery Accreditation and Quality Improvement Program)
美国胃肠和内镜外科医师协会(Society of American Gastrointestinal and Endoscopic Surgeons,SAGES))
肥胖协会(The Obesity Society)

患者医疗与质量

减重认证项目

随着 1994 年腹腔镜减重外科的引入,美国每年进行的减重手术数量急剧增加。此外,过去十年来,由于许多原因,包括 ASMBS 和 ACS 的减重外科认证项目的启动,减重外科手术的安全性和患者预后都有了显著改善。

这些认证项目建立了标准,整合界定好的结构元素、医疗流程、数据报告和现场访问,以 3 年为周期。2006 年,CMS 建立了 ASMBS 或 ACS 认证,作为涵盖减重外科手术的一个要求。商业保险公司也开始支持 ACS 和 ASMBS 认证,作为加入其网络的基线要求。

2012 年 4 月,ASMBS 卓越中心和 ACS 减重外科中心网络认证项目在 MBSAQIP 框架下联合。MBSAQIP 的重点是建立外科中心和实践标准;支持与 ACS NSQIP 一致的标准化收集方法和数据定义,要求 100% 的病例报告;为地方、州和区域合作建立一个框架,通过集中的质量改进倡议改善结局。

实施的关键组件

在机构内实施认证减重项目可以减少导致不良结果的医疗变异,还可以提高患者医疗的价值(质量和成本)。这可以通过深思熟虑地实施一个模型来实现,该模型包括结构、流程和数据收集,以审查医疗结果。实施一个安全有效的医疗体系首先要有领导和资源的投入,并了解建立 MBSAQIP 项目的流程。

医疗结构要素

医疗的结构要素包括数量、外科医师资格证和培训、护理质量(如磁石[1]级或认证的减重科护士)和医院特点,包括充分的重症监护支持或介入放射学。

外科医师资格认证和培训应通过在机构内进行代谢和减重外科的正式认证来建立。ACS、ASMBS 和美国胃肠和内镜外科医师协会(Society of American Gastrointestinal and Endoscopic Surgeons,SAGES)发表了一份联合声明,其中包括撰写和实施减重外科认证的指南。机构的代谢和减重外科委员会应该讨论并采用基于外科医师专业知识、培训、历史文献以及对该项目为高危患者提供安全医疗能力的评估的流程标准。

设施资源,例如设备、重症监护服务的提供、介入放射学和其他复杂的支持,可能是委员会要考虑的因素。全面的风险分层和管理方法将限制各方的责任,确保综合医疗人员在管理并发症方面接受适当培训,并确保必要的设备和资源。

由于不同的原因,最初和随着时间的推移,病例的数量可能是一个挑战。最初,一个项目的数量会更少,这可能会使它难以获得必要的资源来使一个项目

获得认证。之后,当容量扩大时,将会有更多的外科医师和综合人员参与进来,这可能会给这个流程带来变异。这些可以作为一组问题来研究和讨论,但没有什么可以取代机构的坚定财政投入,或外科主任和医疗领导的大力支持。

正在实施代谢和减重外科的项目有责任建立一个正式的值班时间表。接受过减重外科培训并取得资格的外科医师必须能够照顾到他们的项目中可能进入急诊科的患者。ASMBS 已经建立了关于急诊部门覆盖范围的指南。

医疗流程

医疗流程中的重要因素包括知情同意、术前教育、临床路径和长期随访。安全有效的医疗流程的目标应该允许每个患者接受医疗,并是在有关项目、操作、风险和收益以及教育的标准化信息背景下,根据自己的风险定制的,这使患者能够最大限度地保障个人结果和利用该项目。

增强患者体验可增加价值,事实上还可能改进该机构内该项目的经济影响。此外,可以建立医疗临床路径,帮助综合医疗人员了解并及早干预患者可能危及生命的并发症的医疗。

应强调对患者的长期医疗,并应作出具体努力,通过主诊医师保留和随访患者和/或协调医疗。建立一个连续性的医疗,一个患者可以在手术后进入定期医疗随访,这通常对工作人员和患者来说是最有价值的步骤之一,因为他们可以看到手术的获益。

建立清晰的医疗流程的方法之一是使用标示患者流向的正式流程图。这些流程图可与项目人员相匹配,并可确定患者医疗流程中的效率,包括工作的成本和能力。这一过程允许该项目通过对资源和结果的不同使用来提高医疗的价值,以便外科医师能够看到他们如何在该项目中提高自己的价值。

关键人员的配备

在建立一个新的项目或组织一个现有项目的认证时,外科医师和护理水平的优秀领导是必要的,但所有外科医师参与该项目也同样重要。在项目早期,当容量较小时,一些人员可能需要担任多个角色,但是随着容量的增长,需要制定一个计划来增加更多的资源。最初,有三个关键人员对项目和病例数的发展不可或缺:

● 医学主任应是最有经验的外科医师和团队成员,具备使不同的意见之间达成共识、并在多学科团队中建立牢固关系的能力。这个人应该是经过验证的领导者,或者,如果这个项目是新的,这个人应该有

---

[1]　Magnet,美国护士认证中心(American Nurses' Credentialing Center)对医疗机构护理实力和质量表示高度肯定的一种状态。——译者注

远见、时间和投入来确保质量流程的成功。

- 减重协调员负责建立正式的协议，以确保项目的安全运行，并为综合医疗团队成员和患者之间提供桥梁。在许多项目中，这个人还负责建立实践体量。
- 减重临床审查员将以公平和平衡的方式，为 MB-SAQIP 注册中心收集数据。

其他的关键临床工作人员包括注册营养师、中级提供者(执业护师或医师助理)和物理/运动治疗师。心理学家/精神病学家可以是临床工作人员的一部分，也可以是独立的，但应了解心理评估和治疗的项目流程，以符合当前的认证指南。

医院的工作人员包括麻醉师(他们应该对肥胖患者有一个正式方案)、重症监护医师、胃肠病学家、认证的减重护士和社会工作者。他们中每一个人都具有特殊的专业知识，可以为安全有效地管理肥胖和相关疾病做出贡献。

质量改进项目和注册

随着 MBSAQIP 的建立，减重外科界逐渐认识到，要保持严格的患者医疗标准，对每个中心进行绩效指标和适当的反馈是必要的。本注册表是测量质量改进和临床结果研究的有效工具。参与的机构必须100% 报告其代谢和减重外科病例。

收集高保真度的数据对于提高价值至关重要。外科医师必须支持通过认证的减重临床审查员收集数据，审查员致力于以公平的方式从医疗记录中提取数据，并严格遵守数据元素的特定定义。

由于该项目将使用收集到的数据来响应来自潜在付款人的查询，最重要的是，用来建立流程和结果改进目标，因此合作和协作是必要的。临床丰富的数据允许进行风险调整，并向公众公平地反映外科医师和项目结果。MBSAQIP 项目注册表中标准化数据的收集允许每个外科医师和项目即时在线访问他们的数据。尽管这些数据最初并没有进行风险调整，但该项目每年提供 2 次经过风险调整的报告。

除了 MBSAQIP，国家开发的质量改进数据库还收集了减重外科手术的结果，包括 ACS NSQIP 和医疗研究与质量局(Agency for Healthcare Research and Quality，AHRQ)的医疗成本和利用项目。

临床实践指南和循证途径

一些组织已经制定了疾病、条件或管理的特定指南和指标，以期帮助改善代谢和减重外科患者的医疗。ASMBS、肥胖协会、SAGES 和 ACS 协作制定了不同标准的患者医疗，以改进减重外科范围内的质量。减重患者术前、围手术期和术后医疗的 9 项指标纳入国家质量战略领域。例如术后并发症、手术部位感染、随访率以及其他围手术期指标。

安全有效的医疗流程的目标应该确保每个患者接受治疗，是基于有关项目、操作、风险和收益以及教育的标准化信息背景下，根据自己的风险定制的，这使患者能体验最佳结果和最大限度地利用该项目。除这些目标外，应强调对减重患者的长期医疗，并应作出具体努力，通过主诊医师保留和随访患者和/或协调医疗。

监管和认证要求

委员会认证和认证维护(Maintenance of Certification，MOC)

减重外科/微创外科委员会认证与普通外科相似。成功完成微创减重外科专科医师培训之后，没有特定的委员会认证，但至少应该每两年更新一次实施减重外科手术的权限。减重外科医师也应该持续、积极地参与有组织的减重外科项目。维护美国外科委员会的认证也被推荐。

CMS 报告要求

2015 年《Medicare 准入和 CHIP(儿童健康保险计划)再授权法案》(MACRA)废除了用于计算医师为受益人所提供服务的报酬的、有缺陷的可持续增长率公式，并呼吁建立一个强调价值而非数量的新支付系统。为了响应这一号召，CMS 制定了质量支付计划(Quality Payment Program，QPP)。

外科医师有两种途径参与 QPP：基于功绩的奖励支付系统(Merit-Based Incentive Payment System，MIPS)和高级替代支付模式(Advanced Alternative Payment Models，APM)。MIPS 是大多数医师会使用的默认 QPP 途径，至少最初是这样。MIPS 包括四个组成部分，其中三个类似于现有的 Medicare 质量改进项目。分别是：质量，以前是医师质量报告系统；成本，以前是基于价值的调节器(Value Based Modifier，VM)；推进医疗信息(Advancing Care Information，ACI)，以前称为电子医疗记录激励项目，通常称为有意义的使用(Electronic Health Record-Meaningful Use，EHR-MU)；第四部分为新的临床实践改进活动(Improvement Activities，IA)。2019 年的支付将基于 2017年的质量、ACI 和 IA 报告的综合评分；以及随后的所有四个组成部分。外科医师可以根据他们的最终得分进行正向或负向的付款调整。欲了解更多详细信息和更新，请访问 ACS QPP 资源中心，网址为

www. facs. org/advocacy/qpp。

其他质量绩效指标

除了 CMS 赞助的报告项目外,还有许多非强制性质量指标项目。全国质量论坛、明智选择运动和 Leapfrog 都是认可质量绩效指标的组织的例子。

MBSAQIP D. R. O. P. 项目

MBSAQIP 认证项目通过维护临床衍生的数据注册中心,为质量改进提供了一个理想的平台,能够纵向地对结果进行基准测试和跟踪。对数据必须转化为可行的改进的认识,导致了第一个 MBSAQIP 质量倡议:通过提供机会减少再入院(Decreasing Readmissions through Opportunities Provided, D. R. O. P.)。

减重外科质量改进的下一个新领域是减少再入院。再入院率是一个 Meta 结果,涉及患者满意度、成本、医疗协调和并发症。再者,目前 MBSAQIP 标准要求每家医院每年至少参与一个质量改进项目。此外,CMS 已将再入院确定为改进的优先事项。有关再入院的大部分担忧是由于非计划再住院的 Medicare 成本,2004 年估计达到 174 亿美元。CMS 对再入院的担忧已经扩大到这一点,机构将拒绝支付由于术后充血性心力衰竭、肺炎和其他原因再住院的费用。

定义和测量在任何质量改进项目中都很重要。MBSAQIP 能够完成这两项任务,并提供协作和基准测试的机会。MBSAQIP 参与的另一个优势是,它允许参与者创建自定义的字段来捕获可能会影响再入院率的特定流程,比如 D. R. O. P. 项目中的流程。

9.11 小儿外科

概要

- 专业范围。小儿外科是普通外科的一个亚专业,主要致力于为婴儿和儿童提供外科医疗。小儿外科医师诊断和治疗影响这些患者的普通外科情况,并管理这一患者群体特有的获得性和先天性外科疾病。许多普通外科医师也为儿科患者提供医疗。这些外科医师应该遵从小儿外科的原则提供医疗。
- 患者医疗与质量。美国外科学院(American College of Surgeons, ACS)儿童外科委员会开发了一种提供高质量小儿外科医疗的模式,包括对必要资源和绩效指标的描述,以及外部同行评审验证流程。该模型的详细内容发表在《儿童外科医疗最佳资源》杂志上。质量改进(quality improvement, QI)倡议,如学院的国家小儿外科质量改进项目(College's National Surgical Quality Improvement Program Pediatric, ACS NSQIP-P®)和儿童外科认证 TM 质量改进项目,以及各种临床实践指南和循证途径,都适用于小儿外科医师。

- 监管和认证要求。美国外科委员会(American Board of Surgery, ABS)监督普通外科医师的初始认证流程,及那些已经获得委员会认证的外科医师的认证维护(Maintenance of Certification, MOC)。小儿外科医师同时拥有普通外科医师和小儿外科医师的资格。

小儿外科范围

小儿外科医师为年轻患者提供外科治疗,通常从婴儿期到儿童期,有时也为胎儿、青少年和因儿童期手术情况而产生特殊医疗需求的年轻人提供外科治疗。ABS 为小儿外科医师定义了与普通外科医师类似的执业范围,特别强调先天性和获得性异常及炎症性、肿瘤性或创伤性疾病。虽然本节专门讨论 ABS 定义的小儿外科,但所包含的推荐和标准适用于所有小儿手术和程序医疗。

小儿外科亚专业

虽然在小儿外科中没有委员会认证的亚专科,但在小儿外科的专业组成部分上进行额外的培训是可能的。例如重症监护、创伤、体外膜肺氧合、腹腔内镜外科、新生儿外科、新生儿外科和肿瘤外科。

小儿外科亚专业协会

有几个被广泛认可的国家亚专业协会致力于小儿外科(表 9.24)。

表 9.24　常见知名小儿外科专业协会和组织

美国小儿外科协会(American Pediatric Surgical Association, APSA)
美国儿科学会外科分会(American Academy of Pediatrics Section on Surgery)
ACS 小儿外科咨询委员会(ACS Advisory Council for Pediatric Surgery)
英国小儿外科医师协会(British Association of Paediatric Surgeons)
加拿大小儿外科医师协会(Canadian Association of Paediatric Surgeons)
世界小儿外科医师协会联盟(World Federation of Associations of Pediatric Surgeons)

患者医疗与质量

QI 项目和注册

自 20 世纪 80 年代以来，越来越多的证据表明，在儿科资源丰富的环境中，为有手术需求的儿科患者提供医疗很可能使其获益。对资源期望的清晰描述是提供高质量外科医疗的基石，正如 ACS 的《伤员最佳医疗资源》所展示的，它定义了儿科创伤患者医疗所需的资源。美国儿科学会（American Academy of Pediatrics）也为儿科心脏病患者及需要儿科和新生儿重症监护的患者提供了类似的医疗指南。最近，ACS 儿童外科委员会发布了《儿童外科医疗最佳资源》，其中详细描述了提供最高质量小儿外科医疗所需的资源。

为了有效地改进医疗标准，推荐的资源不能虚设，必须由参与小儿外科患者医疗的人员采纳。外部验证是确保满足资源标准的一种方法。在美国，小儿创伤和儿童外科资源标准，都与 ACS 管理的创伤中心验证项目和儿童外科验证项目相关联。儿童外科验证项目的重点是评估外科医师个人的表现和多学科小儿外科医疗。特别强调了小儿麻醉、重症监护和多学科医疗（包括创伤、癌症和复杂的先天性异常）的团队监督的标准。这些标准对儿童的最佳医疗是必不可少的。

此外，小儿外科医师还可以使用各种其他的 QI 项目和注册表。ACS NSQIP-P 利用临床数据为小儿外科患者制定风险调整后的结局指标。NSQIP-P 允许提供小儿外科服务的医院评估其相对于其他参与医院的表现。NSQIP-P 最近开发了一种疾病特异性的焦点，例如对阑尾切除术的手术特异性结果进行了基准。

小儿外科医师可以使用的另一种 QI 工具是儿童医院协会（Children's Hospital Association）的小儿医疗信息系统（Pediatric Health Information System，PHIS），它包含了北美 40 多家主要儿童医院的管理和财务数据。PHIS+ 是一个新的数据库，包含了额外的临床数据，如实验室、微生物学和放射学结果。PHIS 和 PHIS+ 有能力为其成员医院提供资源利用的全国基准。

最后，儿童住院患者数据库（Kids' Inpatient Database，KID）是一个便于全国结果比较的管理数据集。

虽然与正式的质量改进项目没有关联，但医院级别的基准测试是可能的，尽管不是在颗粒级别。

小儿外科中心认证

ACS 的《儿童外科医疗最佳资源》手册为儿童外科验证（Children's Surgery Verification，CSV）项目提供了一个框架，该项目于 2017 年 1 月正式启动。该项目确定了在某些医疗设施接受外科医疗的儿童获得最佳结果所需的资源。CSV 项目由 ACS 和 ACS CSV 委员会管理，并为符合规定标准的网站提供机构验证。

实践指南和循证途径

专业协会定期制定和发布小儿外科的临床实践指南（clinical practice guidelines，CPGs），但迄今为止还没有涉及小儿外科的深远努力（有关儿科 CPG 的例子，请见表 9.25）。

表 9.25 小儿外科临床实践指南

临床实践指南
婴儿外科最佳实践（APSA）
鸡胸指南（APSA）
微创手术与开放手术治疗儿童腹部和胸部实体肿瘤的比较（Cochrane）

监管和认证要求

委员会认证和认证维护（Maintenance of Certification，MOC）

小儿外科的委员会认证要求现有的普通外科委员会认证、在美国或加拿大行医的完整且不受限制的执照、以及成功完成研究生医学教育认证委员会或皇家内科医师和外科医师学院认证的小儿外科培训项目。除了符合这些标准外，申请人还必须成功地通过资格考试的笔试和口试。

目前的小儿外科医师应参与 ABS MOC 流程。小儿外科的 MOC 流程与普通外科相同。

CMS 报告要求

2015 年《Medicare 准入和 CHIP（儿童健康保险计划）再授权法案》（MACRA）废除了用于计算医师为受益人所提供服务的报酬的、有缺陷的可持续增长率公式，并呼吁建立一个强调价值而非数量的新支付系统。为了响应这一号召，CMS 制定了质量支付计划（Quality Payment Program，QPP）。

外科医师有两种途径参与 QPP：基于功绩的奖励支付系统（Merit-Based Incentive Payment System，MIPS）和高级替代支付模式（Advanced Alternative Payment Models，APM）。MIPS 是大多数医师会使用的默认 QPP 途径，至少最初是这样。MIPS 包括四个组成部分，其中三个类似于现有的 Medicare 质量改进项目。分别是：质量，以前是医师质量报告系统；成本，以前是基于价值的调节器（Value Based Modifier，VM）；推进医疗信息（Advancing Care Information，ACI），以前称为电子医疗记录激励项目，通常称为有意义的使用（Electronic Health Record-Meaningful Use，EHR-MU）；第四部分为新的临床实践改进活动（Improvement Activities，IA）。2019 年的支付将基于 2017 年的质量、ACI 和 IA 报告的综合评分；以及随后的所有四个组成部分。外科医师可以根据他们的最终得分进行正向或负向的付款调整。

在小儿外科医师向 MIPS 报告的有限情况下，他们可以使用 ACS 外科医师专用注册表（Surgeon Specific Registry，SSR）来满足项目的要求。有关小儿外科的 MIPS 指标方法列表，请参见表 9.26。

表 9.26 ACS SSR 中包含小儿外科相关的 MIPS 指标

MIPS 指标
腹部创伤时预防性抗生素的使用
腹部创伤时停用预防性抗生素
创伤性脑损伤初次评估记录格拉斯哥昏迷评分（Glasgow Coma Score，GCS）
腹部创伤的风险标准化住院死亡率
腹部创伤的风险标准化住院呼吸机相关性肺炎发生率
腹部创伤的风险标准化住院尿路感染率
腹部创伤的风险标准化住院褥疮发生率

CMS 报告指标

医院住院患者质量报告项目最初是为了向报告指定质量指标的医院提供财政激励。然后，在 CMS 赞助的医院比较网站上公开了这些指标每一项的绩效。与小儿外科最相关的指标包括那些由外科医疗改进项目定义的指标。

其他报告指标

除了 CMS 赞助的 MIPS、住院患者和门诊报告项目之外，还有许多其他非强制性的、循证的可报告的质量指标。国家质量论坛（National Quality Forum，

NQF）支持各种指标，包括那些与小儿外科有关的指标。有关 NQF 认可的与小儿外科相关的质量指标的例子，请参见表 9.27。

表 9.27 ACS SSR 中包含的小儿外科相关的 NQF 指标

质量指标
意外穿刺或撕裂率
医源性气胸率
留置手术器械或未取回的器械碎片计数技术

9.12 乡村外科

概要

- **专业范围。**乡村外科是指在乡村社区或偏远地区开展的基础广泛的普通外科实践。乡村外科医师经常在他们的医院里进行一系列的活动。乡村外科不需要专科医师培训。然而，有几个住院医师项目把重点放在乡村外科培训上，许多外科和非外科协会可以作为乡村外科医师的资源。

- **患者医疗与质量。**与乡村外科相关的患者医疗实践和质量改进项目与普通外科平行。指南和最佳实践可以从美国外科学院（American College of Surgeons，ACS）网站和 ACS 国家外科质量改进项目（ACS National Surgical Quality Improvement Program，ACS NSQIP®）等资源中获得，这些项目为乡村医院提供了一个小型和乡村的选择。此外，一些外科专业协会制定了适用于乡村外科医师的指南。

- **监管和认证要求。**乡村外科医师是由美国外科委员会（American Board of Surgery，ABS）认证的普通外科医师。认证维护（Maintenance of Certification，MOC）的要求与其他外科学科类似。Medicare 和 Medicaid 服务中心（Centers for Medicare & Medicaid Services，CMS）与 2015 年的《Medicare 准入与儿童健康保险计划（Children's Health Insurance Program，CHIP）再授权法案》（Medicare Access and CHIP Reauthorization Act，MACRA）相关的规则，适用于乡村外科医师。其他质量指标，如国家质量论坛（National Quality Forum，NQF）认可的指标或美国内科学委员会（American Board of Internal Medicine，ABIM）的明智选择运动，也适用于普通外科和乡村外科。

专业范围

乡村外科是在乡村社区和地理位置偏远地区进行的外科实践。乡村外科医师通常有大量的病例,可能包括普通外科的所有传统领域。上消化道和下消化道内窥镜检查,包括诊断和治疗,都可能在乡村外科医师的病例中占重要的比例。除了他们的临床职责,乡村外科医师经常在他们的机构中扮演多种其他的角色,包括麻醉协调员、重症监护主管、创伤主任和/或出院计划主任。乡村环境中的外科医师经常在重症监护病房(intensive care unit,ICU)协助培训呼吸道、呼吸机和呼吸医疗管理人员。此外,乡村外科医师可能是唯一有资格进行剖宫产、急诊妇科手术、创伤稳定、重症监护、有问题的膀胱导尿和基本骨科操作的医疗专家。

许多现在的普通外科住院医师项目的毕业生认为他们对以上一些重要的操作接触不足;目前乡村外科医师不需要专科医师培训。为了帮助即将毕业的医学生识别与乡村外科特别重点相关(或接轨)的普通外科培训项目,ACS 乡村外科咨询委员会编制了以下清单:

- 明尼苏达州:明尼苏达大学,德卢斯
- 内布拉斯加州:内布拉斯加州大学医学院,奥马哈
- 纽约州:巴塞特医疗,库珀斯敦
- 北卡罗来纳州:东卡罗来纳大学,格林维尔
- 北达科他州:北达科他州大学,大福克斯
- 俄勒冈州:俄勒冈保健与科学大学,波特兰
- 田纳西州:东田纳西州立大学,约翰逊城
  田纳西大学医学中心,诺克斯维尔
  田纳西大学,查塔努加市
- 犹他州:犹他大学,盐湖城
- 威斯康星州:冈德森路德保健体系,拉克罗斯

许多外科协会,特别是区域性的普通外科协会,致力于乡村外科。此外,一些非外科组织提供资源或促进乡村外科医师的重要性和日益增长的需求。例如,由联邦乡村医疗政策办公室资助的国家乡村医疗工作中心,作为一项旨在提高对乡村医疗重要性认识的倡议于 1998 年启动。从那时起,该组织发布了评估乡村地区普通外科医师需求和经济影响的工具。表 9.28 概述了几个乡村外科的外科协会和资源。

表 9.28 常见的知名乡村外科的外科协会和组织资源

项目
ACS 乡村外科咨询委员会(ACS Advisory Council for Rural Surgery)
ACS 在线乡村社区(ACS online Rural Community)
ACS 委员会的创伤乡村分会-乡村创伤团队建设课程(ACS Committee on Trauma Rural Subcommittee-Rural Trauma Team Development Course)
ACS 医疗政策研究所(ACS Health Policy Research Institute)
米瑟费尔乡村外科中心(Mithoefer Center for Rural Surgery)
全国乡村卫生办事处组织、乡村普外科联盟(National Organization of State Offices of Rural Health,Rural General Surgery Coalition)
全国乡村医疗协会(National Rural Health Association)
乡村急诊创伤研究所(Rural Emergency Trauma Institute)
乡村青年外科医师协会(Society for Young Rural Surgeons)
东南外科大会(Southeast Surgical Congress)
北卡罗来纳大学 Sheps 中心乡村卫生研究项目(University of North Carolina,Sheps Center,Rural Health Research Program)

患者医疗与质量

向乡村患者提供高质量的外科医疗有一定的回报和挑战。乡村患者很大程度地受益于有离家近的医疗提供者,在那里他们可以与能够帮助照看儿童、处理日常问题并提供道义支持的家庭成员团聚。

然而,乡村外科面临的挑战往往与资源的严重限制有关。乡村设施可能有现代技术,但往往无法提供例如需要接受过高级培训的人员提供的重症监护等服务。艾奥瓦州是一个以乡村为主的州,该州的一项研究表明,只有不到一半(48%)的医疗机构拥有重症监护病房(intensive care unit,ICU),而在 ICU 执业的大多数(63%)医师没有重症监护委员会的认证。

对于乡村和非乡村医院来说,病例数量少和资源有限都是参与外科结果研究的障碍。许多医院没有财力投入质量改进部门,后者负责管理提交给医疗信息协会的数据。

指南

乡村患者的外科医疗取决于三个因素:外科医师个人、医院和社区。如前所述,一名普通外科医师可能在乡村医院中担任许多不同的角色,而普通外科培训项目已开始提供"乡村轨道",以便更好地为年轻外

科医师在这种环境中执业作好准备。与乡村外科相关的实践指南和临床路径植根于普通外科。ACS 的外科循证决策是一个基于网络的资源,为医师提供基于既定的外科实践指南的即时医疗模块。然而,鉴于普通外科的广度和范围,许多指南是由亚专科组织设计的,以满足各自领域的需要。例如,东方创伤外科协会已经发布了钝性腹部创伤的管理指南,而美国甲状腺协会和国家综合癌症网络则制定了关于甲状腺结节管理的指南。(有关普通外科相关指南的更多信息,请参阅普通外科章节。)

有限的资源和转诊

乡村医院通常规模较小,有的床位不足 25 张。由于规模小和收入有限,乡村设施所能提供的人员、资本设备和服务范围受到财政限制。ACS NSQIP 有一个小型乡村项目,以满足低容量和资源有限的小型乡村医院的需求。2015 年,小型乡村项目共有 44 家医院参与。鉴于乡村外科医师执行的是全范围的普通外科手术,在本章相关的外科亚专科章节中,可以找到更多针对急诊普通外科、复杂胃肠手术、血管外科或乡村外科医师可能执行的其他手术的数据注册信息。

乡村医疗机构需要与转诊医院建立稳定的关系,因为转诊医院接受那些需要的服务超出了乡村医院的能力范围的患者。紧急情况尤其需要一个随时准备好的合作伙伴,能够接收患者而避免不必要的麻烦或延误,并处理意外的术中并发症和不可预见的恶化。书面的转诊协议、针对各种突发事件的共同医疗计划以及记录在案的病例巩固了医院之间的转诊关系。

回诊,是指患者返回社区医院,是值得尊重的医院-医院转诊关系的另一个方面。随着灵敏度的提高,信息的双向流动对社区医院到转诊中心的连续性医疗是至关重要的,而反向流动有利于康复。常见疾病的医疗计划,如创伤恢复和康复、癌症医疗方案,以及罕见疾病和手术的详细随访,都是必不可少的沟通工具。

在一个最优的系统中,通过乡村医院与联合转诊中心的协调,乡村外科医师可以成为“虚拟”外科的成员,它的成员将有机会分享医疗计划和质量指标系统,这些系统可以连接区域内各社区的资源。虽然目前的做法是高度可变的,同行审查可以作为乡村外科一个关键的质量改进工具。由几个州 ACS创伤委员会组织的区域医疗委员会可以作为典范。这样的学院和互动系统有潜力重新定义乡村外科的

质量。

乡村外科的一个核心原则是,每个患者最好由一名合格的外科医师和尽可能靠近他或她的家庭和住家社区的医院来诊治。社区通过空间关系影响乡村外科,在这种关系中,与设施的距离和相应的旅途时间可能从根本上影响医疗模式和结果。此外,社区特征如种族、文化和社会经济地位(socioeconomic status,SES)可能会影响患者的知识和求医行为。例如,在社会经济地位低的乡村社区,妇女的乳腺癌死亡率较高,这可能与接受放射治疗的机会减少有关。

乡村医院外科医疗的质量和安全的评估和认证平台是可取的,并可能在未来得到发展。这样的项目应该反映出乡村外科包括外科医师、医院和社区三位一体的独特生态。

监管要求

委员会认证和认证维护(Maintenance of Certification,MOC)

乡村普通外科医师由 ABS 行委员会认证。委员会认证要求完成笔试和口试,并审查医师的病例记录。

为了维持委员会认证,乡村外科医师必须参加 ABS MOC 流程,每 10 年重新认证一次。与其他 MOC 项目一样,ABS 需要验证专业地位,将继续医学教育作为终身学习的证明,成功完成一项认证考试来证明认知技能,并通过参与数据注册或质量改进项目来证明实践评估。

CMS 报告要求

2015 年《Medicare 准入和 CHIP(儿童健康保险计划)再授权法案》(MACRA)废除了用于计算医师为受益人所提供服务的报酬的、有缺陷的可持续增长率公式,并呼吁建立一个强调价值而非数量的新支付系统。为了响应这一号召,CMS 制定了质量支付计划(Quality Payment Program,QPP)。

外科医师有两种途径参与 QPP:基于功绩的奖励支付系统(Merit-Based Incentive Payment System,MIPS)和高级替代支付模式(Advanced Alternative Payment Models,APM)。MIPS 是大多数医师会使用的默认 QPP 途径,至少最初是这样。MIPS 包括四个组成部分,其中三个类似于现有的 Medicare 质量改进项目。分别是:质量,以前是医师质量报告系统;成本,以前是基于价值的调节器(Value Based Modifier,VM);推进医疗信息(Advancing Care Information,ACI),以前称为电子医疗记录激励项目,通常称为有

意义使用（Electronic Health Record-Meaningful Use，EHR-MU）；第四部分为新的临床实践改进活动（Improvement Activities，IA）。2019 年的支付将基于 2017 年的质量、ACI 和 IA 报告的综合评分；以及随后的所有四个组成部分。外科医师可以根据他们的最终得分进行正向或负向的付款调整。

满足偏远（距离另一家医疗机构超过 56km）和规模（25 张床位）的特定标准的乡村医院有资格被指定为关键访问医院（critical access hospital，CAH），并从 Medicare 和 Medicaid 计划中获得更多补偿。尽管许多乡村医院面临着财政困难和人员短缺，但 CAH 面临着最大的财政压力。

最近的一个挑战是 CMS 对所谓 96 小时规则的明确立场。96 小时的规定是由法律规定的，起草于 1997 年，其中包括 CAHs 的参与条件和支付条件。原规定要求所有患者在 96 小时内转院或出院；然而，国会在 1999 年修改了参与条件，将 96 小时的限制定为每年平均值而不是要求到每个患者。修改的目的可能是为 CAHs 提供更多的灵活性。然而，支付条件并没有作出类似的修改，其要求医师证明患者在 96 小时内可以合理地预期出院或转院，以便 CAH 获得支付。1999—2013 年，CMS 在多大程度上执行了参与条件或支付条件尚不清楚。2013 年 9 月，CMS 在一份备忘录中提到了 96 小时支付规则的条件，该备忘录很大程度上解决了一个单独的政策问题。尽管 96 小时规则的任何部分或适用性都没有明确的改变，但这份备忘录引起了相当多的关注。

从那时起，一些 CAH 管理者开始要求外科医师签署证明，证明住院患者将在 96 小时内合理地预期出院或转诊。这给 CAHs 带来了过度的压力，他们拒绝为那些实际上可能需要紧急手术的患者提供某些服务。为了响应 ACS 的宣传努力，CMS 在 2017 年曾表示，执行 96 小时规则将是医疗记录审查的低优先级，以尽量减轻支付条件认证要求的负担。

住院患者质量报告项目包括 CMS 外科医疗改进项目的指标，如正确选择和发放术前抗生素，这与乡村外科医师密切相关。同样地，门诊患者和门诊质量项目包括适当的结肠镜随访时间间隔指标，这是与乡村普通外科医师相关的几项指标之一。（有关 CMS 报告要求的更多细节，请参阅普通外科章节。）

其他的质量指标和公开报告

除了 CMS 项目，普通外科还有许多其他质量指标。作为外科指标项目的一部分，NQF 组合包括 130 多项指标。该项目审查了 20 项指标的更新和维护，及 9 项新措施。最后，NQF 项目小组通过了 21 项指标，其中 9 项是为 NQF 储备地位的。总而言之，NQF 外科指标组合是涵盖多个专业的最大的指标组合之一。虽然这些被认可的指标中有许多属于外科专科或亚专业，但其他指标也适用于乡村和普通外科医师（如改善手术伤口的状况和术后风险调整的肾功能衰竭）。

在 2013 年 9 月，ABIM 明智选择运动发布的"医师和患者应该提问的五件事"，其中包括与乡村外科相关的推荐，从临床 I 期和 II 期乳腺癌的前哨淋巴结活检的重要性，到避免对无明显病史和体征的门诊患者进行术前胸部 X 线检查。

9.13　复杂胃肠外科

概要

- 专业范围。复杂胃肠（gastrointestinal，GI）外科包括在胃肠道上进行的任何手术，但主要集中在需要以多学科团队为基础的医疗技术上复杂的病例。为了本节的目的考虑择期手术，不包括代谢和减重手术，这些内容将在正文中单独的一节进行讨论。

  对于想要专门从事复杂胃肠外科的外科医师来说，有许多培训途径可供选择。普通外科和胸外科是传统的途径，通过肿瘤外科、肝胰胆外科和微创外科以及一些其他专科医师培训，可以获得额外的住院医师后培训。有一个研究生医学教育认证委员会（Accreditation Council for Graduate Medical Education，ACGME）认证的项目可用于结直肠外科，许多其他项目也得到了多协会专科医师培训委员会（例如微创外科、减重外科、柔性内窥镜检查、肝胰胆外科等）的认证。

- 患者医疗与质量。许多外科协会代表专注于复杂 GI 患者医疗的外科医师，制定了针对特定器官系统、疾病流程和技术的指南。这些医疗标准可以在这些协会的网站上找到。与复杂胃肠道医疗相关的质量注册中心包括美国外科学院国家外科质量改进项目（American College of Surgeons National Surgical Quality Improvement Program，ACS NSQIP®）和胸外科医师协会（Society of Thoracic Surgeons，STS）国家数据库。

- 监管和认证要求。执行复杂胃肠外科手术的外科医师的委员会认证由美国外科委员会（American Board of Surgery，ABS）颁发。虽然没有专门的上消化道委员会认证，美国结直肠外科医师委员会向执行下消化道手术的外科医师颁发委员会认证。2015 年的《Medicare 准入与儿童健康保险计划（Children's Health Insurance Program，CHIP）再授权法案》（Medicare Access and CHIP Reauthorization Act，MACRA）的参与要求与普通外科的要求类似，虽然有几个指标是特定于结直肠外科的：结肠切除术后手术部位感染和使用结肠镜检查的两个指标（有腺瘤性息肉病史的患者的适当使用时机和避免过度使用）。还有许多其他的 GI 医疗质量指标，包括由国家质量论坛（National Quality Forum，NQF）认可的结肠癌医疗的一些指标。

专业范围

复杂胃肠外科包括所有腹腔的重大择期手术，包括整个胃肠道，如食管切除术、胃切除术、结肠切除术、直肠切除术、食管旁疝、Heller 肌切开术、胃底折叠术、胰切除术和肝切除术。创伤急诊手术和急性医疗外科不包括在内，虽然代谢和减重外科通常属于这一类，但这些手术将在本章的另一节进行讨论。

从质量改进的角度来看，由于病例的技术复杂性和所需的多学科团队管理，将复杂的 GI 外科作为一个独特的领域是合理的。这些相似之处包括潜在的显著的与手术相关的发病率和死亡率；多学科、协作医疗的需求；额外的培训或关注需求；区域化和专业化的好处；以及建立认证项目的潜力。

普通外科医师和胸外科医师都进行上消化道手术，尽管他们在复杂的上消化道切除、微创技术和肿瘤治疗经验方面存在显著差异。上消化道外科医师可以接受普通外科和/或胸外科、肿瘤外科和微创外科（minimally invasive surgery，MIS）方面的培训。虽然越来越多的微创专科医师培训集中在上消化道疾病，但在上消化道外科中没有正式的委员会认证的亚专业。虽然不是 ACGME 认证的，但许多 MIS 项目都是由专科医师培训委员会组织的，该委员会由外科专科医师培训项目主任组成，旨在改进复杂 GI 培训项目的可及性和质量。专科医师培训委员会成立于 1997 年，旨在为快速增长的腹腔镜及内窥镜专科医师培训提供指导及架构。1993 年，有 9 个这样的项目，目前有 156 个项目和 210 多个专科医师培训名额可供选择。该委员会监督柔性内窥镜、MIS、高级胃肠外科、减重外科、肝胰胆外科以及非 ACGME 认证的结直肠和胸外科项目的专科医师培训的流程（表 9.29）。

表 9.29　复杂胃肠外科专科医师培训

ACGME 认证	非 ACGME 认证*
结直肠外科	微创胃肠外科
	减重外科
	纤维内镜手术
	肝胰胆外科

来源：ACGME 网址 www.acgme.org 和专科医师培训委员会网址 fellowshipcouncil.org。

* 专科医师培训委员会提供一种正式的认证流程，因此许多非 ACGME 认证的项目都有替代的评审和认证机制。

美国肝胰胆协会（Americas Hepato-Pancreato-Biliary Association，AHPBA）和国际肝胰胆协会制定了肝胰胆培训的指南。实施 HPB 手术的外科医师可能接受过普通外科的培训，也可能接受过肿瘤外科、移植外科、MIS 和 HPB 外科项目的专科医师培训。

HPB 的手术方法各不相同。虽然 MIS 已经彻底改变了胆囊切除术，但 MIS 方法的潜在优势尚未在更高级的 HPB 病例中得到充分实现。对于相对不太复杂的手术，如肝部分切除术和远端胰腺切除术，MIS 已变得更为常见。然而，对于大部分肝切除术和近端胰腺切除术，学习曲线是陡峭的。因此，在主要的 HPB 手术中全面采用 MIS 技术还有待实现。

下消化道外科的专科医师培训可以通过 ACGME 认证的正式结直肠外科培训项目或专科医师培训委员会获得。

专注于复杂胃肠外科的专业组织包括美国胃肠病和内镜外科医师协会（Society of American Gastroenterological and Endoscopic Surgeons，SAGES），消化道外科协会（Society for Surgery of the Alimentary Tract，SSAT），胸外科医师协会（Society for Thoracic Surgeons，STS），肿瘤外科协会（Society of Surgical Oncology，SSO），美国结直肠外科医师协会（American Society of Colon and Rectal Surgeons，ASCRS），AHPBA 以及美国代谢和减重外科协会（American Society for Metabolic and Bariatric Surgery，ASMBS）（见本章节表 9.30）。

患者医疗与质量

有关复杂的胃肠道患者医疗的临床指南有许多来源。表 9.30 所列的几个协会已经制定了它们自己的针对本组织所关心领域的疾病的医疗标准。例如，SAGES 提供各种外科手术操作（如腹腔镜腹壁疝修补术）、疾病（如食管贲门失弛缓症的外科治疗）和技术（如腹腔镜超声）的临床实践和培训指南。ASCRS 为许多结直肠疾病的管理提供实践参数和临床指南，SSAT 为初级医疗医师提供从阑尾炎管理到慢性胰腺炎手术治疗等外科问题的指南。

表 9.30　知名的外科和专业协会

美国肝胰胆协会（American Hepato-Pancreato-Biliary Association，AHPBA）
美国结直肠外科医师协会（American Society of Colon and Rectal Surgeons，ASCRS）
美国代谢和减重外科协会（American Society for Metabolic and Bariatric Surgery，ASMBS）
国际肝胰胆协会（International Hepato-Pancreato-Biliary Association，IHPBA）
胰腺俱乐部（The Pancreas Club）
消化道外科协会（Society for Surgery of the Alimentary Tract）
美国胃肠病和内镜外科医师协会（Society of American Gastroenterological and Endoscopic Surgeons，SAGES）
肿瘤外科协会（Society of Surgical Oncology）

来源：专科医师培训委员会。

医疗的多学科协作对胃肠道癌症及癌前病变的管理是至关重要的，如 Barrett 食管和类似的良性病变。为正确处理广泛的 HPB 疾病，内窥镜和经皮内镜诊断和治疗的选择是必需的。同样地，对复杂结直肠疾病的高质量治疗越来越多地涉及多学科协作的方法。癌症医疗通常需要外科医师、内科和放射肿瘤学家、专业护士、病理学家和放射科医师之间的合作，可能还需要一个由营养学家、社会工作者、心理学家和遗传学家组成的完整团队。ACS、ASCRS 和其他组织正在进行合作，为直肠癌的最佳医疗资源制定最佳实践和标准。

复杂炎症性肠病（inflammatory bowel disease，IBD）的医疗改善来自胃肠病学、专业护理、有时包括药学和营养学的医疗提供者的协作时改进。类似地，慢性便秘、尿失禁和盆底脱垂是通常由外科、胃肠病学、泌尿妇科、物理治疗、专业护理、有时还有心理学的多学科医疗团队最好地解决的问题。

几个外科数据注册中心和质量项目收集有关胃肠手术的复杂数据。ACS NSQIP 收集了许多普通外科流程的数据，并提供了流程定向模块，这些模块提供了胰腺、结直肠或其他复杂胃肠道切除术的其他细节。2012 年，ACS NSQIP 在 43 家胰腺切除术的操作靶向机构开展了一个胰腺切除术示范项目。在这个项目中，测试了包括病理学在内的 24 个特异的操作变量，并记录了胰瘘和胃排空延迟。2013 年，101 家 ACS

NSQIP 机构参与了程序性靶向胰腺切除术，85 家医院输入了程序性靶向肝切除术的数据。对于肝切除术，记录了 30 个程序特异性变量，包括病理学和胆漏。在 2013 年，收集这些肝切除术特异性和胰切除术特异性变量是自愿的，但在 2014 年成为必需的。尽管如此，2014 年参与肝切除术和胰切除术的程序靶向模块的机构分别增加到 101 个和 115 个。

STS 国家数据库是另一个目前可用的数据收集工具。它记录了美国许多胸外科项目中食管切除术的结果，然而，它忽略了大量在上消化道外科医师和普通外科医师组成的中心进行的切除手术，而且参与是自愿的。

某些管理数据集可以捕获正在进行复杂 GI 手术的患者的信息。医疗成本和利用项目（Healthcare Cost and Utilization Project，HCUP）是由医疗研究和质量局赞助的一个数据库，与联邦、州和行业是伙伴关系。HCUP 收集包括癌症在内的一系列诊断的管理数据，并包含有关手术、患者人口统计特征、出院状态和收费等信息。

在监测复杂 GI 流程的质量时，一个重要的考虑因素是缺乏功能数据。例如，良性食管手术最好通过长期结局和功能结果来判断。不幸的是，大多数报告和数据库只跟踪近期的围手术期结果。NSQIP 和 STS 数据库都没有收集功能性或长期结果。需要持续收集长期的功能性、生活质量相关的、患者报告的结果，以评估这些手术的成功程度并充分确定其价值。

监管要求

委员会认证和认证维护（Maintenance of Certification，MOC）

大多数进行复杂胃肠外科的医师都是通过普通外科委员会认证的。有关普通外科认证的更多信息，请参阅本章的普通外科部分。上消化道外科没有正式的委员会认证。然而，结直肠外科医师是由 ABCRS 认证的。结直肠外科医师的 MOC 与许多其他领域的 MOC 格式相同。专业地位的建立是必须的，而终身学习的收益可以通过 90 小时的继续医学教育和完成 ASCRS 或 ACS 外科教育和自我评估项目的结直肠外科教育项目来证明。认知专业知识必须通过正式考试证明，通过持续参与国家、区域或地方成果数据库或质量评估项目，可以建立对实践绩效的评估。

CMS 报告要求

2015 年《Medicare 准入和 CHIP（儿童健康保险计

划)再授权法案》(MACRA)废除了用于计算医师为受益人所提供服务的报酬的、有缺陷的可持续增长率公式,并呼吁建立一个强调价值而非数量的新支付系统。为了响应这一号召,CMS 制定了质量支付项目计划(Quality Payment Program,QPP)。

外科医师有两种途径参与 QPP:基于功绩的奖励支付系统(Merit-Based Incentive Payment System,MIPS)和高级替代支付模式(Advanced Alternative Payment Models,APM)。MIPS 是大多数医师会使用的默认 QPP 途径,至少最初是这样。MIPS 包括四个组成部分,其中三个类似于现有的 Medicare 质量改进项目。分别是:质量,以前是医师质量报告系统;成本,以前是基于价值的调节器(Value Based Modifier,VM);推进医疗信息(Advancing Care Information,ACI),以前称为电子医疗记录激励项目,通常称为有意义的使用(Electronic Health Record-Meaningful Use,EHR-MU);第四部分为新的临床实践改进活动(Improvement Activities,IA)。2019 年的支付将基于 2017 年的质量、ACI 和 IA 报告的综合评分;以及随后的所有四个组成部分。外科医师可以根据他们的最终得分进行正向或负向的付款调整。欲了解更多详细信息和更新,请访问 ACS QPP 资源中心,网址为 www.facs.org/advocacy/qpp。

本章其他部分讨论的 CMS 项目与执行复杂 GI 手术的外科医师有关。MIPS 参与的质量组成可以通过

ACS 外科医师专门注册中心、代谢和减重外科手术认证和质量改进项目以及 STS 数据库等来实现。复杂胃肠手术特有的住院患者指标是结肠手术后手术部位感染,它同时也是医疗相关感染的指标。门诊和日间结肠镜的指标需要适当的随访间隔,并避免对有腺瘤性息肉病史的患者的不当使用。这些指标对执行下消化道手术的外科医师尤其重要。许多其他的外科医疗改进项目指标、AHRQ 患者安全指标和其他适用于普通外科的质量指标也应适用于执行复杂胃肠手术的外科医师。

其他质量指标和公开报告

几个 GI 协会联合起来成立了一个委员会,为复杂胃肠外科制定质量指标。该委员会包括来自下列每一个协会的两名代表:SAGES、SSAT、ASCRS、AHPBA、ASMBS、国际儿童内外科小组和 ACS。目前对复杂胃肠外科质量指标的建议包括为每个专科或疾病制定指标,然后将这些指标汇总起来,创建复杂胃肠外科的总体指标。为复杂胃肠外科创建一个质量指标将是提高质量的重要一步,或许也是为复杂胃肠外科制定认证计划的第一要素。

许多 NQF 认可的质量指标与复杂 GI 手术相关。例如,目前关于结直肠癌的多项指标已得到认可(表 9.31)。

表 9.31 NQF 认可的结直肠癌医疗指标

指标	名称	指标开发者
0034	结直肠癌筛查	全国质量保证委员会(National Committee for Quality Assurance)
0223	对于 80 岁以下的 AJCC Ⅲ期(淋巴结阳性)的结肠癌患者,在手术后 4 个月(120 天)内考虑或实施辅助化疗	ACS 癌症委员会
0225	对于结肠癌切除术至少切除 12 个区域淋巴结并进行病理检查	ACS 癌症委员会
0385	肿瘤学:Ⅲ A 期至 Ⅲ C 期结肠癌患者的化疗	美国医学会医师绩效改进集团(American Medical Association Physician Consortium for Performance Improvement,AMA PCPI)
0386	肿瘤学:癌症分期记录	AMA PCPI
0392	结直肠癌切除病理报告——pT 分类(原发肿瘤)和 pN 分类(区域淋巴结),组织学分级	美国病理学家协会(College of American Pathologists)
1859	对接受抗表皮生长因子受体单克隆抗体治疗的转移性结直肠癌患者进行 KRAS 基因突变检测	美国临床肿瘤协会(American Society of Clinical Oncology)
1860	转移性结直肠癌患者和 KRAS 基因突变患者均未采用抗表皮生长因子受体单克隆抗体治疗	美国临床肿瘤协会(American Society of Clinical Oncology)

来源:国家质量论坛。在 www.qualityforum.org 可找到。

容量-结果关系在许多复杂的 GI 手术中被证明是重要的。例如,2012 年发表的一项荟萃分析回顾了27 800 例食管手术,结果显示,低容量机构和高容量机构相比,其死亡率增加了 4 倍。

(谭淑云　蔡永华　窦若虚)

9.14　骨科

概要

- **专业范围**。骨科是一门专注于骨骼肌肉系统疾病与损伤的预防、诊断与处理的外科医学学科。骨科包含多个亚专科,每个亚专科都有独立的相关专业学会。

- **患者安全及质量**。美国骨科医师学会(American Academy of Orthopaedic Surgeons, AAOS)致力于提高骨科患者的诊疗质量,制定了涵盖一系列骨科患者诊疗相关问题的临床实践指南(这些指南在AAOS 的网站上均可获取)。目前已经建立起数个质量改进倡议和临床登记中心,包括全关节置换的功能和结局有效性对比研究计划(Function and Outcomes Research for Comparative Effectiveness in Total Joint Replacement program)和美国关节置换登记中心(American Joint Replacement Registry)。

- **监管和认证要求**。美国骨科委员会(American Board of Orthopaedic Surgery, ABOS)负责骨科医师的委员会初始认证程序,以及对已被认证的骨科医师的认证维护(Maintenance of Certification, MOC)。认证维护程序要求骨科医师必须每 10 年通过一次既定的考核要求。Medicare 和 Medicaid 服务中心(Centers for Medicare & Medicaid Services, CMS)为参与 2015 年《Medicare 准入和儿童健康保险计划(Children's Health Insurance Program, CHIP)再授权法案》(Medicare Access and CHIP Reauthorization Act, MACRA)的骨科医生提供奖励机制。美国关节置换登记中心(American Joint Replacement Registry, AJCC)是实现这一目标的一种途径。

专业范围

AAOS 和 ABOS 将"骨科"定义为广泛的医学和外科专业,主要关注于影响肌肉骨骼系统的疾病和损伤,包括骨骼、关节、韧带、肌肉和肌腱。骨科医生的执业范围包括分布于各个年龄段的疾病和损伤的预防、诊断、手术和非手术治疗。

骨科亚专科

与医学的许多领域一样,在骨科住院医师培训结束后寻求亚专科的专科医师培训人数显著增加。这些专科医师培训有助于获得更多的关于骨科领域的毕业后的培训机会。目前,共有 8 个骨科专科医师培训通过了毕业后医学教育认证委员会(Accreditation Council for Graduate Medical Education, ACGME)的认证,4 个获得了专业协会的认可(表 9.32)。

表 9.32　常见的 ACGME 认证和协会认可的
骨科专科医师培训

ACGME 认证	协会认可
成人重建性骨科	髋关节和膝关节手术
足和足踝	肩关节和肘关节手术
手外科	关节镜手术
肌肉骨骼肿瘤学	肢体延长和重建手术
骨科运动医学	
脊柱外科	
骨科创伤	
小儿骨科	

骨科亚专科协会

骨科领域存在众多的专业、学术和亚专科协会,突出了该专业的广泛(表 9.33)。

表 9.33　常见的骨科专业协会

美国手外科协会
美国髋关节和膝关节外科医师协会
美国足和足踝外科学会
美国运动医学骨科协会
美国肩关节和肘关节医师协会
美国手外科医师学会
美国脊柱损伤协会
北美关节镜协会
膝关节学会
肢体延迟和重建学会
肌肉骨骼肿瘤学会
北美脊柱学会
骨科康复协会
骨科创伤协会
北美儿童骨科学会
军事骨科医师学会

患者医疗与质量

QI 项目和注册处

骨科手术的 QI 项目和注册处旨在确保外科医生提供高质量的患者护理,及性能改进过程。这些项目应该是基于数据和证据循证的,具有质量指标,可以随着时间进行监管和跟踪。骨科有数个这样的 QI 项目和注册处,包括两个专注于关节置换,两个专注于脊柱手术,一个专注于骨科创伤。全髋关节置换术效果比较研究(Function and Outcomes Research for Comparative Effectiveness in Total Joint Replacement,FORCE-TJR)项目是一项旨在收集结果数据的全国性项目,目前已有 3 万多名全髋关节置换术后患者的信息。参与该计划的外科医生将收到风险调整后的全关节置换术后患者的质量和预后数据。

另一个致力于关节置换的数据库是美国关节置换注册处(American Joint Replacement Registry,AJRR),它收集了 421 家医院的全髋关节和膝关节置换数据,旨在降低发病率和死亡率,提高安全性、医疗质量和医疗决策。此外,微创脊柱外科学会有一个以相关手术为中心的前瞻性数据注册处。质量和预后数据库(Quality and Outcomes Database,QOD)允许外科医生、执业团体和医院提供、访问来自国家神经外科的数据结果,以便更清楚地定义针对特定情况的最佳治疗。风险调整后的预后测量是基于这些数据创建的,为神经外科术后的预后情况提供一个全国基准系统。QOD 中的神经外科病理学纳入范围包括颈椎、腰椎和脑血管系统的疾病,以及脊柱畸形,如脊柱侧弯。最后,骨科创伤协会创伤注册数据库收集患者人口统计学、损伤、骨折管理和预后信息,能够为多机构临床试验提供数据平台。

其他适用于骨科手术的 QI 项目和注册处包括美国外科医师协会的国家外科医师手术质量改进计划(American College of Surgeons National Surgical Quality Improvement Program,ACS NSQIP®)。ACS NSQIP 为医院提供了基于不同质量测量标准的风险调整后数据,及术后 30 天预后情况。同样,ACS 创伤质量改进计划(Trauma Quality Improvement Program,TQIP®)为医院提供了有关创伤医疗,包括骨科创伤医疗的质量反馈。TQIP 和国家癌症数据库(National Cancer Database,NCDB)是由 ACS 资助的全国性注册处,分别收集了包括损伤和恶性肿瘤患者在内的所有创伤和癌症患者的数据。了解更多有关 QI 项目和注册处的信息(表 9.34)。

表 9.34 骨科 QI 项目和注册处

FORCE-TJR
美国关节置换注册处(AJRR)
SMISS 注册处
质量和预后数据库(QOD)
国家外科医师手术质量改进计划(NSQIP)
创伤质量改进计划(TQIP)
国家创伤数据库(NTDB)
国家癌症数据库(NCDB)

临床指南和循证路径

AAOS 医生志愿者工作组开发的循证临床指南,起到教育工具的作用。这些指南是在对目前科学和临床的信息、公认的治疗方法的评估上所制定的。AAOS 提供的临床实践指南和循证路径罗列于本章节框 9.1 中。在 www.aaos.org/research/guidelines/guide.asp 上可获取 AAOS 提供的临床指南和循证路径。

框 9.1 AAOS 临床实践指南实例

临床实践指南
老年髋关节骨折管理
膝关节骨性关节炎治疗
择期髋关节和膝关节置换手术患者的静脉血栓疾病的预防
肩袖疾病管理的优化
腕管综合征的诊断

监管和认证要求

委员会认证和认证维护(Maintenance of Certification,MOC)

符合指定教育要求并通过必要的委员会评估及考试的个人,ABOS 向其授予委员会认证。要获得委员会认证,骨科医生必须毕业于 ACGME 认证的四年制医学院,并已在美国或加拿大合格的完成至少 5 年的骨科住院医师培训项目。在完成住院医师培训之后,通过笔试、20 个月的执业、20 个月执业的同辈评审、口试,才能达到委员会认证的要求。

委员会认证的骨科医生必须参与 ABOS 的 MOC 流

程。作为每 10 年重新认证周期的一部分，ABOS 的 MOC 流程要求个人满足各种专业和学术标准。骨科 MOC 由专业和专业地位、终身学习和自我评价、再认证考试和医疗实践改进四个关键部分组成。

从 2017 年开始，在每一个新的重新认证阶段开始时，申请人需要宣誓证明其对 ABOS 职业操守准则的承诺。

终身学习和自我评价部分的要求包括下列各点：

- 在连续 2 个 3 年周期中，每个周期必须获得 120 个与骨科相关的 AMA PRA Ⅰ 类学分，6 年累计获得 240 个学分；
- 在每个 3 年周期所需的 120 个学分中，至少有 20 个学分是通过评分化和有记录的自我评估考试获得的；
- 通过再认证考试。

此外，所有个人都必须通过 ABOS 的口头或计算机认证考试，且在申请参加重新认证考试时，所有正在执业的骨科医生必须向 ABOS 提交一份病例列表。

在 AAOS 网站（www. aaos. org/education/education. asp）的"医师教育"板块和骨科亚专科学会的网站上，有各种获得继续医学教育和自我评估学分的机会。

CMS 报告要求

2015 年《Medicare 准入和 CHIP（儿童健康保险计划）再授权法案》（MACRA）废除了用于计算医生为受益人所提供服务的报酬的、有缺陷的可持续增长率公式，并呼吁建立一个强调价值而非数量的新支付系统。为了响应这一号召，CMS 制定了质量支付项目（Quality Payment Program，QPP）。

外科医生有两种途径参与 QPP：基于功绩的奖励支付系统（Merit-Based Incentive Payment System，MIPS）和高级替代支付模式（Advanced Alternative Payment Models，APM）。MIPS 是大多数医生默认使用的 QPP 途径，至少最初是这样。MIPS 包括四个组成部分，其中三个类似于现有的 Medicare 质量改进项目。分别是：质量，以前是医师质量报告系统；成本，以前是基于价值的调节器；推进医疗信息（Advancing Care Information，ACI），以前称为电子医疗记录激励项目，通常称为有意义使用（Electronic Health Record-Meaningful Use，EHR-MU）；第四部分为新的临床实践改进活动（Improvement Activities，IA）。2019 年的支付将基于综合评分、2017 年的质量、ACI 和 IA 报告；之后的报告将基于所有四个组成部分。外科医生可以根据他们的最终得分进行正向或负向的付款调整。有关

更多详细信息和更新，请访问 ACS QPP 资源中心，网址为 www. facs. org/advocacy/qpp。

AAOS 开发了美国关节置换注册处（AJRR），可用于 MIPS 报告。

CMS 报告指标

医院住院患者质量报告计划最初是为鼓励医院报告指定的质量指标而制定的，随后才公开出现在 CMS 支持的医院比较网站上。与手术最相关的测量指标包括由外科医疗改进项目（Surgical Care Improvement Project，SCIP）定义的指标。虽然有些 SCIP 指标适用于所有外科专业，但有些指标为骨科手术如髋关节和膝关节置换术所独有。

从 2014 年开始，门诊手术中心的质量报告程序开始从门诊外科中心收集有关医疗质量的数据，以进行标准化测量。骨科门诊质量测量的实例包括患者烧伤、患者跌倒和手术部位错误。

除了 CMS 支持的 MIPS 住院和门诊报告程序，还有许多其他非强制性的、循证的、可报告的质量测量工具存在。国家质量论坛（National Quality Forum，NQF）认可大量此类测量指标，其中也包括骨科特有的测量指标。示例如框 9.2 所示。

框 9.2　NQF 认可的骨科质量测量指标

质量测量指标
髋关节骨折死亡率
长骨骨折疼痛管理中位时间
腰椎 MRI 诊断腰背部疼痛
腰背部疼痛的影像学检查
高危药物在老年患者中的使用
压疮患病率（医院获得性）
压疮预防和护理

9.15　泌尿外科

概要

- 专业范围。泌尿外科的学科范围包括男性和女性泌尿系统、肾上腺和男性生殖系统的相关疾病。虽然这个领域以手术治疗为主，但泌尿科医生同时提供内科和外科治疗。亚专科培训有两种获取途径，其一是毕业后医学教育认证委员会（Accreditation for Graduate Medical Education，ACGME）认证的培训项目，其二是一些学会认可的培训项目。
- 患者医疗和质量。美国泌尿协会（American Urolog-

ical Association，AUA）的质量改进和患者安全委员会致力于学科的质量改进。2014 年，AUA 举办了首届质量改进峰会。质量注册处，如美国外科医师协会的国家外科医师手术质量改进项目（American College of Surgeons National Surgical Quality Improvement Program，ACS NSQIP®）可用于随访泌尿外科手术的预后情况。在 2015 年，有两个前列腺疾病相关的注册处投入使用，分别是美国泌尿外科协会质量注册处（AUA Quality registry，AQUA）和密歇根泌尿外科手术改进协作组（Michigan Urological Surgery Improvement Collaborative，MUSIC）。

- 监管和认证要求。美国泌尿外科委员会（American Board of Urology，ABU）监督委员会的认证和认证维护（Maintenance of Certification，MOC）。泌尿外科服从 Medicare 和 Medicaid 服务中心（Centers for Medicare & Medicaid Services，CMS）的要求，包括参与 2015 年《Medicare 和 Medicaid 准入和儿童健康保险计划（Children's Health Insurance Program，CHIP）再授权法案》（Medicare Access and CHIP Reauthorization Act，MACRA）。虽然这些项目并没有专门针对泌尿外科的指标，但已有数个泌尿外科相关指标已提交给全国质量论坛（National Quality Forum，NQF）胃肠/泌尿生殖认证维护试点项目。

专业范围

泌尿外科是一门研究男性和女性的泌尿系统、肾上腺和男性生殖系统疾病的外科学科。尽管泌尿外科属于外科学科，但有其特殊性，在这些器官系统相关疾病中，泌尿外科医师同时兼顾内科和外科需求和治疗的模式。

AUA 负责美国泌尿外科住院医师的教育，负责监督泌尿外科住院医师匹配项目，即全国住院医师匹配项目的一个分支项目。同时，AUA 通过法律上相互独立、非正式相关的美国泌尿外科教育与研究协会（American Urological Association Education and Research，Inc，AUAER）来负责泌尿外科核心课程的设置。这些教育课程涵盖了最新的有关疾病状况和临床处理的循证医学信息，包括住院医师在临床培训过程中必须掌握的知识。目前，AUAER 正在开发一款叫做 AUA 大学的网络工具，允许针对核心课程中的所有课程进行互动学习。这样的教学模式将确保未来的医生在提供优质医疗方面有良好的教育基础。

由于引起泌尿生殖系统疾病的病理学范围较广，因此泌尿外科可分为多个亚专科领域。泌尿外科医

师在完成住院医师培训后可选择进一步的研究培训方向（表 9.35）。

表 9.35　泌尿外科研究培训方向

ACGME 认证	非 ACGME 认证
小儿泌尿外科	男性生殖健康
女性盆底医学和盆底重建手术	泌尿外科内窥镜和腹腔镜
	泌尿外科肿瘤学
	尿流动力学
	肾移植
	创伤

来源：美国泌尿外科协会、美国毕业后医学教育认证委员会。

AUA 是一个泌尿外科领域的主要专业教育机构，是一个全球性的组织。大约 1/4 会员在美国境外执业。相关的亚专科学会见表 9.36 所示。

表 9.36　常见的泌尿外科协会

美国临床泌尿外科医师协会
美国泌尿生殖外科医师协会
美国泌尿外科学院儿科学组
美国生殖医学协会
美国泌尿外科协会
加拿大泌尿外科协会
工程与泌尿外科学会
老年泌尿外科学会
结石动力学研究
北美性医学学会
泌尿外科基础研究学会
胎儿泌尿外科学会
小儿泌尿外科学会
男性生殖研究学会
泌尿生殖系统重建外科医师学会
大学泌尿外科医师学会
尿流动力学和女性泌尿外科学会
泌尿外科肿瘤学会
女性泌尿外科学会
肾移植与手术泌尿外科学会

来源：AUA 亚专科学会列表。

患者医疗与质量

AUA 提供泌尿外科医疗中的教育内容，并指出质量提高的相关问题。AUA 的临床实践指南提供了具

有明确临床范围和目的的以循证依据为基础的指南。各个泌尿外科正越来越关注质量提高项目的执行。在美国,这类项目正在逐渐地建立,目的是尽可能在成本控制模型的基础上,建立区域特色的战略,以提供高质量的医疗服务。为了减少医疗质量的差异,提高多学科交流和医疗规划效率,很多专科正关注于临床医疗路径的整合。

整合的医疗路径是结构化的多学科医疗计划,详细阐述了患者医疗的基本步骤。这类患者通常是具有可预测临床病程的某一特定临床问题的患者。标准化流程的实施有利于提高质量和效率,同时减少了外科手术的费用,包括肾切除术、前列腺切除术和膀胱切除术。为了促进路径的有效性,每个机构都必须建立个体化的路径。这些途径的实施需要临床机构与当地医疗界作为一个整体共同协作。最后,一个精心设计的临床路径应该有标准化的预后测量指标,以便有效测量(图 9.1)。位于北卡罗来纳州温斯顿-塞勒姆的威克森林浸信会医学中心的临床医疗路径,为我们提供了实例。详见泌尿外科章节附录。

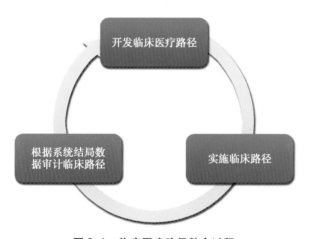

图 9.1 临床医疗路径整合过程

AUA 质量提高和患者安全(Quality Improvement and Patient Safety,QIPS)委员会负责监督质量提高的积极性。2014 年 1 月,AUA 举办了首次质量提高峰会,进行了一系列旨在强调泌尿外科医疗质量问题的教育活动。2014 年峰会的主题是减少经直肠前列腺细针穿刺的感染并发症。峰会讨论了目前的证据以及推荐的流程,以及如何在临床实践中实施这些流程。2016 年 4 月峰会重点分享了前列腺癌治疗策略。

目前,针对泌尿外科手术的质量,已有数个质量注册处进行了数据的收集。AUA QIPS 委员会创建了AQUA 进行全国性的泌尿外科疾病注册,对健康医疗质量和患者预后进行测量和报告。AQUA 注册处目前主要关注于前列腺癌数据的收集,并逐渐延伸至其他泌尿外科疾病。

ACS NSQIP 也是一个收集泌尿外科数据的 QI 注册处,可以作为一个 QI 数据处理的重要来源。

此外,国家性和区域性的项目也是 QI 的重要来源。例如 MUSIC,是密歇根州的一个以医师为主导的泌尿外科临床实践协作组,致力于提高密歇根州前列腺癌患者医疗的质量成本效益。

监管和认证要求

委员会认证和认证维护(MOC)

ABU 要求完成培训的住院医师必须通过资格考试(第一部分)。在满足指定条件——包括获得非限制性行医执照、通过执业记录评估临床执业、同行评议、在单个社区完成 16 个月的执业——以后,申请者必须通过口试(第二部分)才能获得资质认证。

MOC 程序以 10 年为周期。部分指标需每隔 2 年进行评估,包括非限制性医学证书的登记、执业评估方案的完成、医学再教育学分的完成和登记、同辈评审的满意度、足够的执业记录的提交,并以计算机辅助考试结束。

CMS 报告要求

2015 年《Medicare 准入和 CHIP(儿童健康保险计划)再授权法案》(MACRA)废除了用于计算医生为受益人所提供服务的报酬的、有缺陷的可持续增长率公式,并呼吁建立一个强调价值而非数量的新支付系统。为了响应这一号召,CMS 制定了质量支付项目(Quality Payment Program,QPP)。

外科医生有两种途径参与 QPP:基于功绩的奖励支付系统(Merit-Based Incentive Payment System,MIPS)和高级替代支付模式(Advanced Alternative Payment Models,APM)。MIPS 是大多数医生默认使用的QPP 途径,至少最初是这样。MIPS 包括四个组成部分,其中三个类似于现有的 Medicare 质量改进项目。分别是:质量,以前是医师质量报告系统;成本,以前是基于价值的调节器;推进医疗信息(Advancing Care Information,ACI),以前称为电子医疗记录激励项目,通常称为有意义使用(Electronic Health Record-Meaningful Use,EHR-MU);第四部分为新的临床实践改进活动(Improvement Activities,IA)。2019 年的支付将基于综合评分、2017 年的质量、ACI 和 IA 报告;之后的报告将基于所有四个组成部分。外科医生可以根据他们的最终得分进行正向或负向的付款调整。

AUA 泌尿外科注册处和 AQUA（AUA 质量注册处）可用于 MIPS 报告。

其他质量指标和公开报告指标

AUA 与美国妇产科学院制定了 5 项压力性尿失禁的测量指标，并提交全国质量论坛（National Quality Forum，NQF）作为胃肠/泌尿生殖认证维护试点项目。2014 年 11 月，NQF 批准了 AUA 提出的关于减少压力性尿失禁手术治疗过程中使用膀胱镜检查的感染并发症的测量指标。

泌尿外科附录:临床医疗路径实例

临床医疗路径 1

疾病:儿童肉眼血尿

协作学科:儿科肾脏病学

目标:建立一个以疾病为中心,以加快患者周转、提高医疗和服务质量为目的的流程。

概述

肉眼血尿是在泌尿外科和肾脏病学门诊中经常提及的一项症状。该症状常引起患儿家长的担忧,通常需要进行详细的体格检查、影像学和实验室检查评估。在疾病管理上,该疾病适用于多学科途径。由于尚未形成标准化流程,因此导致患者需要多次进行门诊就诊和检查,并且缺乏有计划的转诊模式。

成功的关键点

1. 以及时有效的方式进行患者评估,并进行有效的沟通;

2. 对非本地患者,优化门诊就诊的时间;

3. 提供一切潜在的必要服务。

医疗协调

1. 所有肉眼血尿的初诊患儿,在完善泌尿系彩超检查后,转诊至小儿泌尿外科;

2. 如果患者存在肾源性血尿的可能性,需进行肾脏病学评估,转诊至儿科肾脏病学门诊;

3. 如果泌尿外科评估情况正常,但血尿症状持续,患者需尽可能转诊至儿科肾脏病学门诊,以获得相关诊疗。

泌尿外科联系点

● 小儿泌尿外科门诊安排。

相关人员签名并注明日期。

临床医疗路径 2

疾病:包茎

协作学科:整形外科

目标:建立一个以疾病为中心,以加快患者周转、提高医疗和服务质量为目的的流程。

概述

获得性包茎可能是由于过度的包皮环切术或瘢痕形成所引起。该疾病危害患者的泌尿和生殖健康。疾病管理的主要方式是手术治疗,适用于多学科途径。

成功的关键点

1. 及时有效的治疗方式,及有效的沟通;

2. 对非本地患者,优化门诊就诊的时间;

3. 提供一切潜在的必要服务。

医疗协调

1. 当患者由参与治疗的科室首次接诊后,应在 3 周内转诊至协同的科室进行就诊。门诊病历应抄送辅助治疗的医生。

2. 如果手术过程中需切除血管翳或突起的组织,应提前进行费用讨论。在初次咨询时,泌尿外科医师应评估是否需行耻骨上膀胱穿刺置管。

3. 血糖控制不佳的患者,应转诊至初级保健医师或内分泌科医师,以便在手术安排前调整血糖。

4. 告知患者术前 7~10 天开始停用抗凝药。

5. 原则上首诊医师为主刀医师,除非双方均认为其他手术医师更好。该病例将进入主刀医师的时间表,从入院开始主刀医师将主导患者的治疗。

6. 皮肤移植需在整形外科的指导下进行。

7. 需要进行密封负压引流（vacuum-sealed dressings,VSD）的病例将收治到 10 楼科室。

泌尿外科联系点

● 泌尿外科门诊安排;

● 泌尿外科手术安排。

相关人员签名并注明日期。

临床医疗路径 3

疾病:消化道/泌尿生殖系统瘘

协作学科:普通外科

目标:建立一个以疾病为中心,以加快患者周转、提高医疗和服务质量为目的的流程。

概述

累及消化道和泌尿生殖系统瘘的病因可能包括创伤、医源性手术损伤、良性疾病（如憩室炎）、盆腔肿瘤进展或肿瘤治疗方案。该疾病影响患者健康,甚至可能危及生命。疾病管理的主要方式是手术治疗,适用于多学科途径。

成功的关键

1. 以及时有效的方式治疗患者,并进行有效的沟通。

2. 对非本地患者,优化门诊就诊的时间。

3. 提供一切潜在的必要服务。

医疗协调

1. 当患者由参与治疗的科室首次接诊后,应在 3 周内转诊至协同的科室进行就诊。门诊病历应抄送辅助治疗的医生。

2. 血糖控制不佳的患者,应转诊至初级保健医师或内分泌科医师,以便在手术安排前调整血糖。

3. 告知患者术前 7~10 天开始停用抗凝药。

4. 首诊医师为患者主刀医师,除非双方均认为其他手术医师是更好的选择。该病例将进入主刀医师的时间表,从入院开始主刀医师将主导患者的治疗。

5. 皮肤移植需在整形外科医师的指导下进行。

6. 需要进行密封负压引流(vacuum-sealed dress-ings,VSD)的病例将收治到 10 楼科室。

泌尿外科联系点

- 泌尿外科门诊安排;
- 泌尿外科手术安排。

相关人员签名并注明日期。

临床医疗路径 4

疾病:阴囊汗腺炎

协作学科:整形外科

目标:建立一个以疾病为中心,以加快患者周转、提高医疗和服务质量为目的的流程。

概述

阴囊汗腺炎通常是一种慢性迁延的失能性疾病,需要多学科途径。内科治疗难以提供长时间的缓解。恰当的外科治疗方案经常需切除病变组织,然后进行重建。

成功的关键

1. 及时有效的治疗方式,并进行有效的沟通;

2. 对外地患者,优化门诊就诊的时间;

3. 提供一切潜在的必要服务。

医疗协调

1. 当患者由参与治疗的科室首次接诊后,应在 3 周内转诊至协同的科室进行就诊。门诊病历应抄送辅助治疗的医生。

2. 血糖控制不佳的患者,应转诊至初级保健医师或内分泌科医师,以便在手术安排前调整血糖。

3. 告知患者术前 7~10 天开始停用抗凝药。

4. 首诊医师为患者的主刀医师,除非双方均认为其他手术医师是更好的选择。该病例将进入主刀医师的时间表,从入院开始主刀医师将主导患者的治疗。

5. 皮肤移植需在整形外科的指导下进行。

6. 需要进行密封负压引流(vacuum-sealed dress-ings,VSD)的病例将收治到 10 楼科室。

泌尿外科联系点

- 泌尿外科门诊安排;
- 泌尿外科手术安排。

相关人员签名并注明日期。

临床医疗路径 5

疾病:不孕不育症

协作学科:生殖医学

目标:建立一个以疾病为中心、以加快患者周转,提高医疗和服务质量为目的的流程。

概述

在不孕不育症处理上,大部分的患者夫妇都是首先关注女性相关因素。然而,很大比例的病例中,病因包含了男性的因素。因此,对于这一类的案例,需要由临床专家进行评估。精液检查是整个评估过程中必不可缺的一项检查。

成功的关键

1. 以及时有效的方式治疗患病夫妇,并进行有效的沟通;

2. 获知医疗费用,但并非强制性要求;

3. 提供一切潜在的必要的内科和外科治疗服务。

医疗协调

1. 需要进行不孕不育症评估的夫妇中,男性同伴将获知精液采集的步骤指引。初诊时应抽血行实验室检查,具体项目已由参与治疗的科室确定。

2. 转诊至泌尿外科后,手术医师将在 3 周内查看患者。

3. 所有泌尿外科咨询意见均抄送所有参与治疗的科室。

4. 提供不孕不育症相关手术的收费表。

5. 如需办公室进行精液采集,提前沟通一般可安排在 2 周内。

泌尿外科联系点

- 泌尿外科门诊安排;
- 泌尿外科手术安排。

相关人员签名并注明日期。

临床医疗路径 6

疾病:儿童镜下血尿

协作学科:儿科肾脏病学

目标:建立一个以疾病为中心、以加快患者周转,提高医疗和服务质量为目的的流程。

概述

镜下血尿是在小儿泌尿外科和肾脏病学门诊中经常提及的一种症状。该疾病状况常引起患儿家长的担忧,通常需要进行详细的体格检查、影像学和实验室检查评估。在疾病管理上,该疾病适用于多学科途径。由于尚未形成标准化流程,因此导致患者需要多次进行门诊就诊和检查,以及缺乏计划的转诊模式。

成功的关键

1. 以及时有效的方式治疗患者,并进行有效的沟通;

2. 对非本地患者,优化门诊就诊的时间;

3. 提供一切潜在的必要服务。

医疗协调

1. 所有初诊镜下血尿的患儿,在完善泌尿系彩超检查后,转诊至儿科肾脏病学门诊。

2. 如果患者需泌尿外科介入,评估是否存在泌尿系出血的源头,将由肾脏病学医师转诊至小儿泌尿外科门诊。

3. 如果泌尿系彩超结果正常,且无泌尿系出血的源头,患者将由肾脏病学医师提供恰当的治疗。

泌尿外科联系点

● 儿科肾脏病学门诊安排。

相关人员签名并注明日期。

临床医疗路径 7

疾病:男性骨盆骨折合并尿道损伤

协作学科:骨科

目标:建立一个以疾病为中心、以加快患者周转,提高医疗和服务质量为目的的流程。

概述

骨盆复合伤可能同时累及盆腔骨骼和下尿路。恰当的评估和循证医学为依据的医疗有助于优化患者的疾病管理。

成功的关键

1. 以及时有效的方式治疗,并进行有效的沟通;

2. 注意后续手术治疗需 2 个科室同时协作进行;

3. 对非本地患者,优化门诊就诊的时间。

医疗协调

1. 要求骨盆复合伤的创伤患者尝试排尿。如果尿液呈肉眼血色,在留置尿管前应完善尿道逆行造影检查(retrograde urethrogram,RUG)。如果患者无法排

尿,可尝试轻柔地留置导尿管。如果患者病情稳定,可先行 RUG 检查。

2. 对于拟行急诊手术修补的尿道断裂患者,术前应评估内窥镜下重新连接的可能性。如果患者病情不稳定,可考虑行耻骨上膀胱穿刺转流。导管位置的选择应尽量迁就骨科手术的可能最佳入路。延迟行内窥镜下的重新连接也可以作为备选方案。

3. 后尿道狭窄的患者如有行部分或全部交感神经切除术的需要时,应提前请骨科评估。不同科室应抄送所有术前门诊记录。

4. 术前应指导患者停用抗凝药 7~10 天,除非共同参与手术的科室有不同意见。

5. 需要行骨科手术固定的创伤患者收治到骨科手术病房。需骨科医师协作的尿道成形手术患者应收治到泌尿外科病房。

泌尿外科联系点

● 泌尿外科门诊安排;

● 泌尿外科手术安排。

相关人员签名并注明日期。

临床医疗路径 8

疾病:儿童膀胱输尿管返流

协作学科:儿科肾脏病学

目标:建立一个以疾病为中心,以加快患者周转、提高医疗和服务质量为目的的流程。

概述

膀胱输尿管返流是在泌尿外科和肾脏病学门诊中经常提及的一项诊断。该疾病状况常引起患儿家长的担忧,通常需要进行详细的体格检查、影像学和实验室检查评估。在疾病管理上,该疾病适用于多学科途径。由于尚未形成标准化流程,因此导致患者需要多次进行门诊就诊和检查,以及缺乏计划的转诊模式。

成功的关键点

1. 以及时有效的方式进行患者评估,并进行有效的沟通;

2. 对外地就诊患者,优化门诊就诊的时间;

3. 提供一切潜在的必要服务。

医疗协调

1. 所有膀胱输尿管返流的初诊患儿,在完善影像学诊断检查后,转诊至小儿泌尿外科。

2. 如果影像学提示肾损伤,需进行肾脏病学评估,可由泌尿外科医师转诊至儿科肾脏病学门诊。

3. 小儿泌尿外科医师负责患者疾病管理,包括预

防性使用抗生素,大小便管理,影像学筛查,以及必要时的手术治疗。

泌尿外科联系点

- 小儿泌尿外科门诊安排。

相关人员签名并注明日期。

9.16　神经外科

概要

- **专业范围**。神经外科是一门诊疗神经系统及其支撑结构和相关血管疾病的学科,服务的对象包括成人和小儿患者。神经外科由超过 14 个亚专科构成,下属多个亚专科组织机构。

- **患者安全与质量**。美国神经外科协会(American Association of Neurological Surgery,AANS)和神经外科医师委员会(Congress of Neurological Surgeons,CNS)致力于提高患者的服务质量。它们制定了一系列有关神经外科患者医疗的临床实践指南。这些指南在 CNS 网站上均可下载。以质量和成果数据库(Quality and Outcomes Database,QOD)为代表,神经外科已建立了一些质量提高(quality improvement,QI)方案和临床注册处。

- **监管和认证要求**。美国神经外科委员会(American Board of Neurological Surgery,ABNS)负责神经外科医师的初始委员会认证程序,而认证维护(Maintenance of Certification,MOC)负责监管已被委员会认证的神经外科医师。MOC 要求神经外科医师必须每 10 年通过一次既定的考核要求。Medicare 和 Medicaid 服务中心(Centers for Medicare & Medicaid Services,CMS)为参与 2015 年《Medicare 和 Medicaid 准入和儿童健康保险计划(Children's Health Insurance Program,CHIP)再授权法案》(Medicare Access and CHIP Reauthorization Act,MACRA)的神经外科医生提供奖励机制。向 QOD 提交数据是实现该目标的一种方法。

专业范围

美国神经外科委员会将神经外科定义为一门治疗成人和小儿神经系统疼痛和病变的医学学科和手术专科。这些疾病可能影响中枢神经、外周神经、自主神经、神经系统支撑结构和相关血管的功能或活动。神经外科医师治疗的对象存在异质性,通常病情复杂,因此在质量提高方面存在较大挑战。

神经外科亚专科

与其他医学学科一样,神经外科医师在完成住院医师培训后可进入亚专科培训。目前暂无 ACGME 认证的神经外科医师亚专科培训项目。由神经外科医师学会(Society of Neurological Surgeons,SNS)发起的高级亚专科培训委员会(Committee on Advanced Subspecialty Training,CAST)负责认证神经外科亚专科培训项目,并为完成 CAST 认证培训项目的神经外科医师提供证书。相关的亚专业培训项目见表 9.37。

表 9.37　常见的被认证和学会认可的神经外科亚专科培训项目

ACGME 认证	CAST 认证	非 ACGME 认证
血管腔内手术神经影像学	脑血管外科	癫痫外科手术
	腔内神经外科	放射外科手术
	神经外科重症监护	颅底外科手术
	神经外科肿瘤学	
	神经外科创伤学	
	小儿神经外科	
	外周神经外科	
	脊柱外科	
	立体定向和功能神经外科	

神经外科亚专科学会

神经外科的专业学术亚专科学会众多。下属于美国神经外科协会(AANS)和神经外科医师委员会(CNS)学组的有 7 个。此外还有部分非 AANS 所属的学会。这些下属的学组和学会见表 9.38。

表 9.38　知名神经外科专业学会

AANS/CNS 脑血管学组
AANS/CNS 神经创伤与重症医学学学组
AANS/CNS 疼痛学组
AANS/CNS 小儿神经外科学组
AANS/CNS 脊柱和外周神经系统疾病
AANS/CNS 立体定向和功能外科
AANS/CNS 肿瘤学组
美国立体定向和功能外科学会
美国小儿神经外科医师学会
神经重症监护学会
全国神经创伤学会
北美脊柱外科学会
神经外科肿瘤学会

患者医疗与质量

质量提高计划与注册处

为了提高神经外科手术质量,2008年非盈利组织神经点联盟(Neuropoint Alliance,NPA)应运而生,以配合神经外科全国性质量提高工作。NPA由AANS发起,但已成为独立组织。NPA受AANS、CNS、SNS和ABNS支持,目的是通过互联网技术协助收集神经外科实践"真实世界"的临床和经济指标,以便:①进行研究和预后调查,包括对比有效性研究的机制;②满足公共报道的需求;③协助神经外科医师认证维护;④建立质量课程的基础。

NPA的基础是临床注册处,建立了针对不同神经外科疾病的观察性数据收集系统。QOD是由NPA建立的数据库,并受AANS、CNS、ABNS、SNS和脊柱侧弯研究学会(Scoliosis Research Society,SRS)支持。QOD为神经外科医师、临床团队及医院提供了向全国神经外科注册处上报和获取质量和预后数据的途径,有助于针对特定疾病提供最优化的治疗方案。基于数据资料,NPA建立了风险校正的预后测量指标,为神经外科手术的预后提供全国性的标杆系统。目前,QOD所涵盖的神经外科疾病范围包括颈椎疾病、腰椎疾病、脑血管系统疾病和脊椎畸形,如脊柱侧弯。SMISS数据注册处是另一个神经外科的前瞻性数据注册处,由微创脊柱外科学会建立,致力于推动微创脊柱外科的循证医学实践。

除了以上神经外科特有的项目,还有一些包含神经外科的全国性QI项目和注册处。例如,全国外科质量提高项目(ACS NSQIP®)是由美国外科医师协会所建立的QI项目,为医院提供基于多项质量评估指标和术后30天预后情况的风险校正数据。此外,创伤质量改进计划(Trauma Quality Improvement Program,TQIP)为医院提供基于创伤医疗,包括神经外科创伤医疗的质量反馈数据。全国创伤数据库和全国肿瘤数据库是由ACS所支持的创伤和肿瘤数据库,分别包括神经外科创伤和肿瘤患者的数据。可从网站获取更多QI项目和注册处的信息,见表9.39。

临床实践指南和循证路径

AANS和CNS认可临床实践指南(clinical practice guidelines,CPG)作为提高患者医疗质量工具的重要参考。事实上,一些早期的基于循证医学、方法学的外科临床实践指南就是由神经外科医师所提出,这些工作在很大程度上指引了外科临床实践指南的进程。

表9.39 常见的神经外科QI项目和注册处

质量与预后数据库
SMISS注册处
全国外科质量提高项目(ACS NSQIP®)
创伤质量提高项目(TQIP®)
全国创伤数据库(NTDB®)
全国肿瘤数据库(NCDB)

在脑创伤基金会支持下,1995年AANS发表了《重度脑创伤的治疗和预后》的协作共识。2007年AANS、CNS、神经创伤和重症监护协作组参与修订了指南,并重新命名为《重度脑创伤治疗指南》。任何由AANS和CNS认可的指南,必须符合以下条件:①有强力的证据支持;②由大量的经验丰富的临床实践者参与,遵循严格的和已验证的方法学制定;③在合理的时间间隔内更新。CNS指南委员会对这些循证依据的临床实践指南的建立进行内部监督。CNS/AANS联合指南委员会对与神经外科实践相关的内在和外在建立的指南进行评估。CNS和AANS相关临床实践指南实例和循证路径实例见本章节框9.3所示。所有CNS和AANS认可的临床实践指南和循证路径可在CNS网站"指南"板块进行检索获取。

框9.3 CNS和AANS相关临床实践指南和循证路径实例

临床实践指南
小儿脑积水指南
重度脑创伤治疗指南(第3版)
颈椎退行性疾病外科治疗指南
进展期脑胶质瘤治疗指南
椎间融合指南

监管和认证要求

委员会认证和认证维护(MOC)

神经外科的委员会认证由ABNS负责。为了达到委员会认证要求,神经外科医师必须完成ACGME认证的神经外科住院医师培训,包括通过ABNS初级考试。该考试内容涵盖一系列神经外科领域的相关主题。认证前,申请者必须提交一系列资料信息,包括住院医师病例手册,可通过NeuroLog这一互联网病例系统上交。一旦ABNS同意认证申请,申请者需通过以下两个关键步骤来获得委员会认证资格,一是提交临床实践数据,二是通过口试。所有的候选者应按时间顺序通过 NeuroLog 向 ABNS 提交 150 例连续收治的主管病例。此外,委员会认证要求申请者通过 ABNS 的口试。

目前,神经外科医师需参与美国神经外科委员会的认证维护（Maintenance of Certification, MOC）。ABNS 建立 MOC 的目的在于"鼓励、促进和支持神经外科的继续教育,以协助专科医师致力于终身学习和自我评估"。ABNS MOC 过程由四个关键部分组成。鼓励 1999 年之前经 ABNS 认证的专科医师参加 MOC 过程,但不作为硬性要求。

ABNS 要求专科医师所在医院院长完成一份问卷,以作为评估专科医师职业水平的依据。该问卷内容包括沟通技巧、系统性实践的参与度和专业精神等方面的评估。此外,申请者还被要求具有自主执业资格证和院内自主执业权。问卷每 3 年必须完成一次。

终身学习和自我评估的要求包括每 3 年获得 150 个继续医学教育（Continuing Medical Education, CME）的学分。ABNS 约定这些学分应包括:

- 60 个 AMAPRA I 类学分,神经外科相关活动;
- 90 个 CME 学分,可以是 AMAPRA I 类学分,或通过 MyMOC 提交非核实、自主申报的活动。

此外,也可以参加 CNS 赞助的神经外科自我测评（Self-Assessment in Neurological Surgery, SANS）项目,进行学习和互联网自我测评考试,来获得 CME 学分并对自我测评问卷进行详细反馈,从而达到上述要求。有关 SANS 的细节见 CNS 网站（www.cns.org/education/browsetype/sans）。

MOC 过程要求所有个人都必须通过 ABNS 的临床基础认知测试,以符合每 10 年一次的周期性认证维护要求。考试于每年 3 月举行,可于 MOC 周期的第 8、9、10 年进行考核。

临床实践表现的评估由几个方式进行。前述的院长问卷和 SANS 是其中的一种形式。此外,还有一个"重点病例"的神经外科 MOC 考核形式。参与者选择在 ABNS 提供的 17 个案例中选择 1 个。一旦选择,参与者将记录关于该病例的 10 项操作信息。病例记录后,参与者将获得有关的参考文献。另外,在记录了 10 个案例之后,每个参与的神经外科医生将得到各自表现情况的反馈,并与选择相同案例的人进行比较。该形式考核每 3 年完成一次。

CMS 报告要求

2015 年《Medicare 准入和 CHIP（儿童健康保险计划）再授权法案》（MACRA）废除了用于计算医生为受益人所提供服务的报酬的、有缺陷的可持续增长率公式,并呼吁建立一个强调价值而非数量的新支付系统。为了响应这一号召,CMS 制定了质量支付项目（Quality Payment Program, QPP）。

外科医生有两种途径参与 QPP:基于功绩的奖励支付系统（Merit-Based Incentive Payment System, MIPS）和高级替代支付模式（Advanced Alternative Payment Models, APM）。MIPS 是大多数医生默认使用的 QPP 途径,至少最初是这样。MIPS 包括四个组成部分,其中三个类似于现有的 Medicare 质量改进项目。分别是:质量,以前是医师质量报告系统;成本,以前是基于价值的调节器;推进医疗信息（Advancing Care Information, ACI）,以前称为电子医疗记录激励项目,通常称为有意义使用（Electronic Health Record-Meaningful Use, EHR-MU）;第四部分为新的临床实践改进活动（Improvement Activities, IA）。2019 年的支付将基于综合评分、2017 年的质量、ACI 和 IA 报告;之后的报告将基于所有四个组成部分。外科医生可以根据他们的最终得分进行正向或负向的付款调整。有关更多详细信息和更新,请访问 ACS QPP 资源中心,网址为 www.facs.org/advocacy/qpp。

神经外科医师相关的注册处包括质量与预后数据库（Quality and Outcomes Database, QOD）和 ACS 外科医师专用注册处（Surgeon Specific Registry, SSR）。

CMS 报告测量指标

医院住院患者质量报告项目最初开发的目的是为医院报告指定的质量指标提供财务激励。后来,医院在这些测量指标上的表现都公开于 CMS 赞助的医院比较网站。这些与外科手术最为相关的测量指标也包括外科医疗改善计划（Surgical Care Improvement Project, SCIP）所定义的指标。

从 2014 年开始,门诊手术中心质量报告项目开始从门诊手术中心（ambulatory surgical centers, ASCs）收集有关医疗质量数据,进行特定的标准化测量指标评估。ASCs 必须通过上报数据来获得 ASC 年度支付率数据更新。神经外科的质量测量指标包括患者烧伤、患者跌倒和手术部位错误等。

除了 CMS 赞助的 MIPS 和门诊报告项目,还有很多其他非强制性的、循证基础的可供报告的质量测量指标。这类指标,受全国质量论坛（National Quality Forum, NQF）认可的数量很多,其中有部分专属于神经外科。NQF 认证的神经外科质量测量指标实例见框 9.4 所示。

框 9.4　NQF 认证的神经外科质量测量指标实例

质量测量指标
腰椎损伤患者功能状态改变
无症状患者行颈动脉支架置入后卒中或死亡
无症状患者行颈动脉内膜剥脱术后卒中或死亡
腰背部疼痛的腰椎 MRI 检查
腰背部疼痛的影像学检查
脑室-腹腔分流在儿童中的失败率
压疮发病率(医院获得性)
压疮的预防与护理

（胡焕新　黄榕康　窦若虚）

9.17　心胸外科

概要

- 专业范围。心胸外科医生在心脏、肺、食道及胸腔大血管等相关疾病的药物治疗和手术治疗领域具有特殊的知识、技能和专业能力。同时，心胸外科医生在为终末期肺疾病和心脏疾病患者进行肺和心脏移植方面也有经验。经过专科培训的胸外科医生常常在食管癌和肺癌患者治疗方面投入大量精力。完成住院医师培训项目的心胸外科医生可以进入其他公认的亚专科的临床培训。进入临床工作后，心胸外科医生可以加入一些专业组织。

- 患者医疗与质量。胸外科医师学会(Society of Thoracic Surgeons,STS)循证外科工作组制定了提供高质量医疗的相关指南。这些指南的制定是通过全面回顾临床资料来实现的。指南旨在通过描述特定疾病和状况在诊断、管理或预防等方面的公认方法，协助临床医生和其他医疗提供者进行临床决策。胸外科医师学会在 1989 年引进了 STS 国家数据库，以促进质量改进和保障患者安全。

- 监管和认证要求。2011 年 1 月,STS 的在线公开报告选项开始使用。2014 年,STS 国家数据库成为合格临床数据注册处(Qualified Clinical Data Registry,QCDR),以满足 Medicare 和 Medicaid 服务中心(Centers for Medicare & Medicaid Services,CMS)医师质量报告系统(Physician Quality Reporting System,PQRS)的要求。因此，参与者必须加入 MACRA 和 MIPS。此外,24 项 NQF 指标特别针对了这一领域的高质量的医疗和患者安全。

专业范围

经过培训的心胸外科医师能够掌握冠状动脉疾病;肺、食管和胸壁恶性肿瘤;气管、大血管和心脏瓣膜畸形;纵隔肿瘤和膈肌疾病的手术治疗。此外,气道管理、胸外伤和心肺移植也属于本学科的范畴。

在过去的 10 年里,成为一名心胸外科医师的途径处于演变之中。通常来讲,受培训者应首先完成 5 年的普通外科住院医师培训,然后进入毕业后医学教育认证(Accreditation Council for Graduate Medical Education,ACGME)认可的为期 2 年的心胸外科医师培训。但是目前也有其他 3 种可行的途径,来满足委员会认证的心胸外科医师的要求:①外科/胸外科联合培训项目(4 年+3 年项目),参与者可在第 7 年同时申请外科和心胸外科医师的资格认证;②整合式的 6 年制胸外科培训项目,参与者在完成 6 年的培训后,可申请心胸外科医师资格认证;③血管外科住院医师培训后完成胸外科住院医师培训。

与其他医学专科的受培训者相同,心胸外科住院医师拥有进入专科化培训的机会,包括 1 项 ACGME 认可的研究培训项目,4 项非委员认证的项目(表 9.40)。这些项目一般需要为期 1 年的培训。

表 9.40　常见的心胸外科专科医师培训项目

ACGME 认证的专科培训项目	非 ACGME 认证的专科培训项目
先天性心脏病外科手术	心肺移植手术
	腔内血管外科手术
	经导管瓣膜置换手术
	高级成人心脏外科手术

外科协会

心胸外科领域内,有一些学术型、专业性的亚专科协会。这些协会成立的目的在于保持高标准的临床实践,为协会成员提供继续医学教育的机会,以及提升患者在医疗服务中的受教育程度和参与度。表 9.41 列出心胸外科领域内的协会团体。

表 9.41　常见的会员制协会

美国胸外科医师协会
美国胸外科委员会
美国胸外科医师学院

续表

美国心脏协会
美国移植外科医师协会
美国胸外科协会
先天性心脏病外科医师协会
心脏外科医师协会
胸外科医师协会

患者医疗与质量

临床实践指南

一些组织制定了特定疾病、状况和管理的实践指南和指引,以改善心胸外科患者的医疗质量。STS 成立了质量研究和患者安全(Quality, Research, and Patient Safety, QRPS)委员会。委员会由 4 个负责不同质量项目的工作组构成:国家数据库工作组、研究进展工作组、循证外科工作组和患者安全工作组。STS 循证外科工作组基于对目前医学文献发表的大量科学证据的回顾,制订了相关指南。这些指南涉及的研究领域包括但不仅限于:主动脉瓣和升主动脉、食管癌、心脏外科术中心房颤动、腔内血管支架植入以及心脏瓣膜介入治疗的发病率和死亡率。

有关心胸外科指南的深入讨论,可参阅胸外科医师协会网站(www. sts. org)。

质量改进项目和注册处

为了维持患者医疗的严格标准,心胸外科设立了质量改进项目和注册处。注册处有助于质量改进评估和临床预后研究。STS 国家数据库是目前世界最大的自愿性胸外科注册处,能够获取美国成人心脏外科术后的真实预后情况。

数据库收集来自超过 1 000 个、全美 95% 以上的胸外科临床中心的数据。目前已收集了超过 410 万的患者信息,因此构成了心胸外科的全国性资源库。STS 国家数据库工作组全面监管注册处的运作。

随着 STS 国家数据库的快速发展,普通胸外科、先天性心脏病外科和经导管瓣膜治疗的注册处也得以建立。通过从 STS 数据库中获取的信息,目前已建立了冠状动脉搭桥手术的第一个国家级风险预测模型,并整合到了数据库软件中。这意味着全国性统计风险模型首次用于为地方医疗提供风险校正的基准测试。风险校正依然是注册处的主要属性。诊断不同的手术操作,目前有较多的风险模型。每个季度数据库参与者都能获得详细的报告资料。这些资料信息有助于各个医院进行趋势追踪,了解需要改进的领域,并将自身的结果与全国性的风险校正的基准进行比较。

心肺移植领域也通过建立的国际化数据库获得高度严格的监管。在国内,器官共享联合网络(United Network for Organ Sharing, UNOS)是一家管理全国移植系统的非盈利组织,也称器官获取和移植网络(Organ Procurement and Transplantation Network, OPTN)。所有移植项目都属 OPTN/UNOS 管理,必须遵守器官分配的政策法规。国际心肺移植协会建立了国际心肺移植注册处,周期性提供胸腔脏器移植的全球经验更新。只要进行心肺移植的国家,哪怕数量不多,都可以向注册处提交数据。收集的数据通过季度性和年度性报告公布。

除了这些心胸外科专有的注册处,还有一些国家级的数据库也获取心胸外科的预后数据,包括美国外科医师协会的国家外科医师手术质量改进计划(American College of Surgeons National Surgical Quality Improvement Program, ACS NSQIP®),为医院提供了不同预后的风险调整后的预后数据;国家癌症数据库(National Cancer Database, NCDB),包含有肺癌和食道癌的数据;以及医疗研究和质量局的医疗成本和利用项目。

STS 还建立有州属和地方性的协作组,利用 STS 国家数据库的结果作为标尺,比较风险校正后的结局。这些协作组通过每年的会晤进行实践模式的比较和数据分享,以起到"水涨众船高"的作用。这些协作组部分与绩效工资模型相关,这已被证实可有助于改善预后情况。

STS 还通过与其他专业组织协作的方式,获取有关质量问题的广泛观点。在与美国眼科学院和血管外科学会的讨论中,探讨了国家数据库建立的共同基础。近年来,与美国心脏病学学院的协作取得了丰富的成果。例如,在国立卫生研究院 R01 ASCERT(ACCF-STS 数据库协作的血运重建策略有效性比较)研究中,两个组织的临床注册处与 CMS 的长期 Medicare 提供者分析和审查(Medicare Provider Analysis and Review, MedPAR)文件数据合并,以进行外科手术与经皮穿刺介入治疗阻塞性冠状动脉疾病的有效性对比研究。这种学科之间的协作体现了在以患者为中心的治疗中共同参与的重要性。

监管与认证要求

心胸外科医师在受培训者教育和模拟训练方面处于领先地位。2008 年,胸外科主任协会举办了一个训练营,参与者为进入传统培训第一年和整合式培训第四年的心胸外科住院医师。训练营的目的是为住院医师提供心胸外科基本手术技能的经验基础和动手实践机会。胸外科主任协会还设置了以周为单位的心胸外科住院医师培训课程。

此外胸外科自我教育和自我评估课程(Self-Education Self-Assessment in Thoracic Surgery, SESATS)作为基于计算机的综合测验工具,旨在用于学习和回顾心胸外科手术的基础知识,主要适用于执业医师的后续培训。参与者必须在 MOC 周期的第五年完成 SESATS 课程,以便获得认证证书。

委员会认证和认证维护(Maintenance of Certification, MOC)

完成心胸外科训练项目的医生可以申请美国胸外科委员会(American Board of Thoracic Surgery, ABTS)的认证。在通过委员会认证之前,心胸外科医生必须通过书面测试,以证明她或他已获得心胸外科内科和外科治疗的专业知识和技能。一个来自全国范围的专家团队将组织口试,对不同疾病治疗的技能、知识和能力进行考核。主考人还将审核申请人在过去一年治疗过的患者情况。对于 2003 年 7 月后开始胸外科手术培训的医师,美国外科委员会的认证并非强制,但可自行选择。

从 2008 年 1 月开始,ABTS 用 MOC 流程取代了自己原有的再认证流程。委员会要求所有的从业者,包括 1976 年前获得认证者,及拥有终生资格认证者,都必须参与 MOC 流程。ABTS MOC 流程以 10 年为周期。如第 9 章引言所讲,该流程包括四个部分:专业地位、终身学习和自我评估、认知能力,以及临床实践表现评估。不是所有的部分都需要每年进行。以下为有关 MOC 流程每个部分的简要介绍,及满足要求的方法。

- 专业地位:在临床实践的各个阶段都有有效的、非限制性的资格证书。
- 终身学习和自我评估:从业者必须每 5 年完成 150 小时美国医学会的 I 类继续医学教育。其中,一半以上的 CME 学时必须是委员会心胸外科目录的课程学时。此外,在 MOC 周期的第 5 年,每个从业者必须完成胸外科自我教育和自我评估课程。
- 知识、判断和技能评估:每个医生都必须通过计算机考试。他们可在第 8 年开始考试,但必须在第 10 年之前通过。
- 临床实践表现评估:委员会已经废止了参与数据库的强制性要求,改为 2016 年 1 月开始实施的实践质量提升计划。

CMS 报告要求

2015 年《Medicare 准入和 CHIP(儿童健康保险计划)再授权法案》(MACRA)废除了用于计算医生为受益人所提供服务的报酬的、有缺陷的可持续增长率公式,并呼吁建立一个强调价值而非数量的新支付系统。为了响应这一号召,CMS 制定了质量支付项目(Quality Payment Program, QPP)。

外科医生有两种途径参与 QPP:基于功绩的奖励支付系统(Merit-Based Incentive Payment System, MIPS)和高级替代支付模式(Advanced Alternative Payment Models, APM)。MIPS 是大多数医生默认使用的 QPP 途径,至少最初是这样。MIPS 包括四个组成部分,其中三个类似于现有的 Medicare 质量改进项目。分别是:质量,以前是医师质量报告系统;成本,以前是基于价值的调节器;推进医疗信息(Advancing Care Information, ACI),以前称为电子医疗记录激励项目,通常称为有意义使用(Electronic Health Record-Meaningful Use, EHR-MU);第四部分为新的临床实践改进活动(Improvement Activities, IA)。2019 年的支付将基于综合评分、2017 年的质量、ACI 和 IA 报告;之后的报告将基于所有四个组成部分。外科医生可以根据他们的最终得分进行正向或负向的付款调整。

尽管心胸外科手术通常是由 CMS 的住院患者质量报告项目进行数据提交,但随着这些手术在门诊手术中心的开展,门诊质量报告项目的实施已成为必要。该项目于 2014 年开始实施,是 CMS 的一项先报告、后付费的程序,要求门诊手术中心(ambulatory surgery centers, ASC)必须上报医疗质量数据,才能获得中心的年度支付比例的数据更新。

心胸外科医师在公开报告方面时常走在前列。心胸外科医师与《消费者报告》(Consumer Reports)建立协作,以使结局信息更加透明化。

其他质量绩效评估

国家质量论坛(National Quality Forum, NQF)基于

循证标准的严格过程,认可了全国性的绩效评估指标,建立了一系列提高心脏外科医疗质量的自愿共识标准。这些标准意在报告质量改进和公共责任。STS 国家数据库被用于获得 21 项绩效评估指标。经过这些年来一定程度的修改,这些评估指标已成为心胸外科质量评估的标尺。

近些年来,在临床实践中,管理医疗集团和个别保险公司寻求手术结果的详细资料的情况越来越多。例如,在 20 世纪 90 年代中期,一家保险公司告知许多心脏外科手术团队,将依据是否存在一套简明、准确的报告系统,及手术结果的风险评估方案,来决定后续的参保情况。STS 已与多家保险公司谈判,外科团队只要常规填写 STS 国家数据库的条目,保险公司就能获取相关信息。这一方案对于保险公司而言具有很大吸引力,免除了他们开发和维护大型临床注册处的负担。而对参与的临床机构而言,则无需耗费财力和时间来完成保险公司要求的表格审阅和统计咨询,同时又能符合保险公司的报告要求。对于本专业来说,则能够拥有更加统一的报告要求和质量报告机制。尤为重要的是,患者能够从应用于质量评估的全国性标杆规范中获益。

研究

胸外科医师早就意识到临床研究不仅是知识进步的基础,同时也为质量标准的建立提供了必要的证据。STS 国家数据的建立为胸外科研究领域带来了显著的变化。

首个源于数据库的研究是以 STS 报告的形式出现。经过数年的发展,STS 数据已用于更多研究领域。在当地调查人员的引导下,数据库参与者开始通过检索 STS 数据进行相关研究。基于此,STS 建立一个机制,允许各成员可以使用自己的数据和 STS 数据库中整合全国性的数据进行独立的研究。访问和出版物(Access and Publications,A&P)工作组的建立有助于评估、开发和发表过程的指导。

A&P 过程促进了由 STS 主导研究向数据库参与者发起研究的转变,使临床注册处向更大范围的研究项目开放。在 A&P 协议中,数据库成员可向工作组直接提交研究申请。一旦研究申请获得批准,由研究人员和生物统计学家组成的团队将协助该成员完成研究课题,并协助发表和展示。A&P 过程实施,带来了超过 100 篇的同行评议报告,及大量在区域和国家级会议上的成果展示。

2011 年,STS 研究中心正式成立,目的是拓展 STS 数据的应用范围,包括受资助的研究基金项目。几乎所有的基金项目都采用了将 STS 数据库的短期临床数据与 MedPAR 的远期随访数据进行关联的设计。通过与 MedPAR 数据的联系,可以获得有关长期随访的预后数据,包括生存情况、再入院率、再干预和医疗成本等。目前为止,该中心已获得很多联邦基金资助,包括 4 项 R01 基金资助。

9.18　耳鼻喉科

概要

- 专业范围。耳鼻喉头颈外科学(Otolaryngology-Head and Neck surgery,O-HNS)是一门独特的学科,研究的是头颈部这一特定的人体区域和器官系统,以及与头颈部相关的颅神经。耳鼻喉头颈外科学是美国最古老的医学学科。耳鼻喉科医师需掌握耳、鼻、喉和相关结构疾病的内科和外科治疗手段。本学科也包括头颈部癌症患者的治疗。完成耳鼻喉科住院医师培训项目后,受培训者可以进入亚专科的培训项目。耳鼻喉科相关的组织和协会团体众多。

- 患者医疗和质量。美国耳鼻喉头颈外科学会及其基金会(American Academy of Otolaryngology-Head and Neck Surgery and its Foundation,AAO-HNSF)代表了大多数的耳鼻喉科医师。AAO-HNS 倡导提供安全、高质量的医疗服务。该组织的质量咨询委员会由 AAO-HNSF 的领导者组成,注重于 AAO-HNSF 的质量改进。该委员会指导很多下属委员会的患者安全和质量改进的工作,主要是患者安全和质量改进委员会的工作。属于耳鼻喉科医师的第一个临床注册处是建立于 2005 年的头颈部恶性肿瘤纵向肿瘤注册处。甲状腺癌治疗协作组建立于 2010 年。2015 年 3 月,AAO-HNS 委员会批准建立全国性耳鼻喉科数据库,以纳入耳鼻喉科治疗中的全方位的数据。目前,本学科暂无相关的资格认证项目。

- 监管和认证要求。AAO-HNS 同样致力于发展学科相关评估指标,这些指标适用于 Medicare 和 Medicaid 服务中心(Centers for Medicare & Medicaid Services,CMS),2015 年《Medicare 准入和儿童健康

保险计划（Children's Health Insurance Program, CHIP）再授权法案》（Medicare Access and CHIP Reauthorization Act, MACRA）的报告，以及电子健康档案和其他报告形式。AAO-HNSF 曾与美国医学会医师绩效联盟合作，建立 CMS 认可的评估指标。包括这些个体化的指标集在内，学科专有的评估指标的建立仍在进行之中，且有待进一步完善。

专业范围

耳鼻喉科受训者需通过 5 年的住院医师培训，其中第 1 年为普通外科培训，后 4 年为耳鼻喉头颈外科培训。耳鼻喉头颈外科主要处理耳、鼻、喉和头颈部相关结构的疾病和异常状况。住院医师将掌握鼻窦、喉、口腔、上咽部和头面部疾病的诊断和处理。耳鼻喉科医师诊断、治疗和管理儿童和成人专业相关疾病及非手术相关疾病。部分耳鼻喉科医师在完成头颈部肿瘤学培训后，可进入肿瘤治疗领域。

与其他医学领域的受训者一样，通过住院医师培训的耳鼻喉科医师有继续进行专业化培训的机会。毕业后医学教育认证委员会（Accreditation Council for Graduate Medical Education, ACGME）认可的耳鼻喉科培训项目有 2 个，而非 ACGME 认可的项目有 6 个（表 9.42）。这些培训和资格认证项目要求在完成住院医师培训后继续进行为期 1 年的培训。完成 ACGME 认证的培训项目后，可向美国耳鼻喉科委员会（American Board of Otolaryngology, ABOto）申请亚专科资格证书。

表 9.42 常见的耳鼻喉科培训项目

ACGME 认证	非 ACGME 认证
耳神经和颅底外科	头颈部肿瘤外科
小儿耳鼻喉科	耳科
	鼻和鼻窦外科
	喉科学和发音障碍
	面部整形和重建外科
	睡眠医学和外科

外科协会

耳鼻喉科领域有一些学术性、专业性的亚专科协会。这些协会的职能是保持高标准的临床实践，为协会成员提供继续医学教育的机会，以及提升患者在医疗服务中的受教育程度和参与度（表 9.43）。

表 9.43 常见的会员制协会

美国面部整形和重建外科学院
美国耳鼻喉科变应性疾病学院
美国耳鼻喉头颈外科学院（AAO-HNS）
美国耳鼻喉科委员会
美国支气管和食管协会
美国头颈外科协会
美国喉科学协会
美国耳鼻喉科协会
美国耳神经科协会
美国鼻科协会
美国老年耳鼻喉科协会
美国小儿耳鼻喉科协会
北美颅底外科协会

患者医疗和质量

临床指南

一些耳鼻喉科组织制定了疾病、状况和管理的实践指南和指引，以改善患者的医疗质量。AAO-HNSF 就是其中之一。质量和安全是 AAO-HNSF 的首要目标，因此这些原则被纳入到大多数委员会的建立宗旨之中。质量咨询委员会是 AAO-HNSF 属下的专注于质量的委员会，由部分 AAO-HNSF 领导者构成。患者质量和安全改进委员会是主要负责监管质量改进措施和循证临床实践指南制定的委员会，所制定的质量知识产品包括临床实践指南（clinical practice guidelines, CPG）、临床共识声明（clinical consensus statements, CCS）、临床指引和立场声明等。已制定的临床共识声明包括：气管切开护理、CT 用于鼻旁窦疾病的适应证、鼻阀受损的诊断和治疗。临床实践指南包括：面瘫、鼓室置管在儿童中的应用、改善甲状腺手术后发声预后、突发性失聪、小儿扁桃体切除前多导睡眠图监测在睡眠呼吸障碍中的作用、小儿扁桃体切除术、耳鸣、过敏性鼻炎、成人鼻窦炎和急性外耳炎。如需进一步了解，可浏览 www.entnet.org/content/clinical-practice-guidelines。

质量改进项目和注册处

为了维持患者医疗的严格标准，不同外科都设立了质量改进项目和注册处。注册处有助于质量改进评估和临床预后研究。第一个针对耳鼻喉科头颈部肿瘤医师建立的注册处为头颈部恶性肿瘤纵向注册处（Longitudinal Oncology Registry of Head and Neck Carcinoma，LORHAN）。LORHAN 于 2005 年成立，纳入了头颈部恶性肿瘤的数据。

2010 年，甲状腺肿瘤治疗协助组（Thyroid Cancer Care Collaborative，TCCC）建立，记录和监管患者个人病历。TCCC 使用严谨、综合的方法对数据进行分析，为患者的个体化要求提供结果。TCCC 受甲状腺头颈肿瘤基金会赞助。普通外科医师和耳鼻喉科医师均可在 TCCC 上传资料。

AAO-HNS 的临床数据库 Reg-ent 可应用于研究或报告。该注册处将引领耳鼻喉科领域的质量报告措施，有助于了解患者群体的更大范围的预后情况。AAO-HNSF 最近推出了患者安全事件的门户网站，允许匿名数据上报，以更大程度分析几近错误、错误和不良事件。除此之外，国家性 QI 数据库对耳鼻喉科手术的结果进行获取。这些数据库包括：美国外科医师协会的国家外科医师手术质量改进计划（American College of Surgeons National Surgical Quality Improvement Program，，ACS NSQIP®），国家癌症数据库（National Cancer Database，NCDB）和医疗研究和质量局（Agency for Healthcare Research and Quality，AHRQ）医疗成本和利用项目等。ACS NSQIP 为医院提供风险校正性能数据。NCDB 纳入了部分头颈部肿瘤数据。目前，ACS NSQIP 和 NCDB 是可用于结果评估的两个最大的数据库。

监管和认证要求

委员会认证和认证维护（Maintenance of Certification，MOC）

完成培训的住院医师可向 ABOto 申请资格认证。为了获得委员会认证，住院医师必须通过一项资格考试，以证明她或他已获得耳鼻喉科内科和外科治疗的专业知识和技能。此外，申请者还需在口试之前提交一系列住院医师阶段的主管病例，以体现在耳鼻喉科疾病治疗上的经验。在通过笔试后，一个来自全国范围内的专家团队将组织口试，对不同疾病治疗的技能、知识和能力进行考核。

从 2002 年开始，ABOto 要求从业者必须参与 MOC 过程。MOC 以 10 年为一个周期，内容包括个人资料更新、自我评估、临床表现评估，以及一项有关证书更新的考试。以下为有关 MOC 流程每个部分的简要介绍，及满足要求的方法。

- 专业地位：在临床实践的各个阶段都有有效的、非限制性的资格证书。
- 终身学习和自我评估：从业者必须每年获得 25 个单元的医学继续教育学分。其中，60% 与耳鼻喉科相关。此外，每年还必须完成自我评估模块课程。
- 知识、判断和技能评估：每个医生都必须在 MOC 周期的后 3 年内通过计算机考试。
- 临床实践改进：质量改进活动的基础包括三个方面：患者调查、同行调查和注册处。

AAO-HNSF 为其会员提供了很多教学材料，包括 AcadamyU™ 这一有关安全和质量问题的网上教育平台。此外，AAO-HNSF 年度会议重点关注患者安全与质量改进的教育材料和研究。

CMS 报告要求

2015 年《Medicare 准入和 CHIP（儿童健康保险计划）再授权法案》（MACRA）废除了用于计算医生为受益人所提供服务的报酬的、有缺陷的可持续增长率公式，并呼吁建立一个强调价值而非数量的新支付系统。为了响应这一号召，CMS 制定了质量支付项目（Quality Payment Program，QPP）。

外科医生有两种途径参与 QPP：基于功绩的奖励支付系统（Merit-Based Incentive Payment System，MIPS）和高级替代支付模式（Advanced Alternative Payment Models，APM）。MIPS 是大多数医生默认使用的 QPP 途径，至少最初是这样。MIPS 包括四个组成部分，其中三个类似于现有的 Medicare 质量改进项目。分别是：质量，以前是医师质量报告系统；成本，以前是基于价值的调节器；推进医疗信息（Advancing Care Information，ACI），以前称为电子医疗记录激励项目，通常称为有意义使用（Electronic Health Record-Meaningful Use，EHR-MU）；第四部分为新的临床实践改进活动（Improvement Activities，IA）。2019 年的支付将基于综合评分、2017 年的质量、ACI 和 IA 报告；之后的报告将基于所有四个组成部分。外科医生可以根据他们的最终得分进行正向或负向的付款调整。

AAO-HNS 建立了 Reg-ent 这一注册处（耳鼻喉科相关的临床数据注册处），可用于 MIPS 报告。

CMS 住院质量报告项目在耳鼻喉科中有重要作用。相关的报告项目还包括门诊质量报告项目。

其他质量绩效评估

一些组织和协会已经建立或正在建立专业领域特有的质量评价指标，这些指标不受 CMS 支持。例如，耳鼻喉科是最先加入美国内科委员会基金的"明智选择"运动的外科专科。通过这一运动，学科可提交有关合理应用诊断学检查和治疗的推荐意见,包括突发性失聪的 CT 检查、鼓室置管耳瘘的抗生素应用、外耳炎的抗生素应用、鼻窦炎的影像学检查和声音嘶哑的影像学检查。在"明智选择"运动的第二系列状况/手术中,耳鼻喉科仍然是积极的引领者和参与者。

研究

耳鼻喉科通过一些途径将质量改进措施与研究联系在一起。通过 CHEER(Creating Health Care Excellence through Education and Research)网络,学术与团体网站之间建立了新的合作形式。CHEER 由全国耳聋和其他沟通障碍研究所提供基金支持,在学术和团体网站之间建立了一个以实践为基础的网络(www. cheerresearch. org)。网络的建立得益于 AAO-HNSF 与杜克临床研究所之间的协作。协作范围较广,涵盖了耳鼻喉科站点(学术的和私立的实践经验),包括 261 484 患者和 650 716 人次的访问。数据通过有限的变量设置(患者号码、访问号码、生日、性别、种族、所有诊断、所有操作),在患者水平去识别化,从而有助于质量改进评估和实施。耳鼻喉科医师也致力于通过 ACS NSQIP 成人和小儿平台,促进质量改进和研究措施的进步。

9.19 眼科

概要

- 专业范围。眼科学涉及眼的内科和外科治疗。亚专科培训可通过多个协会认可的培训项目和一个毕业后医学教育认证委员会(Accreditation Council on Graduate Medical Education, ACGME)认可的培训项目进行。多个外科协会和消费者团体对眼科学治疗相关。

- 患者医疗与质量。美国眼科学会(American Academy for Ophthalmology's, AAO's)Hoskins 眼科医疗质量中心制定了中心化、有序的眼科医疗质量策略,提供了一系列的临床证据、指南和优化实践方案。视力智能研究(Intelligent Research In Sight, IRIS)注册处为收集和比较眼科质量数据提供了可能。

- 监管和认证要求。通过参加 IRIS,眼科医师可完成 Medicare 和 Medicaid 服务中心(Centers for Medicare & Medicaid Services, CMS)的 2015 年《Medicare 准入和儿童健康保险计划(Children's Health Insurance Program, CHIP)再授权法案》(Medicare Access

and CHIP Reauthorization Act, MACRA)的上报要求。CMS 关于住院、门诊和流动患者质量报告项目中,针对眼科医师的有 2 个流动患者和 1 个门诊患者的指标。眼科学组织团体提议了一些国家质量论坛(National Quality Forum, NQF)和明智选择运动的质量指标。

专业范围

眼科医师为患有眼部疾患的患者提供内科和外科治疗服务,包括眼本身、周围附属结构以及脑内视神经通路的治疗。

除了眼科学的住院医师培训项目,眼科医师还可以进入一些亚专科的培训。ACGME 认证的项目仅有眼科整形和重建外科,而大学眼科教授协会(Association of University Professors of Ophthalmology, AUPO)培训规范委员会监管的眼科培训项目数量较多(表 9.44)。该委员会的宗旨在于建立眼科学培训和教育的统一标准。规范过程由参与的培训项目、亚专科协会和 AUPO 自愿参加和赞助支持。

表 9.44　常见的眼科学亚专科培训项目

ACGME 认证	非 ACGME 认证
眼科整形和重建外科	角膜及角膜外疾病
	白内障和屈光手术
	青光眼
	神经眼科学
	小儿眼科学
	玻璃体视网膜疾病
	眼科肿瘤和病理学
	葡萄膜炎和眼科免疫学

来源:ACGME 网站,AAO 亚专科生涯和 AUPO 培训规范委员会网站。

AAO 是最大的全国性眼科专业协会。其他的部分外科协会见表 9.45。

表 9.45　常见的眼科外科协会

美国眼科学会
美国小儿眼科和斜视学会
美国眼科委员会
美国青光眼协会
美国白内障和屈光外科协会
美国眼科整形和重建外科协会

美国视网膜专业协会
美国葡萄膜炎协会
视力和眼科研究协会
大学眼科教授协会
退伍军人事务眼科医师协会
加拿大眼科协会
角膜协会
北美神经眼科学协会
门诊眼科手术协会
视网膜协会

来源:AAO 网站,亚专科和特别专科协会目录。

患者医疗和质量

在过去的 35 年里,美国眼科学会、美国白内障和屈光外科协会和亚专科协会等大型专业组织共同协作,为制定眼科质量改进的全国性策略而努力。

2010 年,AAO 基金会成立了 Hoskins 眼科医疗质量中心,作为医疗质量和健康政策研究中心。Hoskins 中心的工作分为四个模块:基于循证的眼科治疗、提供基于价值的眼科治疗、医学信息技术标准和培训基金支持和捐赠。服务内容分别如下:

- 基于循证的眼科治疗纲要是一系列广泛应用的临床实践指南,包括:AAO 优化实践方案指南,总结性基准和临床声明。这些指南涉及的话题包括:年龄相关性黄斑变性、玻璃体后脱离、糖尿病视网膜病变和角膜膨隆等。这些指南的有效实施,有助于通过减少临床治疗变异,提高治疗质量,并有助于将先进技术应用于日常实践。
- 基于价值的眼科治疗通过提供一系列设定、识别和评估眼部治疗实践模型,来检验眼科治疗质量的公共卫生需求。
- 眼科技术评估(ophthalmic technology assessments, OTA)是用来评估新的和现有的方案、药物,以及诊断和筛查手段的安全性和临床有效性。这些评估由 AAO 眼科技术评估委员会编写和审查,其成员符合医学专业委员会的公司交流规范和 AAO 的"优先实践模式和眼科技术评估:与工业流程的新关系"的指南。
- Hoskins 中心通过奖学金和助学金资助对眼部治疗的崭新领域和研究不足的领域感兴趣的研究人员。

AAO IRIS 注册处是首个基于电子医疗记录(electronic health record, EHR)的综合性眼科治疗数据库。IRIS 设计用于所有 EHR 系统的交互,其数据映射程序能够从医生的 EHR 系统匿名提取患者数据,并转换为基于云的注册处。目前,有 12 家 EHR 供应商允许 IRIS 对数据进行映射。不使用 EHR 的眼科医师可以通过直接导入数据来参加注册处。IRIS 参与者可以监控患者交互、追踪干预措施、识别和强调治疗质量差距,衡量质量预后。他们可以对比其他眼科医师的患者预后、专业表现和治疗过程。整合的临床数据可为临床实践、组织和医生个体提供标准。

同行评审在眼科治疗质量中同样扮演着重要的作用。同行评审通常在眼科医师工作单位的认证机构指导下进行。许多这样的流动性或门诊医疗中心归属于医院,参与了联合委员会的审查和验证过程。其他眼科中心受门诊医疗认证协会监督,被要求参与同行评审。该流程通常在小的临床单位也能轻易完成,需要部分专业医师进行面对面的会晤。

监管要求

委员会认证和认证维护(Maintenance of Certification, MOC)

对满足美国眼科委员会制定的标准的医师,可允许其申请委员会认证。认证要求包括完成认证的医学培训要求;签署临床实践誓言,表明"在临床实践中保持同情心、正直感,并尊重人的尊严"的立场;以及完成笔试的资格考试和口试。

美国眼科委员会的 MOC 流程与美国外科委员会的流程相似,都以 10 年为周期。MOC 的内容包括四项专业领域:专业地位、终身学习和自我评估、认知能力和临床实践表现评估。为了帮助眼科执业医师满足 MOC 的要求,AAO 设置了眼科执业医师课程(Practicing Ophthalmologists Curriculum, POC)。POC 每三年再版一次,为眼科执业医师提供最新的临床相关信息。POC 存在于多种媒介模式,包括会议模式、出版资料、DVD、电子书和在线形式。此外 AAO 眼科新闻和教育网(Ophthalmic News and Education, ONE)作为免费的在线资源,可用于眼科医师寻找专业相关话题的最新资料信息。

眼科学 MOC 流程包括以下要点:

- 终身学习和自我评估可以通过完成在线、随机选择的定期眼科考试(Periodic Ophthalmic Review Tests, PORT)来实现。

- 认知能力可通过计算机辅助的闭卷式眼科认知考试来进行。
- 实践表现评估可通过完成实践改善模块（practice improvement modules, PIM）和选择性患者治疗体验调查来评估。PIM 还包括上报 CMS 认可的眼科指标的能力, 如患者对白内障手术和葡萄膜炎治疗的满意度。

CMS 报告要求

2015 年《Medicare 准入和 CHIP（儿童健康保险计划）再授权法案》（MACRA）废除了用于计算医生为受益人所提供服务的报酬的、有缺陷的可持续增长率公式, 并呼吁建立一个强调价值而非数量的新支付系统。为了响应这一号召, CMS 制定了质量支付项目（Quality Payment Program, QPP）。

外科医生有两种途径参与 QPP：基于功绩的奖励支付系统（Merit-Based Incentive Payment System, MIPS）和高级替代支付模式（Advanced Alternative Payment Models, APM）。MIPS 是大多数医生默认使用的 QPP 途径, 至少最初是这样。MIPS 包括四个组成部分, 其中三个类似于现有的 Medicare 质量改进项目。分别是：质量, 以前是医师质量报告系统；成本, 以前是基于价值的调节器；推进医疗信息（Advancing Care Information, ACI）, 以前称为电子医疗记录激励项目, 通常称为有意义使用（Electronic Health Record-Meaningful Use, EHR-MU）；第四部分为新的临床实践改进活动（Improvement Activities, IA）。2019 年的支付将基于综合评分、2017 年的质量、ACI 和 IA 报告；之后的报告将基于所有四个组成部分。外科医生可以根据他们的最终得分进行正向或负向的付款调整。

CMS 住院质量报告项目在眼科患者中应用较少, 更常应用的是门诊手术中心（Ambulatory Surgery Center, ASC）和门诊质量报告项目。指标 ASC-3 "错误部位、错误体侧、错误患者、错误操作、错误植入物" 和 ASC-11 "白内障：白内障手术后 90 天内患者视功能恢复情况" 对眼科执业医师来说很重要。与此类似, OP-31 "白内障：白内障手术后 90 天内患者视功能恢复情况" 也作为白内障指标被用于门诊质量报告。

其他报告指标

2006 年, 眼科开始制定指标以达到提供质量改善反馈和公开报告的目的。AAO 与美国 Medicare 协会的绩效改善医师联盟（Physician Consortium for Performance Improvement, PCPI）和 NQF, 关注于存在治疗差距的领域, 并选择以患者为中心、有临床意义的绩效项目作为指标。早期的指标主要是过程指标, 针对的是糖尿病视网膜病变及原发性开角型青光眼患者视神经检查等问题。

临床结局指标旨在使青光眼患者眼压降低 15%, 白内障手术后数日内的视力达到 0.5 或更好。与 NQF 合作制定的指标与患者的功能状态有关, 如测量白内障手术后 90 天内患者视觉功能状况和整体满意度的改善情况。

AAO 和美国小儿眼科和斜视学会（American Academy of Pediatric Ophthalmology and Strabismus, AAPOS）列出了五项 "眼科和小儿眼科医师和患者应该提问的事情", 并作为美国内科委员会基金明智选择运动的一部分, 在 2013 年进行了发表。内容如下：

- 眼科手术前不需要进行心电图、测血糖等医学检查, 除非有特殊的迹象表明需要这些操作；
- 当没有明显的眼部疾病的症状或迹象时, 不需要定期安排眼科疾病的影像学检查；
- 不要使用局部抗生素治疗腺病毒性结膜炎；
- 玻璃体注射不需要常规预防性使用抗生素；
- 对于干眼症, 在未局部使用眼表润滑剂治疗前, 不要施行泪管封堵；
- 对于失语症患者, 不推荐进行视力治疗；
- 对于通过常规视力筛查评估的儿童, 没有必要进行年度的全面眼科检查；
- 对于复视的患者, 没有必要常规进行影像学检查；
- 对于没有眼病的症状或体征的儿童, 不需要进行视网膜成像检查。

国家卫生统计中心的数据显示, 全美仅有 42% 的医生使用符合联邦标准的 EHR 系统, 而眼科医师是最不满足要求的人群（占 25%）。整合医疗企业（Integrating the Healthcare Enterprise, IHE）的一项使命是促进 EHR 的应用并寻求信息技术连通和交流的实际解决方案。IHE 是一个医学协会、临床医生和供应商的协作组, 目标是使用开放标准提炼交互操作的技术规范, 并评估供应商即插即用的兼容性的实施情况和可互操作的产品替代方案。IHE 眼科治疗倡议能够帮助医师选择有效的临床仪器和系统, 且不需要使用定制接口。IHE 展示柜的产品演示为医师提供机会, 见证不同供应商提供的 IHE 兼容的临床仪器/系统的成功整合。整合的内容包括：EHR、执业管理系统（计费信息）、图片存档以及通讯系统（来自眼底照相机的图像、光学相干断层扫描、折射仪器等）。

9.20 妇科

概要

- 专业范围。产科医师和妇科医师掌握妊娠和女性生殖系统疾病内外科治疗的专业知识、技巧和专业能力。为了体现本书的范畴,本章节仅阐述妇科的内容。部分妇科医师受训于妇科肿瘤学,治疗患有子宫内膜、宫颈和子宫恶性肿瘤的患者。在完成妇产科住院医师培训项目后,受训者可以申请其他亚专科的专科医师培训。

- 患者医疗与质量。2007 年,妇科外科医师协会(Society of Gynecologic Surgeons,SGS)研究委员会建立了确保患者医疗质量的方法学方案。该协会成立了一个系统回顾研究组,对妇科手术中的重要议题和争议进行分析,制定了循证依据的临床实践指南。此外,成立于 2014 年 6 月的妇科肿瘤协会临床结局注册处(Society of Gynecologic Oncology's Clinical Outcomes Registry,SGO COR)收集卵巢、子宫内膜、宫颈恶性肿瘤方面的临床数据。目前暂无与注册处相关的妇科肿瘤中心验证和认证流程。

- 监管与认证要求。最近成立的 SGO 注册处和美国妇产科医师学会(American College of Obstetricians and Gynecologists,ACOG)建立的注册处,可用于参与 Medicare 和 Medicaid 服务中心(Centers for Medicare & Medicaid Services,CMS)的 2015 年《Medicare 准入和儿童健康保险计划(Children's Health Insurance Program,CHIP)再授权法案》(MACRA)。此外,可用的指标还包括一些受提议的国家质量论坛(National Quality Forum,NQF)指标。在住院、门诊和流动手术质量上报程序中,有 1 项住院指标是适用于妇科医师的。

专业范围

妇产科医师通过 4 年的住院医师专科化培训,掌握孕前健康、妊娠、分娩、产后医疗、遗传学、遗传学咨询和产前诊断等领域的知识。此外还包括女性全身健康情况,包括生殖器官、乳房和性功能等方面的治疗,以及内分泌紊乱的处理、生殖系统感染的治疗以及纠正和治疗盆腔器官和泌尿系疾病的手术。妇科肿瘤外科医师还必须掌握对子宫内膜、宫颈和子宫恶性肿瘤的治疗。

与其他医学领域的受训者相同,完成住院医师培训的妇产科医师可以寻求专科化培训。1974 年,美国妇产科委员会(American Board of Obstetrics and Gynecology,ABOG)开始了亚专科的正式认证和委员会认证的流程。常见的妇产科学亚专科培训项目如框 9.5 所示。为了获得进一步的资格认证,妇产科医师必须在完成基础的住院医师培训后,再进行为期至少 3 年的培训。在 ACGME 认可的培训项目中,完成培训项目的医师可申请 ABOG 的亚专科资格认证。

框 9.5 常见的妇产科培训项目

女性盆腔医学和重建外科
生殖内分泌和不孕不育
妇科肿瘤学
母婴医学

目前,计划生育/避孕是由计划生育培训组认证的一项培训项目(更多内容参见 www. familyplanningfellowship. org)。

外科协会

妇产科领域有一些学术性、专业性的亚专科协会。这些协会的职能是保持高标准的临床实践,为协会成员提供继续医学教育的机会,以及提升患者在医疗服务中的受教育程度和参与度(表 9.46)。

表 9.46 知名妇产科协会

美国妇产科委员会
美国妇产科医师学院
美国妇产科协会
美国生殖医学协会
美国泌尿生殖医学学会
母婴医学协会
生殖内分泌和不孕不育协会
妇科肿瘤协会
妇科外科医师协会
生殖外科医师协会

这些协会中,很多都建立了所在领域的循证医学依据的临床指南。例如,美国妇产科医师学院(American College of Obstetricians and Gynecologists,ACOG)发表的《女性健康医疗的质量与安全》资源手册,强调了住院与门诊的质量和安全设定,为大学附属的或非大学附属的科室主任提供资格审核、权利和行为监督的

指导。此外,该手册还包括数据分析和质量衡量工具(手册内容见于 www. acog. org/About-ACOG/ACOG-Departments/Annual-Womens-Health-Care/College-Guidance-on-Annual-Womens-Health-Care)。

ACOG 还发表了《实践公报》,内容包括常见妇科疾病的临床表现指标。例如,最近发表的《实践公报》明确了绝经后阴道流血行子宫内膜活检的患者需要他莫昔芬治疗的比例;子宫内膜异位症的患者在进一步治疗前口服避孕药缓解疼痛的比例;以及子宫切除术后患者预防性抗感染的比例。

SGO 建立了治疗费用工作组,以识别对妇科恶性肿瘤患者最为重要的干预措施。例如:

- 对于卵巢癌低风险的女性患者,不要使用 CA-125 或超声进行筛查;
- 对于既往有子宫内膜癌的患者,不要使用巴氏试验随访监测;
- 对于巴氏试验提示低级别鳞状上皮内瘤变的宫颈癌患者,不要使用阴道镜检查。

对于子宫内膜癌、宫颈癌和卵巢癌患者的治疗,SGO 都有相关的质量指标。

为了降低高序多胎妊娠的发生率和促进单胎妊娠,美国生殖医学协会及其附属的辅助生殖协会已制定了相应指南,指导辅助体外受精(in vitro fertilization,IVF)项目和帮助患者确定合适的胚胎植入数目。

此外,美国泌尿妇科学会(American Urogynecologic Society,AUGS)通过教育、研究和宣传,提高患者治疗的质量。AUGS 发布的指南和立场声明可以在 AUGS 网站上找到(见表 9.46),在该协会的官方期刊《女性盆腔医学和重建外科》(www. fpmrs. net)上也可以见到。指南内容包括:尿道中段补片悬吊术治疗压力性尿失禁的立场声明,骶结肠固定术治疗盆腔器官脱垂的医师准入和认证,以及尿流动力学检查在压力性尿失禁手术前的评估。

患者治疗与质量

实践指南

有些妇科手术组织已经制定了疾病、状况或管理相关的指南和指标,以改善患者治疗的质量。2007年,SGS 研究委员会成立了一个系统回顾工作组,系统地回顾了妇科手术中的重要课题和争议,从而制定了具有循证医学依据的临床实践指南。委员会的大部分工作是对妇科手术中的某些实践进行方法学研究

和系统回顾。研究领域包括阴道脱垂修复、子宫切除术中卵巢的处理、妇科机器人手术和难治性膀胱过度活动症的治疗。有关妇科手术更全面的指南讨论,可参见于 www. acog. org。

质量改进项目和注册处

临床中心为他们的参与者提供了质量改进和临床预后研究的有效测量工具。直到最近,妇科外科的亚专科才创建了数据注册处。SGO COR 于 2014 年 6 月开发,用于收集卵巢癌、子宫内膜癌和宫颈癌等领域的临床数据。在理想情况下,该注册处可促进妇科领域的其他质量报告措施的开展,从而有助于妇科医生获取患者群体更广泛的预后信息。

此外,多项国家开发的质量改进数据库收集了妇科手术的预后资料。这些数据库包括:美国外科医师协会的国家外科医师手术质量改进计划(American College of Surgeons National Surgical Quality Improvement Program,ACS NSQIP®)、国家癌症数据库(National Cancer Database,NCDB)、医疗研究和质量局(Agency for Healthcare Research and Quality,AHRQ)的医疗成本和利用项目、女性健康注册处联盟(Women's Health Registry Alliance,WHRA)等。

ACS NSQIP 为医院提供各种治疗结局的风险校正后的数据,而 NCDB 纳入了卵巢癌、宫颈癌和子宫内膜癌等妇科肿瘤的数据。

监管与认证要求

委员会认证和认证维护(Maintenance of Certification,MOC)

完成住院医师培训后,妇科医生可以向 ABOG 申请资格认证。为了获得委员会认证,妇科医生必须通过书面测试,来证明自己具有妇科药物和外科治疗的特殊知识和技能。此外还需要在口试前提交主管病例列表,以证明自己在妇女健康医疗方面的经验。口试由来自全国知名的专家组织进行,测试妇科医生治疗不同病症的技能、知识和能力。考官将回顾该医生在前一年治疗过的患者。

1986 年后获得认证的医生必须积极参与认证维护 MOC 流程。该流程包括四个部分:专业地位、终身学习和自我评估、对知识、判断和技能的评估,以及临床实践的改进。并非每个部分都必须每年进行。以下是对 MOC 流程各个部分的简要描述,及满足要求的方法。

- 专业地位:在临床实践的各个阶段都有有效的、非限制性的资格证书。

- 终身学习和自我评估:完成 ABOG 规定的每年一定次数的阅读和问答任务。在 MOC 周期的第一年完成安全和沟通课程。

- 对知识、判断和技能的评估:每个医生都必须在 MOC 周期的第六年通过计算机考试。

- 临床实践的改进:这一部分通过评估和改进医师实践、医院、卫生系统和社区配置的水平,有助于改善患者治疗的质量。可供选择的途径包括:完成 ABOG 医疗实践改进模块、多学科 MOC 组合认可的流程、ABOG 认可的质量改进措施,以及质量改进出版物。

CMS 报告要求

2015 年《Medicare 准入和 CHIP(儿童健康保险计划)再授权法案》(MACRA)废除了用于计算医生为受益人所提供服务的报酬的、有缺陷的可持续增长率公式,并呼吁建立一个强调价值而非数量的新支付系统。为了响应这一号召,CMS 制定了质量支付项目(Quality Payment Program,QPP)。

外科医生有两种途径参与 QPP:基于功绩的奖励支付系统(Merit-Based Incentive Payment System,MIPS)和高级替代支付模式(Advanced Alternative Payment Models,APM)。MIPS 是大多数医生默认使用的 QPP 途径,至少最初是这样。MIPS 包括四个组成部分,其中三个类似于现有的 Medicare 质量改进项目。分别是:质量,以前是医师质量报告系统;成本,以前是基于价值的调节器;推进医疗信息(Advancing Care Information,ACI),以前称为电子医疗记录激励项目,通常称为有意义使用(Electronic Health Record-Meaningful Use,EHR-MU);第四部分为新的临床实践改进活动(Improvement Activities,IA)。2019 年的支付将基于综合评分、2017 年的质量、ACI 和 IA 报告;之后的报告将基于所有四个组成部分。外科医生可以根据他们的最终得分进行正向或负向的付款调整。有关更多详细信息和更新,请访问 ACS QPP 资源中心,网址为 www.facs.org/advocacy/qpp。

CMS 住院质量报告项目最初旨在通过经济刺激鼓励医院上报患者结局,以提高医疗服务质量。衡量的指标见于 CMS 支持的医院对比网站。外科治疗改进流程(Surgical Care Improvement Program,SCIP)的部分指标与外科专业的治疗质量评估相关。

CMS 住院质量报告项目在妇科手术评估中占有重要地位,目前应用的还有门诊质量报告项目。这是一项受 CMS 主管监控的报告后支付的质量数据项目,要求门诊手术中心必须报告治疗质量数据,才能获得 ASC 年度支付率数据更新。手术相关的指标,如 ASC-3"错误部位、错误体侧、错误患者、错误操作、错误植入物",ASC-5"预防性静脉使用抗生素时机"和 ASC-6"手术安全核查表的使用"。

其他质量指标

在妇科手术的范围内,有很多组织和协会制定了相关领域的质量指标,这些指标不受 CMS 支持。例如,AUGS 制定了盆底疾病的质量指标,涉及内容包括:外科补片放置治疗阴道脱垂、压力性尿失禁手术治疗前的尿流动力学评估,以及尿道悬吊术治疗压力性尿失禁。如前所述,SGO 与 NQF 协作,制定了子宫内膜、宫颈和卵巢恶性肿瘤的指标。

此外,2013 年 10 月,美国内科基金会委员会通过明智选择运动,发布了 SGO 的"医师和患者应该提的 5 个问题",及妇科肿瘤诊治中经常采用但并非必须的一些检查和操作。

9.21　整形外科

概要

- 专业范围。整形外科是一门治疗和预防畸形,重建外形和功能的学科。广义上,该领域可分为整容外科和重建外科。大部分的整形外科医师已经亚专科化,培训项目在结构和内容方面迥然不同。目前,毕业后医学教育认证(Accreditation for Graduate Medical Education,ACGME)认可的整形外科亚专科培训项目有 2 个,非 ACGME 认可的项目则门类众多。

- 患者医疗和质量。美国整形外科委员会(American Board of Plastic Surgery,ABPS)通过制定指南和认可相关专业组织的指南,促进医疗质量的改进。可供整形外科医师利用的数据库主要包括:美国外科医师协会的国家外科医师手术质量改进计划(American College of Surgeons National Surgical Quality Improvement Program,ACS NSQIP®)和美国整形外科医师协会(American Society of Plastic Surgeons,ASPS)的整形外科医师手术和结局追踪数据库。

- 监管和认证要求。ABPS 负责整形外科培训后的委员会认证,可通过整合或独立的形式。认证维护(Maintenance of Certification,MOC)的要求与其他外科学科相似。鼓励参加 Medicare 和 Medicaid 服务中心(Centers for Medicare & Medicaid Services,CMS)的 2015 年《Medicare 准入和儿童健康保险计划(Children's Health Insurance Program,CHIP)再授权法案》(Medicare Access and CHIP Reauthorization Act,MACRA)。ASPS 为国家质量保证委员会(National Committee for Quality Assurance,NCQA)和明智选择运动提供质量指标。

专业范围

整形外科的重点是治疗或预防畸形,以恢复形态和功能为目的。因为畸形不是一种疾病,因此结果是否满意往往取决于患者对自身容貌损毁的认知情况,及容貌损毁对患者社交和机体功能的影响程度。与许多专攻特定解剖区域或器官系统治疗的专家不同,整形外科医生对整个人体提供手术和非手术治疗,并且常常与其他专家合作,以恢复形态和功能。

整形手术一般分为两大类:整容和重建。重建外科手术的目的是改善机体的功能或使异常结构趋近于正常的外观,针对的病因包括先天缺陷、发育异常、创伤、感染、肿瘤和疾病等。整容手术的目的是对正常的身体结构进行改造,以改善患者的外貌特征。

ABPS 认证的整形外科医生有进行整形外科领域所有手术的资格,但大部分整形外科医生仅专注于有限的临床实践领域。整形外科住院医师培训可以通过独立培训或综合培训完成。这两种模式的主要区别在于对前期培训完成程度的要求不同。

独立培训模式的特点是在其他外科领域培训结束后必须进行为期 3 年的整形外科集中化培训。前期培训项目要求必须经 ACGME(如普通外科、神经外科、骨科、耳鼻喉科或泌尿外科)、加拿大皇家内外科医师学院和美国口腔科协会(口腔颌面外科学)认证。

综合培训模式的特点是所有的预修和必修培训年限都在同一个整形外科主导的项目中进行。消化外科、腹部外科、急诊、小儿外科的轮转以及其他必需的临床经验都在 6 个学年中完成。这种整合式的培训形式要求预修和必修培训都必须在同一个机构完成。这种模式已经在 2015 年 7 月被淘汰。

在完成住院医师培训后,整形外科医师有机会通过

额外的培训获得亚专科资格。目前,ACGME 认可的整形外科亚专科培训项目有 2 个,为颅面外科和手外科。此外,还有不同结构、内容和质量的培训项目。这类项目不要求遵循特定的形式和课程,一般培训期限为 3～12 个月,可能为个别导师或机构举办(表 9.47)。

表 9.47 常见的整形外科亚专业培训项目

ACGME 认证	非 ACGME 认证
颅面外科	微创外科
手外科	癌症重建
	肢体保留
	创伤治疗
	小儿整形外科
	烧伤外科
	乳腺外科

来源:ACGME 网站 www.acgme.org;非 ACGME 目录来自 ASPS 和 ABPS 等。

ASPS 是全世界最大的整形外科专业组织。ASPS 成立于 1931 年,代表了全美 94% 以上的委员会认证的整形外科医师,及全世界超过 1 000 名的整形外科医师。ASPS 是全球化的机构,是整形和重建外科手术届的领先权威(表 9.48)。

表 9.48 常见的整形外科协会

整容外科教育和研究基金有限公司
美国手外科协会
美国小儿整形外科协会
美国整形外科医师协会
美国烧伤协会
美国颚裂-颅面外科
美国整形外科医师学术委员会
美国手颈部协会
美国美学整容外科协会
美国重建微创手术协会
美国手外科手术协会
美国周围神经协会
美国颅面外科协会
美国颌面外科协会
美国整形外科医师协会
加拿大整形外科医师协会
整形外科基金会
整形外科研究委员会

来源:美国整形外科委员会资助组织。

患者医疗与质量

在很多外科领域,再手术和修正手术通常被视为治疗欠佳的指标,但在整形外科中,分期手术和患者要求修正手术的情况是很常见的。

ASPS 通过以下方式积极支持质量、预后改进和患者安全:

- 制定新术式和新技术的指导原则,如脂肪移植、干细胞治疗、复合组织移植,患者电子通讯等;
- 批准其他协会的指南,包括伤口愈合协会的伤口护理指南、美国骨科医师学会的肌肉骨骼评估指南和美国国立综合肿瘤网络的肿瘤临床实践指南;

- 基于循证医学的常见整形外科手术实践指南,如乳房再造、下肢损伤、皮肤黑色素瘤和缩乳手术;
- 基于科学文献评估和相关临床经验的实践参数,用于指导临床医师对乳房再造、预防性乳房切除、耳畸形、鼻外科、减重后的体型塑造以及眼睑手术等的决策;
- 基于循证医学的患者安全告知,包括门诊手术患者的选择、术后疼痛的管理、恶心呕吐的预防以及阻塞性睡眠呼吸暂停的评估等话题。

考虑到整形外科医生执业的场所不同,及目前已有的监管和报告制度,结局和质量评估对于非医院执业的整形外科医师来说可能是一种挑战(表9.49)。

表 9.49　不同机构类型的法规和认证

地点	法规	认证	质量(针对外科医师个体)
医院	• 机构 • 政府(州)	• Medicare • 联合委员会	• 内部机构委员会
门诊手术中心	• 机构 • 政府(州) • AAAHC • Medicare	• AAAASF • 联合委员会	• 逐个认证组织 • 内部机构委员会
诊所手术室	• 州(多样化)	• Medicare* • 联合委员会* • AAAASF* • AAAHC*	• 逐个认证组织
私人病房	• 无	• 无	• 无

* 提示可供选择的认证方式,根据各个州的法规不同调整。
来源:AAAASF(美国门诊手术机构认证协会);AAAHC(门诊卫生保障认证委员会)。

对于在美国门诊手术机构认证协会(American Association for Accreditation of Ambulatory Surgery Facilities,AAAASF)认可的门诊手术中心执业的医师,必须上报并发症的发生情况。加入 AAAASF 的外科医师将定期对发生并发症的病例进行同行评审。

同行评审的流程形式多样。通常,参与的医生通过现场和视频会议的形式,参加区域内或社区内手术并发症的评审。在某些情况下,病例的评审需要跨区域进行,由机构的质量委员会招募来自大型或学术性机构的外科专家进行评审。在美国,每个州的规范决定了整形外科医师在院外和门诊手术中心所能执业的手术范围,因此不同州之间的整形外科医师进行比较是毫无意义的。

应用于整形外科的质量改进注册处包括:ACS NSQIP 和 ASPS 的整形外科手术和预后追踪(Tracking Operations and Outcomes for Plastic Surgeons,TOPS)数据库。与 ACS NSQIP 不同,TOPS 数据的录入不是由医院病历提取系统完成,而是由外科医师和指定人员自行上报和录入。2002 年以来,TOPS 已在超过 1 900 名的 ASPS 成员单位建立了数据上传点,其中有 1 600 个同时向 TOPS 注册处上传数据。截止到 2016 年 2 月,ASPS 成员已向 TOPS 上传了超过 805 000 份完整的病例数据,及超过 1 450 000 例的整形外科手术资料。另有一个专门收集乳腺手术自体脂肪移植的数据注册处,可用于追踪治疗结局(表 9.50)。

表 9.50　整形外科数据注册处

数据库名称	监管组织	简要描述
NSQIP	ACS	记录一系列外科手术术前和术后 30 天的风险校正数据。加入 NSQIP 的医院进行的整形外科手术将录入一个追踪并发症的数据库
TOPS	ASPS	医师自发上报的数据库,可上传患者信息和预后
自体脂肪移植总注册处(General Registry of Autologous Fat Transfer,GRAFT)	整形外科基金会(Plastic Surgery Foundation,PSF)	前瞻性质量改进数据库,用于乳腺手术脂肪移植,包括患者和手术变量、并发症以及肿瘤预后,同时还包括患者报告生活质量的预后结果
患者注册处和乳房植入物结局和间变性大细胞型淋巴瘤(anaplastic large cell lymphoma,ALCL)的病因学和流行病学(PROFILE)	PSF	国家注册处,追踪乳房植入物相关的间变性大细胞型淋巴瘤的病因学和流行病学

来源:ACS;NSQIP;TOPS;GRAFT。

监管和认证要求

委员会认证和认证维护(Maintenance of Certification,MOC)

整形外科的委员会认证是由 ABPS 授予的。委员会认证的条件是能够完成独立培训项目或综合培训项目的培训要求。

自 1995 年起,委员会认证的整形外科医师必须参与持续的自我评估和教育流程,且每 10 年必须通过一次 MOC 测试。ABPS 的要求包括证书验证、终身学习、认知鉴定和实践评估。

由于委员会的扩增没有及时获得美国医学专业委员会(American Board of Medical Specialties,ABMS)的准许,有时会有一些针对整形外科医师委员会资格状态的质疑。整形外科医师的委员会资格可以通过 ABPS 网站进行验证。值得注意的是,这些认证证书有可能与一些非整形外科医师持有的委员会认证证书相混淆。例如,美国整容外科委员会(American Board of Cosmetic Surgery,ABCS)不受 ABMS 的认可,可能会与 ABPS 混淆。ABCS 的标准与 ABPS 的不同,前者往往负责非外科医师从业者的认证。

CMS 报告要求

2015 年《Medicare 准入和 CHIP(儿童健康保险计划)再授权法案》(MACRA)废除了用于计算医生为受益人所提供服务的报酬的、有缺陷的可持续增长率公式,并呼吁建立一个强调价值而非数量的新支付系统。为了响应这一号召,CMS 制定了质量支付项目(Quality Payment Program,QPP)。

外科医生有两种途径参与 QPP:基于功绩的奖励支付系统(Merit-Based Incentive Payment System,MIPS)和高级替代支付模式(Advanced Alternative Payment Models,APM)。MIPS 是大多数医生默认使用的 QPP 途径,至少最初是这样。MIPS 包括四个组成部分,其中三个类似于现有的 Medicare 质量改进项目。分别是:质量,以前是医师质量报告系统;成本,以前是基于价值的调节器;推进医疗信息(Advancing Care Information,ACI),以前称为电子医疗记录激励项目,通常称为有意义使用(Electronic Health Record-Meaningful Use,EHR-MU);第四部分为新的临床实践改进活动(Improvement Activities,IA)。2019 年的支付将基于综合评分、2017 年的质量、ACI 和 IA 报告;之后的报告将基于所有四个组成部分。外科医生可以根据他们的最终得分进行正向或负向的付款调整。有关更多详细信息和更新,请访问 ACS QPP 资源中心,网址为 www.facs.org/advocacy/qpp。

目前暂无整形外科专属的 MIPS 质量指标可供使用。但是,部分适用于普通外科的 MIPS 指标也可用于整形外科。

其他质量指标和公共报告

ASPS 与美国医学会绩效改进医师联盟及 NCQA 一起,建立了适用于慢性伤口护理的医师绩效指标集,包括 7 项合理伤口护理的流程指标。作为美国内科委员会基金明智选择运动的一部分,ASPS 提出"整形外科手术医师和患者应该质询的 5 件事"。

整形外科建立了一些患者报告的预后衡量系统,旨在评估一系列预后情况,包括症状、身体形象、满意度和生活质量。与整形外科相关,BREAST-Q 和 FACE-Q 已被建立和验证,可用于美容和肿瘤外科。

这些衡量系统最常用于临床研究,但英国国家卫生服务机构也将 BREAST-Q 用于告知与乳房切除和乳房重建相关的医疗政策。BODY-Q 目前正在被验证用于肥胖和美体塑形的患者。用于颅面畸形的 CLEFT-Q 正在开发中。随着这些工具的验证和广泛使用,未来可能会运用在机构和外科医师个体水平上进行疗效和质量改进的对比。

最后,考虑到患者对整形外科的认知重要性,有几种经过验证的工具可供评估特定整形外科亚专科(如乳房和脸)的患者报告结果。

其他的公共报告数据可通过以下来源获得,如 Press Ganey 患者治疗调查、HealthGrades. com、Vitals. com、RateMDs. com、UCompareHealthCare. com 和 Yelp. com 等。

(胡焕新　禹汇川　窦若虚)

第10章 质量和患者安全的外部监管

概要:随着人们对医疗质量、安全和成本关注度的提高,政府部门努力通过制定法律及联邦法规对医疗活动进行干预。同样,诸如联合委员会、美国医疗专业委员会等独立机构也已经制定了相关指南和规范,医疗提供者必须遵守这些指南和规范才能获取并维持认证。本章主要讨论一些外部监管及其对医疗服务质量、安全以及外科手术患者医疗的影响。本章具体涉及以下问题:

外部监管和认证的目的是什么?

关于联邦监管程序,外科医生应该知道些什么?

联邦法规如何影响个体医疗专业人员?

哪些联邦法规影响医疗机构?

哪些机构(政府和非政府)管理医疗行业?

哪些机构(政府和非政府)管理医疗机构?

哪些机构负责管理医疗计划?

在医疗领域还有哪些其他的标准制定机构和组织?

由于监管环境不断变化,本章中的信息可能会更新。截至发稿时,该部分内容为最新版本。

外部监管和认证的目的是什么?

法规是政府为执行立法意图和司法裁决而发布的秩序规则;认证是指由独立(非政府)机构进行的批准过程,以证明某个机构或个人符合某些标准。通常情况下监管过程是由非政府认证机构实施的,如联合委员会。法规和认证对医疗系统有着重要的影响,通常来说,两者经常被合并称为"监管"。

为了最大程度保护患者免受来自无效、有害甚至欺诈的医疗行为的损害,医疗已经成为美国监管最严格的行业之一。政治力量和各方利益的竞争也增加了医疗管理的复杂性。媒体和公共舆论也会影响监管环境,导致监管的范围和类型发生周期性变化。在这些力量之间达到平衡往往是一个难以实现的目标,而且总是取决于当前的政治和经济条件。随着人口老龄化和一系列新的治疗方案的提出,医疗预算资金渐趋紧张,这些环境正变得越来越不稳定。

关于联邦监管程序,外科医生应该知道些什么?

直到最近,医疗保健行业的监管主要由国家部门和一些独立机构负责,并确保医疗质量。在美国卫生与公众服务部(Health and Human Services,HHS)支持下运作的联邦机构,如 Medicare 和 Medicaid 服务中心(Centers for Medicare & Medicaid Services,CMS),主要关注支付问题,而其他机构,如食品和药品监督管理局(Food and Drug Administration,FDA),则评估设备和治疗的安全性。进入 21 世纪,由于通过了具体的医疗改革法案,包括《医疗信息技术促进经济和临床健康法案》(Health Information Technology for Economic and Clinical Health,HITECH)、《平价医疗法案》(Affordable Care Act,ACA)和《Medicare 准入和儿童健康保险计划再授权法案》(Medicare Access and CHIP Reauthorization Act,MACRA),医疗质量的监管发生了重大变化(图 10.1)。

联邦监管程序是如何运作的?

简而言之,联邦监管程序包括以下步骤:

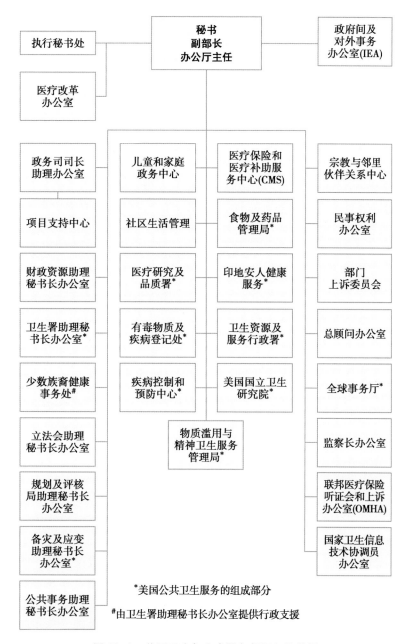

图 10.1　美国卫生与公众服务部组织结构图

1. 美国国会通过立法,授权指导相关执行机构和独立机构按照立法程序制定并执行相应的规章制度。

2. 负责实施监管的机构需要拟定规则,阐述该机构计划如何实施和执行预期的政策目标。制定规则的通知将刊登在《联邦公报》上,并邀请包括公众在内的所有利益相关者发表意见。

3. 相关机构需要参考在公众评论期间收到的建议,并利用这些意见制定最终规则,该规则将在《联邦公报》上公布,并详细说明该规则生效的日期。

4. 该法规被纳入一套政府规范,如联邦管理规范。

政府机构可以通过子监管程序对这些规则进行变更,并根据将要实施的变更和所涉及的法定任务,将其通过公开发布的方式告知公众(例如,通过网站备忘录、手册和解释性文件的传播),而非提议制定法规的官方通知。目前的趋势更倾向于通过发布书面指导的方式而不是采用正式的规则制定的程序。这个程序需要公众评论或其他相关联邦机构的许可。

CMS 是什么,它在质量改进方面的职责是什么?

CMS 负责管理 Medicare 计划,并与各州政府合作管理 Medicaid、CHIP 和医疗保险可携带性标准。CMS 的其他职责包括通过调查和认证过程开发和实施 1996 年健康保险携带和责任法案(Health Insurance Portability and Accountability Act,HIPAA)中的行政简化标准、长期医疗设施的质量标准、美国临床实验室改进修正案中的临床实验室质量标准，以及 HealthCare.gov 网站的监管。

联邦法规如何影响个体医疗专业人员？

由于联邦法规的更改、修订和更新经常发生，对于医务人员来说，要随着联邦法规的变化实时更新自己的知识是很困难的。其中联邦质量计划对医疗从业人员的影响最大，该计划最初被称为医生质量报告倡议，2007 年开始被称为医生质量报告系统（Physician Quality Reporting System，PQRS），它是第一个将质量数据报告与支付给医生个人的费用联系起来的 CMS 计划。

ACA 增加了对未能提交合格质量数据的医疗提供者的惩罚。MACRA 废除了用于计算 Medicare 医生薪酬的可持续增长率公式，代之以质量支付项目（Quality Payment Program，QPP）。QPP 继续推进基于价值而非数量支付的政策目标。

外科医生和所有内科医生可通过两种途径参与 QPP：基于业绩的激励支付系统（Merit-based Incentive Payment System，MIPS）和高级替代支付模型（Advanced Alternative Payment Models，APM）。目前，外科医生参与 APM 的选择有限，因此，大多数外科医生将参加 MIPS 计划。

MIPS 包括四个部分，其中三个部分基于已有项目。这些组成部分包括质量，它取代了 PQRS；成本，它取代了基于价值的改变；推动医疗信息（Advancing Care Information，ACI），修改并取代了电子健康报告有效使用（Electronic Health Record-Meaningful Use，EHR-MU）；以及临床实践改进活动（Improvement Activities，IA），这是一个新的组成部分，以前没有类似的项目要求。

MIPS 从 2017 年 1 月开始衡量绩效，2017 年报告的数据将用于 2019 年调整支付。MIPS 实施的第一年，即 2017 年，是一个过渡年，只有三个组成部分——质量、ACI 和 IA——并被用来得出综合得分，即 MIPS 最终得分；质量占有 60% 的比例。虽然 CMS 选择在项目的第一年不对成本部分提供任何权重，但报告质量数据的医生将收到其在成本部分中表现的反馈报告。

作为个人提交 MIPS 数据的外科医生的支付调整将基于他们的个人表现。最后的评分是通过提交给质量、ACI 和 IA 的数据计算的。这三个数据每一个都可以通过 EHR、注册表或合格临床数据注册处（qualified clinical data registry，QCDR）提交，QCDR 现在称为 MIPS 合格部门。质量数据也可以通过常规的 Medicare 理赔流程提交，IA 和 ACI 的数据可以通过 CMS 门户网站提交。

作为单个纳税人识别号下的团体执业的一部分提交 MIPS 数据的外科医生，将根据对团体实践的评估收到 MIPS 最终得分和相应的支付调整（团体内所有个人都会有一个 MIPS 最终得分和相应的支付调整）。如果选择了将一部分数据以团体执业的方式申报，那 MIPS 的其他部分数据也要以团体执业方式申报。

了解一个人目前的准备情况和以前的 Medicare 项目状况非常重要，这些项目是 MIPS 的基础，因为那些在 PQRS 和 EHR-MU 中表现良好的医生更有可能在 MIPS 下取得成功。

高级 APM

如前所述，外科医生有两种方式参与 QPP：MIPS 和高级 APM。医生可以参与 APM，其在提供医疗方面有更多灵活性，但如果医疗成本超过预期将有更大的财务损失的风险。这两种方法都有优点和风险，但随着时间的推移，会有越来越大的财务压力使医生转向 APM。

到目前为止，Medicare 已经发布了两个与手术相关的 APM——心脏医疗包和髋关节置换包。MACRA 鼓励由医生主导的新模式的开发，并创建了一个新的以医生为中心的支付模式技术咨询委员会，负责对利益相关者开发和提交的 APM 提供反馈。美国外科学会（American College of Surgeons，ACS）已经与位于马萨诸塞州 Waltham 市的布兰迪斯大学和位于该州波士顿的布里根妇女医院（Brigham and Women's Hospital）的外科中心和公共卫生部门建立联系，合作开发外科 APM。

有什么资源可以帮助外科医生遵守 QPP？

ACS 外科医生专用注册表（Surgeon Specific Registry，SSR）是满足 MIPS 质量报告要求的一个有效工具。ACS 和昆泰医药合作重建 SSR，使外科医生更容易使用它来满足 MIPS 的要求。新的 SSR 于 2017 年 4 月上线，有几个增强的功能，包括升级版的报告功能、代表级别（护士或编码专家）的数据录入权限，以及为其他相关变量添加自定义字段的能力。

此外，ACS 还创建了一个 QPP 资源中心，其中包含了一整套工具，以方便研究员理解 MACRA 和 QPP。这些工具可以在 www.facs.org/advocacy/qpp 上找到，其中包括一系列共六个短视频，描述了 MACRA 的历史背景,MIPS 计划的概述,对构成 2017 年最终分数评估的组成部分的详细说明,还有关于如何选择参与程度的指南。由于政府规范过程不断发展,随着新信息的出现,该站点将定期修改和更新。美国外科学院敦促其成员利用这些资源,并通过 quality@ facs. org 与宣传和医疗政策部门联系。

哪些联邦法规影响医疗机构?

医疗机构必须遵守付费报告项目、医院获得性疾病(Hospital-Acquired Condition,HAC)削减项目、急诊医疗处置和劳工法案以及门诊手术条例。

报告付费项目

CMS 通过引入报告付费项目(如医院住院患者质量报告项目),开始了其在医疗机构层级上的质量持续改进,例如住院患者预期支付系统(Inpatient Prospective Payment System,IPPS)和 PPS 豁免肿瘤医院质量报告项目。这些报告付费项目要求报告若干领域的不断扩增的指标,包括在治疗、结局或成本方面存在明显或可疑的变化(即绩效差距),并且对违规进行经济处罚。通过住院和门诊指标来跟踪医院的表现,是否满足通过各种循证、科学研究过的、能够改善临床结局的一系列标准。除了更传统的质量衡量方法外,一项新的调查工具——医院消费者对医疗提供者和系统的评估——来衡量患者对医院医疗的看法。这些数据自 2005 年起,在 CMS 医院对比网站 www. medicare. gov/hospitalcompare 上对公众开放。

在 ACA 的指导下出台的新法规开始注重基于价值的采购,在这种情况下,医院不仅要向 CMS 报告质量措施,还要对其在质量和成本措施方面的实际表现负责。例如,医院基于价值的采购(Value-Based Purchasing,VBP)项目是一种绩效付费计划,它依赖于预算中立的方法,对表现不佳的医院实施财务惩罚,以资助奖励表现更好的医院。医院 VBP 项目依赖于各种各样的效率、患者体验、结果和过程措施,包括通过外科医疗改进项目(包含 ACS 在内的、几个组织的全国质量合作关系,旨在改善手术医疗和减少手术并发症)开发的一些措施。

Medicare 的医院 VBP 项目使用的指标,不仅可以评估机构与其他医院相比的绩效,还可以评估其随时间的改善情况。这种方法不仅奖励高绩效医院,同样也奖励那些为弱势群体服务,并因此缺乏足够资源与标杆机构竞争的安全网络医院。

在报告付费和基于价值的采购策略中使用的许多措施,都是基于公认的治疗指南来衡量对选择性治疗过程的依从性。尽管存在一些争议,但过程指标是重要的。作为质量衡量标准的临床过程一致性与传统结果同样重要。医疗行业正不断朝着更好的价值定义迈进。

CMS 针对医院的绩效付费计划也扩大到包括医院再入院削减项目和医院获得性疾病削减项目。医院再入院削减项目要求 CMS 减少向有超额再入院的住院患者预期支付系统(IPPS)支付的医院费用。

2012 财政年度 IPPS 最终规则中,CMS 将"再入院"定义为在同一家或不同医院出院后 30 天内的入院。CMS 还针对急性心肌梗死、心力衰竭和肺炎的适用情况采取了再入院措施。此外,CMS 建立了一种新的方法来计算每个适用条件的超额再入院比率,这在一定程度上用于计算再入院支付调整。与医院拥有某适用条件患者的全国平均水平相比,医院的超额再入院率是衡量医院再入院绩效的一个指标。该规则还制定了一项新的政策,该政策通过采用由国家质量论坛(National Quality Forum,NQF)支持的关于再入院措施的风险调整方法,以计算超额再入院率,其中包括临床相关的调整因素,如患者的一般特征,同时存在的其他疾病和患者的营养状态。最后,CMS 建立了一个为期 3 年的适用期出院数据,并使用至少 25 例病例来计算每个适用条件下医院的超额再入院率。

在 2014 财政年度 IPPS 最终规则中,CMS 采用数学算法将计划的再入院纳入再入院措施,并从 2015 财政年度开始扩大适用条件范围。因此,2015 财政年度的项目包括因慢性阻塞性肺病急性加重入院的患者,及择期全髋关节置换术和全膝关节置换术患者。

此外,2015 财政年度 IPPS 最终规则从 2017 财政年度开始扩展了适用条件,包括接受冠状动脉旁路移植术的患者。在 2016 财政年度 IPPS 最终规则中,CMS 通过纳入吸入性肺炎患者和入院时编码为肺炎的脓毒症患者(但不包括严重脓毒血症),确定了对肺炎再入院措施的更新。

HAC 削减计划

ACA 建立了医院获得性情况(Hospital-Acquired Condition,HAC)削减计划,以激励医院减少 HAC。自 2015 财政年度起,HAC 削减计划要求卫生与公众服务部(HHS)部长按风险调整后的 HAC 质量指标排名后 1/4 的医院的费用进行调整。这些医院的医疗费用将会减少到本应获得的 99%。在 2017 财政年度的 HAC 削减计划中,HAC 总分大于 6. 570 0 分的医院将受到拨款减少的影响。

每个医院的 HAC 削减项目相关信息在医院对比网站中是公开的：项目中每项测量的得分、领域 1 和领域 2 的得分，以及总的 HAC 分数。有关 HAC 削减计划措施的背景信息、评分方法、审查和纠正过程以及医院专题报告可在 QualityNet 网页上找到。

EMTALA

1986 年，国会通过了《急诊医疗处理和劳工法案》（Emergency Medical Treatment and Labor Act，EMTALA），作为《整合总体预算协调法案》（Consolidated Omnibus Budget Reconciliation Act）的一部分，以确保患者获得急诊医疗服务。该法令规定，无论患者支付能力如何，医院有义务提供医疗检查，以确定任何患者是否存在急诊医疗状况。这进一步限制了患者在病情稳定之前的转院。违反法规的医院和医生可能会受到民事罚款，并可能被排除在 CMS 项目之外。《紧急医疗和劳工法》是美国医疗安全保障体系的关键元素。

门诊手术的监管

独立的门诊手术中心必须通过州卫生部门获得许可。然而，对于许可证的要求和现场调查活动因州而异。因此，越来越多的州依靠国家认可组织的强制认证来代替实地考察。美国门诊医疗机构认证协会（American Association for Accreditation of Ambulatory Surgery Facilities）、门诊医疗机构认证协会（Accreditation Association for Ambulatory Health Care）和"联合委员会"（the Joint Commission）等组织已经为门诊手术制定了标准，以提高这些机构提供的医疗服务质量。越来越多的私人保险计划需要认证才能报销，而 Medicare 根据这类认证来确定认证中心。

在许多情况下，监管活动是由多个机构联合进行的。例如，根据临床实验室改进修正案，除了州卫生部门外，还有 FDA、CMS 以及疾病预防控制中心三家机构负责监管临床实验室。

哪些机构（政府和非政府）管理医疗专业？

国家执照委员会

对医生和其他医疗相关提供者的管理主要是在州一级通过许可证程序进行的。在每个司法管辖区，都设立了委员会或机构，通过制定专业执照的最低标准、教育水平和经验来规范医疗实践。这些法规还规定了每种类型的医疗专业人员的执业范围，及允许他们执业的业务规则。医管局和其他监管及认可机构亦会调查公众对持证从业人员的投诉，并对其违反职业操守的行为发出警告及采取行动。

公-私合作关系

医疗执照只能保证最低水平的质量。医生执照之外的监管是形成美国监管模式的公私合作关系的例证。私立（主要是非营利性）组织制定标准和计划，以确保一定水平的专业知识和能力。

教育认证机构

这些机构在整个医学教育统一体的关键节点建立严格的教育标准和评估机制。这些机制包括医学教育联络委员会对医学院的认证、国家医学考试委员会举行的考试，以及对医学生和毕业后医学教育的管理（如研究生医学教育认证委员会和继续医学教育认证委员会）。（有关这些教育认证机构的详细信息，请参阅第 15 章）

委员会

委员会认证是私营部门监管的一个主要例子，通过核实医疗专业人员在某一特定专业领域取得了一定水平的能力和专业知识，从而大大改善了保障公众安全的工作。每个委员会使用统一的专业知识准备和评估标准来界定医疗实践领域的范围。有些委员会还制定了培训标准和教育项目质量评估体系。

例如，美国医学专业委员会（American Board of Medical Specialties，ABMS）负责监管美国大多数医生的认证。ABMS 是一个非营利性的联盟组织，帮助并监督其 22 个成员委员会（包括美国外科委员会和外科专科委员会），制定和实施用于专科医生的评估和认证的教育和职业标准。除了为最初的认证制定专业标准外，专业委员会还寻求确保证书持有人通过维护认证过程来保持其相关领域的知识和技能。通过这个系统（在第 15 章中有更详细的描述），医生通过证明他们在专业领域紧跟最新进展，及在其他方面的熟练程度（包括参与质量改进计划、自我评估和基准测试活动、病例报告等）来维护委员会认证。

专业组织

ACS 和其他专业组织，包括美国医学会和外科学会，为成员制定了要求，并确保成员在整个职业生涯中继续坚持这些标准。ACS 只接受那些致力于外科实践，并且严格遵守学院的专业和道德标准的外科医生。

实践标准的建立和 ACS 要求有关的专科医师培训承诺、规则声明及行为守则。学院所有的成员和申请人都必须遵守这些标准。

外科医生自愿提交加入申请。他们邀请同行对他们的实践进行评审。在评审申请人资格的过程中，学院会审查每一位申请人的外科实践。合格的外科专科的委员会认证并不意味着外科医生能够获得成员资格。

成员同意按照 ACS 的承诺和专业行为准则进行实践。那些被认为偏离了这些原则的外科医生，或者被要求放弃他们的执照、委员会认证或医院特权，也可能被要求面对 ACS 中央司法委员会。委员会可根据违反原则或不当行为的严重程度，建议委员会惩戒该成员，暂停该外科医生的成员身份，或取消该外科医生的成员资格。

医疗保健机构

医院和其他医疗机构也通过其认证和权限活动来管理医疗专业人员（详情见第 6 章）。这些程序是通过外部认证机构进行管理的，例如联合委员会和其他机构，这些机构有着严格的标准和要求，包括对每一位执业者的持续职业实践评估和重点执业实践评估。医疗计划和保险公司也要求参与的医生达到最低标准。越来越多的私营保险公司向团体医疗提供者要求业绩数据，以保护投保人免受低质量医疗服务的影响，并促进资源的有效利用。

哪些机构（政府和非政府）管理医疗机构？

尽管大部分医疗保健系统是由州一级监管的，但医院很大程度上通过 CMS 的参与条件（Conditions of Participation，CoP）受联邦政府监督；必须满足这一条件才能获得 Medicare 等联邦支付者的支付。符合联邦标准的认证可以基于州机构进行调查。另外，可以使用联合委员会等国家认证机构的认证来确保医院的质量和相关标准符合联邦参与条件的要求。认证机构被授予"认证"的权力，使认证对象满足医疗保险和医疗补助认证的要求。然后，医院被给予"被认证状态"，并且可能无须接受 CMS 的现场调查以评估其合规性。

各州要求所有医院和主要医疗机构都必须获得许可证。这些许可活动通常通过每个州的卫生部门完成。许多州认为获得联合委员会的认可后足以获得许可证，而有些州则附加条件。一些州还通过需求证明的立法来监管医疗机构的建立和扩张。

此外，2008 年，CMS 批准挪威船级社（Det Norske Veritas，DNV）作为医疗保险支付的认证机构。DNV 是 CMS 40 多年来授予的第一个新的认证机构，此前它开发了一个名为"全国医疗机构综合认证"（National Integrated Accreditation of Healthcare Organizations，NIAHO）的系统，用于对 CMS CoP 下的医院进行认证。NIAHO 将 CoP 标准与国际标准化组织开发的 ISO 9001:2008 质量标准相结合。

联邦政府对参与政府保险计划的医疗机构的其他要求包括质量改进组织（Quality Improvement Organizations）的监督（见下文）和国家质量保证委员会（National Committee for Quality Assurance，NCQA）的认证。NCQA 管理医疗计划和其他机构的自愿认证项目，并在包括医生和医院质量在内的多个领域提供认证项目，以评估组织机构对医生与医院服务的质量与成本的测量和报告能力。NCQA 还管理着"医院患者安全文化调查"（Hospital Survey on Patient Safety Culture）的版本，即对患者在医疗机构的经历进行一系列评估。

联合委员会

1918 年，ACS 开始检查医院，以确定它们是否符合该组织的最低认证标准。当时，692 家医院中只有 89 家符合 ACS 的要求。随着时间的推移，医院的医疗服务质量有了很大的提高；到 1951 年，美国医师学会、美国医院协会、美国医学会和加拿大医学会与 ACS 共同成立了现在被称为联合委员会的机构。联合委员会从 1953 年开始向医院提供自愿认证，随着 1965 年的社会保障修正案的出现，认证的医院被视为符合新建立的 Medicare 和 Medicaid 项目的 CoP 标准。

联合委员会是一个独立的非营利组织，负责对美国境内的医疗机构和项目进行认证和授权。如前所述，联合委员会的监管权力来自 CMS 的要求，即医疗机构必须获得认证才能参与 Medicare、Medicaid 或 CHIP。没有达到联合委员会要求的组织可以接受州机构的调查，作为参加 Medicare 的替代方案。

联合委员会的认可办法包括制定由其委员理事会或外部来源制定的标准。委员会确保这些标准在相关领域符合 CoP 和其他国家指示，包括国家患者安全目标（National Patient Safety Goals）。拟议的标准由相关的专业和技术咨询委员会起草并审查，并由标准和调查程序委员会和委员理事会批准进行实地审查。此外，还邀请专业协会、政府机构、消费者和患者团体、支付者、研究人员和公众参与严格的标准制定过程。

这以后将设计和试验调查程序。调查员接受新标准的培训，并监控机构的调查结果。现场调查使用示踪方法，通过检查患者受到的所有服务，来更好地评估与操作系统和临床过程相关标准的符合性。调查者在调查开始时随机选择运行病例,并按照精确的顺序跟踪患者从单位或科室到下一个医疗级别的进展情况。

在认证过程中,委员会还审查了一个组织对哨兵事件的反应,包括任何很可能对患者产生严重不良后果的流程变异。针对这些事件,经过认证的组织应进行及时、彻底和可信的根本原因分析,并制定行动计划以减少风险,改进医疗过程,并监测这些改进的有效性。

ORYX 计划使用一系列医院质量指标,将结果和其他绩效衡量数据整合到联合委员会的认证过程中。联合委员会和 CMS 的合作制定了全国医院住院患者质量指标。这一绩效衡量系统使认证医院向委员会传送数据成为可能。

联合委员会向认可的组织提供了一些有价值的资源,以保证患者的安全和质量,包括引领实践图书馆(Leading Practice Library),其中包括在其他机构成功实施的解决方案的实例。委员会的医疗改革中心寻求使用一种可靠性高的模型来解决难题,这种模型被称为"强力过程改进"(Robust Process Improvement),它是一种系统的、数据驱动的方法,包含了精益医疗、六西格玛和变更管理原则。此外,定向解决方案工具(Targeted Solutions Tool)通过分步的过程来指导认证的组织准确地测量他们在某些领域的实际表现,识别障碍,并指导他们定制解决方案。

联合委员会制定了国家患者安全目标(National Patient Safety Goals,NPSG)项目,以帮助认证机构解决与患者安全有关的具体相关问题。一个由公认的患者安全专家组成的小组就制定和更新这些目标向委员会提供咨询意见。咨询小组帮助识别新出现的患者安全问题,并就如何处理与标准和调查程序、绩效指标、教育材料以及其他相关项目相关的问题提供建议。NPSG 每年对计划进行更新审查,并为每个医疗领域制定目标,包括实施手术的医院和医生办公室。这些目标已成为联合委员会努力促进和实施患者安全方面重大变化的关键方法。最近的目标集中在预防医疗相关感染和用药错误,以及消除错误部位、错误操作和错误患者的操作伤害。

质量改进组织

质量改进组织(Quality Improvement Organizations,QIO)是多数为非营利性的独立机构,其员工是受训评估医疗服务的质量,并处理受益人对医疗质量的投诉的医疗专业人员。CMS、医疗提供者组织和其他利益相关者与 QIO 签订合同,审查机构提供的医疗服务的质量。CMS 与每个州的组织签订合同,为 Medicare 和 Medicaid 的医疗提供者提供外部审查。这些审查是按照 CoP 所要求的,属于联邦政府为提高 Medicare 受益人的医疗质量、确保支出只用于合理和必要服务所做出的的努力。QIO 可能会被要求调查受益人投诉、基于提供者的通知上诉、EMTALA 的违规行为以及医疗的其他方面。他们与医院合作提高质量,提供教育和服务,跟踪质量指标的表现。最近,该项目已被重组为包括两种类型的承包商,一种用于数据驱动的质量倡议(质量创新网络 QIO,Quality Innovation Network-QIO,或 QIN-QIO),另一种用于提供案例审查和持续监测活动(受益人和家庭中心的医疗,Beneficiary and Family-Centered Care, 或 BFCC-QIO)。2015 年,CMS 还指定 QIO 负责对医疗提供者进行初始患者状况审查,以确定 Medicare A 部分对短期住院患者医院理赔的支付是否合理,这一职能以前由 Medicare 运营承包商(Medicare Administrative Contractors)执行。

哪些机构负责管理医疗计划?

国家质量保证委员会

自 1990 年以来,NCQA 一直是推动整个医疗系统改进的核心机构,帮助将医疗质量问题提升到国家议程的首位。NCQA 对医疗计划和相关医疗组织进行认证,并以此追踪美国医疗计划提供的医疗服务的质量。医疗计划的认证涉及一系列严格的标准和各种领域的绩效指标。每个州、哥伦比亚特区和波多黎各的医疗计划均受此程序的约束。

NCQA 使用医疗计划雇主数据和信息集(Health Plan Employer Data and Information Set,HEDIS)作为认证过程的一部分,这是一套标准化的绩效指标,旨在提供有关医疗保险计划绩效的比较信息。这些指标向购买者和消费者提供关于计划质量的信息,并衡量医疗提供的其他方面,包括有效性、医疗可及性和医疗计划的稳定性。HEDIS 还包括衡量成员满意度的患者调查数据。雇主、州和联邦当局都要求每个计划都要提交报告。

CMS

CMS 通过医疗保险恢复审计承包商(Recovery Audit Contractor,RAC)项目进行监管。ACA 要求 RAC 项目扩大到 Medicare Advantage 和 Medicare D 部分处方药计划。

CMS 管理 Medicare Advantage 计划的另一种方式

是通过星级评定项目（Star Rating Program），该项目是 CMS 将近 10 年前为 Medicare 的私人保险覆盖所实施的，目的是确保 Medicare 受益人从承保 Medicare 患者的私人保险公司获得高质量的医疗服务。星级评分包括几个指标：临床结果、患者体验和医疗可及性。例如，如果医疗计划的提供者网络定期检查女性骨折患者的骨质疏松症，或者提供者网络的再入院率较低，这些医疗计划将授予更多的星级。获得至少四星级的医疗计划，其每月每位成员的 Medicare 支付将增加 5%，而得分较低的医疗计划则没有额外收入。

此外，对保险计划的监管还发生在提议并购的情况下，这对其他规模较小的保险公司进入市场制造了障碍。此外，由于保险计划覆盖面的缺口出现了向患者"意外收费"的做法，这把患者不公平的置于与医疗提供者对立的状态。这一做法正在法院和州监管机构的监督下接受审查。

在医疗领域还有哪些其他的标准制定机构和组织？

除在特定专业领域制定实践标准的专业学会和协会外，还有几个组织和项目关注医疗的质量和安全。

国家质量论坛（NQF）

NQF 是一个非营利性的成员制组织，致力于通过设定绩效改进目标、认可绩效衡量和报告标准以及向一般医疗社区提供外展项目，以促进医疗方面的改进。NQF 是联邦机构的一个常用的延伸，作为一个独立的承包商为政府提供必需的服务。NQF 成员代表多个利益相关者群体，包括购买方、医生、护士、医院、认证机构和其他对质量改进感兴趣的组织。

NQF 为绩效评估制定标准，并就关键问题提供与医疗质量有关的政策和立场声明。NQF 还召集了多利益相关方的指标应用合作关系（Measure Applications Partnership，MAP）。MAP 协调委员会为合作关系制定战略，向咨询工作组提供指导，并确保它们之间保持同步。协调委员会向美国卫生与公众服务部和私营部门的倡议提供关于指标的建议，应用于公共报告、基于绩效的支付和其他项目。

许多 QI 组织使用 NQF 认可的指标，这些指标是使用标准化流程开发的，以实现效度或信度。尽管 NQF 的认可并不是一个指标被纳入联邦质量报告计划的要求，由于 NQF 广泛而严格的审查程序，许多联邦和私营部门的付款人都依赖这些指标。

由于医疗财政将越来越多地与绩效挂钩，NQF 建议在价值驱动的医疗系统中使用专门的指标。通过基于共识的指标制定，NQF 寻求弥合公共和私营利益相关方之间的差距，并利用信息技术促进、获取和共享衡量绩效所需的电子医疗数据。但值得一提的是，指标获得国家质量论坛 NQF 的认可需要投入大量的资源。

医疗研究和质量局（Agency for Healthcare Research and Quality，AHRQ）

AHRQ 支持旨在改善患者结局和医疗质量的研究。它寻求降低成本，解决患者安全和医疗错误，并扩大获得有效服务的渠道。作为卫生与公众服务部的医疗服务研究部门，AHRQ 开展和资助研究，提供证据，使医疗更安全、质量更高、更容易获得、更公平及易负担。AHRQ 内的许多中心专门从事医疗研究的主要领域，如质量改进和患者安全，医疗的结局和有效性，临床实践和技术评估，以及医疗组织和提供系统。AHRQ 也是医疗服务研究人员的研究培训资金和技术援助的主要来源。它发布了"年度全国医疗质量和差距"报告，该报告跟踪了医疗效果、患者安全以及其他因素的趋势。

AHRQ 建立质量和患者安全指标，以衡量医疗质量，并利用现成的医院住院患者管理数据。质量指标可用于突出潜在的质量问题，确定需要进一步研究和调查的领域，并跟踪其随时间的变化。患者安全指标是一套提供潜在不良事件信息的指标，并且是在经过严格的验证和批准过程后制定的。这些指标有助于确定潜在的不良事件，并量化趋势和模式，其有助于在机构、区域或国家层面重新设计医疗服务流程。

此外，AHRQ 还与美国医学协会和美国医疗保险计划合作，建立了一个国家指南信息交换所和国家质量指标信息交换所。指南每周更新，为医生和其他卫生专业人员、医疗计划、综合交付系统和购买者提供获取临床实践指南的客观、详细信息的机制，并进一步传播、实施和使用指南，还包括关于每个指南及其结构化、标准化的摘要，以及比较类似指南的功能。

患者中心结局研究所（Patient-Centered Outcomes Research Institute，PCORI）

PCORI 是一个独立的非营利非政府组织，负责提高证据的质量和相关性，以帮助患者、看护人员、临床医生、雇主、保险公司和决策者作出关注患者和相关患者结果的知情的医疗决策。投资建立具有科学有效的数据的高质量注册中心将为临床有效性研究提供持续的模板,并可能发展成为支持医疗决策的最重要数据来源之一。在 ACS 国家外科质量改进计划(ACS NSQIP®)和其他 ACS 注册中心中,这些评估入组患者预后的门户网络,其关注点是构建一种以患者为中心的信息收集工具。

职业安全与健康管理局(Occupational Safety and Health Administration,OSHA)

OSHA 主要影响医院、诊所、牙科诊所、门诊手术中心、分娩中心、急诊医疗、家庭医疗和疗养院的医疗服务的提供。它的主要功能是保护医疗工作者免受工作场所安全和健康危害,包括血源性病原体和生物危害、潜在的化学和药物暴露、麻醉废气暴露、呼吸危害、搬抬和重复作业造成的人体工程学危害、激光危害、工作场所暴力、与实验室有关的危害、放射性物质和 X 射线危害。一些潜在的化学暴露包括用于保存病理标本的甲醛;用于杀菌的环氧乙烷、戊二醛、乙酸;以及医疗实验室中使用的许多其他化学品。

美国食品和药品监督管理局(Food and Drug Administration,FDA)

在医疗领域,FDA 负责通过确保药品、生物制品和医疗器械的安全性、有效性来保护公众健康。FDA 的职责是通过加速创新,使医疗产品更有效、更安全、更实惠,从而促进公共健康,并帮助公众获得准确的、基于科学的信息,来维持和改善他们的健康状态。

FDA 的监管权限是广泛的,并且与本章提到的其他政府机构密切相关。FDA 监管的手术专用产品和设备包括处方药(商标药品和通用药品)、非处方药物(OTC)、疫苗、血液及其制品、细胞和基因治疗产品、组织及其制品、复杂技术如心脏起搏器、外科植入物和假肢、X 射线设备、激光产品,以及超声治疗设备。

医疗信息技术国家协调办公室(Office of the National Coordinator,ONC)

ONC 正在与整个医疗系统协调医疗信息技术(health information technology,HIT)的资源,以支持采用信息技术和促进全国卫生信息交流,从而改善医疗。ONC 的组织机构设在美国卫生与公众服务部秘书办公室内。

美国国家卫生研究院(National Institutes of health)和美国疾病控制与预防中心(Centers for Disease Control and Prevention)等机构也在推动医疗的质量和安全。这两个研究所接受政府资助,以促进医疗研究和公共卫生。

结语

监管机构面临越来越大的外部压力,要求它们提高所有医疗提供者的问责制和透明度。自我监管必须辅之以透明度,以满足公众对卓越的期望和对价值的要求。通过自治和权威实现的传统自我监管必须被职业精神的新定义所取代,这一定义包括结果和绩效指标以及透明度。

对结局的公共报告的专注,以及愈发基于质量、效率和整体价值的报销制度,使得所有外科医生都必须接受持续改进和质量评测,并培养协作安排以发现使医疗组织更好及纳入最佳实践的机会。因此,积极参与改善医疗标准的进程,并致力于问责制和透明度,而不是盲目地服从日益增加的管理框架,将是未来的制胜战略。

外科医生在许多质量领域都处于领先地位,从最初成立联合委员会,到 ACS NSQIP 的发展,再到目前参与的公开报告活动。每个外科医生都有责任参与这些努力,并通过收集和分析自己的数据,在自己的医疗机构中发挥领导作用,特别是在监督外科服务的质量和安全方面。此外,外科医生必须与包括监管机构在内的内部和外部利益相关方合作,以提高我们的医疗服务的质量和安全性。

(蔡建　练磊　窦若虚)

第 11 章　数据分析：提高医疗服务质量与安全的系统概况

概要：近年来，由美国外科学会(American College of Surgeons, ACS)，医疗保险和医疗补助服务中心(Centers for Medicare & Medicaid Services, CMS)等机构建立的数据库以及政府机构在评估医疗质量方面发挥着越来越重要的作用。本章解释了各种类型的数据库和注册中心，可用于帮助提高医疗质量。本章将回答下列问题：

医疗服务数据分析有哪些组成部分？

在外科手术中使用哪些命名系统？

哪些是关键的数据报告程序和数据集？

选择数据库和注册项目应采用哪些标准？

专业数据库和注册中心及其在质量改进(quality improvement, QI)中的应用有哪些例子？

医疗服务数据分析有哪些组成部分？

医疗数据分析的关键组成部分是数据库和注册中心，要想真正理解这些数据所包含的信息，需要熟练掌握它们所使用的系统命名方法。此外，在选择数据库时，也应当考虑数据的临床相关性。

命名系统

命名系统是一组已建立的名称、术语和修饰词，用于组织数据或信息。命名规则可能影响命名系统的组成架构方式，在这个意义上来说，这个规则类似于语言。命名系统常用于数据的回顾性或者前瞻性收集。这种系统可以称为分类法，且通常是以等级为分类依据。尽管命名系统与分类系统类似，但它们仍旧存在差异。分类系统可用于整理和收集数据，却不能像命名系统那样具备命名或标记功能。然而，许多分类系统具有内部命名法惯例或外部命名法规则。需要注意的是，就像语言是获取和交流信息的工具一样，命名系统和分类系统并不需要包含现实数据，因为作为数据的骨架部分，它们的结构只是数据本身的一种形式。

数据库和注册中心

类似于一种软件程序或硬件软件复合体，数据库和注册中心是依照权责发生制原则、纳入和排除标准以及数据获取方法来收集数据而建立的数据集。理想情况下，数据库具有清晰的结构，各个部分都有明确定义，有些还包括一个或多个命名或分类系统。此外，数据库还应用了"元数据"组件，该组件涵盖了数据入库时间、数据来源、数据访问、审计跟踪以及修改记录信息。大多数数据库具备保护数据完整性、隐秘性和安全性的系统。因为大多数数据库可以生成无限的数据集，因此，在实际应用中，"数据库"的使用比"数据集"更为频繁。数据集可以展现数据库中的全部内容，但更特别的是，作为数据库的子集，使用数据集，研究者可以根据需要，选择仅限于部分条目、时间段的数据。

临床数据库有时被认为是注册中心，尽管这两个术语通常可以互换使用，但两者之间是存在差异的。注册中心通常指的是由一些数据轴(如患者人数、疾病状况或干预措施)所累积而获取整理的患者医疗保健事件。注册中心既可以用于医学基础研究，也可以用于临床研究，如医疗质量改进。基础研究通常以非常详细和精细的级别获得数据，而临床研究所收集的数据可能会更有限，并且在更为专业的级别上发挥作用。尽管如此，许多注册中心可同时用于多种研究类型，此时，需要有相应的数据投入和实施策略。

临床相关性

在医疗保健数据收集时,首先需要确保所收集的数据能够代表真实的临床信息,而不是收集那些仅用于描述患者管理方式的代码或标签,如医疗保险索赔账单。真实的临床数据通常直接提取于纸质或电子版医疗记录。这个记录通常比患者管理或索赔信息更为详细,因为索赔数据是由特定的管理功能而产生的,它们在临床细节方面并不需要达到多么精确或详细。

个体化信息如临床、收费信息是一个数据集的重要方面。包含有详细临床信息的数据集通常称为注册表,尽管注册表主要由临床数据组成,却仍可能包含部分医疗管理类信息。临床和管理类数据比例的不同,决定了该注册表所具备的不同用途。

在外科手术中使用哪些命名系统?

下面将列举一些命名系统的实际应用案例。从基础的命名法发展为高级命名法,最终形成临床注册表数据集。

医学临床术语的系统命名法(Systematized No-menclature of Medicine-Clinical Terms, SNOMED CT)

该系统用于对国际卫生术语标准化组织所维护的医学数据进行分类和存储。作为专门为电子医疗系统所设计的一个分级系统,它不仅涉及临床发现的分类,还伴随着一系列的信息轴,并且它通常与疾病或症状有关。

医学临床术语的系统命名法大约包含 40 万个基本概念和 80 万个描述性术语,因而可以揭示至少120 万个相互关系。它是一个复杂的命名系统,也可作为一个分类系统,如果这个命名法能在电子医疗记录中得以广泛使用,它将加强临床分类、管理和研究目的的逻辑性。然而并不是所有的分类系统都涉及复杂的命名法,例如,按机构提供与按个人提供的医疗保健分类仅需使用一种简单的命名法就可完成,同理,对每年医疗保健的支出进行分类也是如此。

现行程序术语(Current Procedural Terminology,CPT)

这个分类系统在医疗和外科服务管理中应用了计算机代码。尽管它基本上是一个"平面"系统,并没有按照层次进行分级,但是在将医疗流程和服务进行分类时,它使用多个修饰符对其进行了结构分层。CPT 代码在美国被广泛用于保险公司,在提出医疗服务保险索赔时使用。一个特定的程序(如腹腔镜胆囊切除术)被指定为一个五进位数的代码,因此,CPT 既是一种命名系统(精确定义的数字代码),也是一种分类系统。值得一提的是,如果需要,这个系统可以在其定义中包含 SNOMED 术语,因此,CPT 是一个既有自己内部命名方法同时也可以引用外部命名方法的分类系统。

CPT 系统可以分为三大类代码系统:

- 第一类代码用于描述一个医疗过程或服务,通常使用一个五进位数标签。这类代码又可细分为六个部分:评估与管理、麻醉、外科、放射学、病理学和检验医学以及医疗服务。

- 第二类代码是字母数字编码,用于获取患者医疗保健的相关信息,包括是否发生了特定的质量改进程序(该事件由研究者与患者一起评估而得到相应数据)。

- 第三类代码是报告新技术或干预措施的临时性代码,可以为后续用于生成永久性代码提供信息。此类系统的字母数字代码由从最小编码的字母和数字 0 开始到最大编码为 99 600 等代码组成。该系统通过字母和数字的组合,能产生超过 100 万个代码。值得注意的是,CPT 与基于资源的相对价值量表(Resource-Based Relative Value Scale,RBRVS)密切相关,并被用作为医疗服务和医疗保险收取相应费用的基础。在 RBRVS 为每个医疗流程或服务分配一个由 CPT 编码的对应代码后,使用本手册第 10 章中所讨论的基于业绩的奖励支付系统就可以把这些医疗流程转换为医疗服务所需费用。

医疗通用程序编码系统(Healthcare Common Procedure Coding System,HCPCS)

医疗保险和医疗补助服务中心(CMS)和其他医疗支付系统使用 HCPCS 代码来处理特定的医疗保险索赔,HCPCS 系统最初是作为卫生保健服务标准化编码工作的其中一部分而被开发的。这种编码方法随着时间的推移而不断演变。目前,CMS 主要运用 CPT(一级代码)来编码医疗诊治过程和服务,并使用 HCPCS(二级代码)来编码 CPT 中未涵盖的医疗材料或服务。按照字母顺序排序,HCPCS 包括从"A"至"V"共 17 个部分,涉及救护车服务、耐用医疗设备、药品、医疗用品以及其他非办公用品等。

疾病和健康相关问题的国际统计分类 (International Classification of Disease, ICD)

世界卫生组织管理的 ICD 是一组完整的字母数字编号,这些编号代表特定的疾病症状、诊断、医疗操作、发病和死亡原因。ICD 在国际上广泛应用于医疗保险、政策制定和科学研究领域。在 2015 年 10 月发布第 10 版 ICD 中,美国国家卫生统计中心修正了 ICD 分类以更好地将其应用于医院临床工作中,这种临床意义上的修改也被称为 ICD-10-CM。因此,ICD-10 可能是编码与医院临床操作和治疗相关信息的最重要的基础。

诊断相关分组 (Diagnosis-Related Groups, DRG)

由医疗保险和医疗补助服务中心(CMS)负责管理和更新的诊断相关分组,按照临床意义对不同患者进行分组。这些分组方法是由计算机算法确定的,该算法包括 ICD 代码、医疗操作、人口统计学信息(如年龄和性别)、合并症(通常用 ICD 代码表示)和非住院时健康状况。诊断相关分组的目的是将病情、医疗资源投入和治疗成本相似的患者进行归类。

1983 年,CMS 采用了住院费用预付系统,而 DRG 则相应地成为住院患者预计费用评估(最终转换为实际支付)的基础。当前,CMS 使用的诊断相关分组是能把患者病情严重程度考虑在内的医疗保险严重程度诊断相关分组(Medicare severity DRG, MS-DRG)。按照内科和外科两大分类,DRG 系统按照主要诊断进行分组的方法将疾病进一步分为 25 个类别,并使用数字从 000 到 999 进行编码。因此,DRG 系统可以作为一个综合应用命名系统或分类系统的很好的分类系统案例展示。

医疗研究与质量机构 (Agency for Healthcare Research and Quality, AHRQ) 与临床分类软件 (Clinical Classification Software, CCS)

医疗研究与质量机构(AHRQ)运用 ICD 代码将诊断和临床操作进行归类,以便于后续对相应数据进行分析。CCS 将 ICD-10-CM 诊断和临床操作代码细分为体量更少的具有临床意义的类别,细分后的类别比单独的 ICD-10-CM 代码更有助于统计描述、操作或研究分析。与 DRG 系统一样,CCS 系统是一个重新分类系统,它包含一个外部分类系统(ICD),用于将一组较大的描述性代码缩减为一组更小的、连贯的、适合临床和操作上使用的特定用途的类别。

哪些是关键的数据报告程序和数据集?

核心指标

这些指标反映了国家医疗水准。以现有证据为基础,这些指标由联合委员会和 CMS 共同提出并明确规定。这些指标广泛应用于比较并公开不同医院或卫生保健机构之间的绩效。每一个指标都由主体和副体两部分所构成,其中主体部分指的是患有特定疾病的患者,而副体部分则是接受该指标的患者。

在某些临床领域,相应的指标可能被整合成"指标集",目前大约有 14 个关键指标集,每个都有相应数量的指标。因为体量、成本或整体的疾病负担的考虑,核心指标主要针对国家重点研究领域。例如,2010年,CMS 更改核心指标为"医院住院患者质量报告计划",从而把充血性心力衰竭、急性心肌梗死或肺炎患者的再入院纳入了再次入院计划。2014 年,针对每位受益人的医疗保险支出增加了一项新指标,该指标可以追踪从入院前 3 天到出院后 30 天的费用。政府按报告付费和绩效付费计划也采用了核心指标。供应商必须向各种监管机构报告核心指标数据,否则将面临相应罚款。相关规定发表于 CMS 网站"国家医院住院质量指标规范手册"上。

外科治疗改善计划 (Surgical Care Improvement Project, SCIP)

外科联合委员会和 CMS 制定了一套手术相关性感染的指标,即 SCIP 指标。SCIP 指标规范了外科治疗过程中抗生素的选择、治疗时机与停用、术前备皮、血糖和体温管理、β 受体阻滞剂、导尿管和静脉血栓栓塞预防等临床操作指标。与此同时,相关技术专家小组将不断权衡 SCIP 指标,以确保这些指标符合循证医学证据支撑。

医疗成本及效益项目(Healthcare Cost and Utilization Project,HCUP)

医疗成本及效益项目(HCUP)由 AHRQ 支持,是美国最全面的医院数据库,包括住院、门诊和急诊(emergency department,ED)治疗等信息。虽然 HCUP 是在数据管理的基础上建立的,但它的数据是基于总体、标准化和格式统一而获取的,在增加其他领域数据的同时,还增加了数据的实用性。HCUP 的优势包括纳入了患者的人口统计学、处置和医院标识符、地理上跨越美国州界和广泛的人口基础、住院以及门诊患者医疗和操作、医疗保险覆盖率、治疗成本以及它的纵向属性等信息。作为美国最大的纵向医院医疗数据收集机构,HCUP 自 1988 年就开始向医疗保险等支付机构提供全面的数据分析。

HCUP 通过联邦州-行业伙伴关系开发了一系列医疗数据库和相关的软件工具和产品。HCUP 数据库整合了美国各州、医院协会、私人数据组织和联邦政府的数据,创建了一个国家级的医疗信息资源库,用于收集各级卫生保健数据。HCUP 的目标如下:

- 创建和增强国家、州和所有医疗费用支付者医疗保健数据的来源;
- 制作一套软件工具和产品,方便 HCUP 使用和数据管理;
- 与各州和全国的数据组织合作,提高卫生保健数据的质量和利用率;
- 将医学研究结果转化到医疗决策中并提升医疗卫生水平。

HCUP 包括全国住院患者、各州住院患者、儿童住院患者、各州门诊手术、各州急诊和全国急诊数据。HCUP 中央分发服务器系统为各项研究做前期准备并负责分发数据库。数据集每年发布一次,其中许多数据集可以在网络上免费或象征性地付费后获得。HCUP 数据库使研究人员、保险公司、决策者和其他机构和人员能够对在国家、区域、各州和社区开展医疗研究。此外,这些数据也可用于确定、追踪和分析国家医疗在效益、资源获取、成本与收费、实践模式、质量和结果方面的趋势。

医疗效果数据和信息集(Healthcare Effectiveness Data and Information Set,HEDIS)

医疗消费者和监管机构使用 HEDIS 来评估和比较医疗计划的疾病预防能力。HEDIS 处理的问题包括初级保健的可及性、免疫率、糖尿病和高血压管理、产前医疗、戒烟等。基于管理、调查数据或两者兼用数据,在 HEDIS 中,每个指标的信息都可以被获取和限定。非营利组织美国质量保证委员会(National Committee for Quality Assurance)开发并维护了这套系统,并用 HEDIS 认证医疗计划。

医疗服务提供者和医疗系统的住院患者评估(Hospital Consumer Assessment of Healthcare Providers and Systems,HCAHPS)

HCAHPS 关注的是住院患者对医疗服务的评价。HCAHPS 调查在患者出院后不久开展。在 2005 年,美国国家质量论坛(National Quality Forum,NQF)对这套调查工具进行了有效性评估,并对其进行了认证。HCAHPS 调查旨在从患者的角度生成和报告医疗服务者的信息比较,以推动医务工作人员的责任感和透明度,促进患者得到最佳医疗服务。HCAHPS 调查的重点是与患者的诊疗过程相关的问题,包括患者与医生、护士和其他工作人员的沟通、医务工作团队合作状况、医务人员对患者的态度、医疗环境、疼痛管理和出院教育。HCAHPS 调查形式多样且灵活,可根据患者的不同回答适时做出调整,它可以使用邮件、电话或者其他方式来进行调查。调查中一些问题能够提供信息以适应不同患者,而另一些问题则提供与监管标准相关的信息。为了获得完整的住院患者预期支付系统并对其进行更新,医院也被要求参与 HCAHPS,此外,现在参与 HCAHPS 调查已成为构成医生收入的一部分。

医疗服务提供者和系统的外科治疗患者评估(Consumer Assessment of Healthcare Providers and Systems Surgical Care Survey,S-CAHPS)

美国外科医师协会(ACS)与其他外科和麻醉协会以及 AHRQ 在 2007 年共同建立了 S-CAHPS,以评估外科治疗患者的医疗体验,包括他们对外科医生、麻醉医生和医疗设备的感受。S-CAHPS 旨在调查患者术前准备情况、术前手术效果沟通情况以及医生提供的术后康复建议。许多外科专家对 S-CAHPS 的发展作出了巨大贡献,一个由 21 名来自外科医师协会的外科医生组成的技术咨询小组参与了 S-CAHPS 的开发,在随后的 NOF 的审查中,S-CAHPS 通过了审批并获得采纳。当前,S-CAHPS 不仅可用于提高医务工作人员的责任感和透明度,帮助患者作出医疗决策,它还可用于各种公开报告、支付报告或按业绩付费项目,以及医疗服务水平认证和管理。此外,一些外科手术也可使用 S-CAHPS 来评估手术疗效。

医疗保险提供者分析和审查文件(Medicare Provider Analysis and Review File,MedPAR)

CMS MedPAR 数据集包含了住院患者在医保认证医院和医疗机构接受医疗服务后医疗保险受益人获得的医疗保险索赔。每个住院患者的住院记录包括关于患者基本信息、诊断和程序代码、医疗服务人员、住院时间、费用。这个管理数据集可以用于追踪住院患者的医疗和资源使用情况。CMS 每年都会更新并公布代表了当年住院患者医疗保险索赔的数据。此外,研究者也可根据研究用数据使用协议或以三种形式的公共使用文件获取数据,这些数据包括了不同程度的受保护的医疗信息。

达特茅斯医疗保健地图集

达特茅斯卫生政策和临床实践研究所管理着这个基于 MedPAR 和美国人口普查报告数据而建立的在线数据库。该数据库用户可以按地理区域、患者人群和医务人员进行分类的方法来调查医疗保险支出情况和医务人员及医疗机构所提供的医疗服务。该项目的一个关键方面是可以分析医疗和费用方面的"区域差异"。

美国大学卫生系统联盟(Vizient 联盟)

Vizient 联盟由 200 多个非营利性医疗学术机构及其附属医院组成,该联盟共享临床、安全、运营和财务数据。该联盟提供了许多服务,但最著名的可能是为联盟成员提供比较性数据,分析这些数据,联盟成员可以找到效能改进计划重点。联盟的基础数据是用于医疗计费和保险索赔的管理数据。

选择数据库和注册项目应采用哪些标准?

目前可用的数据库和注册中心数量巨大,而且这些数据库和注册中心并非一成不变。外科领导需要通过文献阅读和值得信赖的同行来找寻对他们最有价值的数据库和注册程序。

当首次接触一个数据库或注册中心时,可问自己如下问题:

- 是谁发起并管理这个数据库或注册表?
- 这个项目的目的是什么?
- 这个项目与其他项目的不同点是什么?
- 这个项目的历史是怎样的,它又是如何记录改善的医疗服务?
- 项目输入了什么样的数据,由谁输入?
- 数据性质是管理型还是临床型的,抑或两者同时兼备?
- 数据的特征是什么,有何优点和缺点?
- 这份数据的目的是什么?
- 这些数据是用于公开性报告、付费性报告、按照绩效付费还是基于价值的购买?

专业数据库和注册中心及其在质量改进(QI)中的应用有哪些例子?

大量的数据或注册程序集中在特定的医疗专业或领域。我们可以找到参加国家质量登记网(National Quality Registry Network,NQRN®)的所有组织的完整名单(表 11.1)。NQRN 是由一些运营注册中心搭建的免费网站,他们运用从中获取的信息来改善患者预后或利用技术和基础设施建设来指导社区注册中心。

表 11.1　美国国家质量注册网络临床注册中心

注册单位	名称	关注点	CMS	PCPI
美国过敏、哮喘和免疫学学会	过敏、哮喘和免疫学质量临床数据注册表	质量改进，商务部	QCDR	
美国皮肤病学会	DataDerm™	质量改进		成员
美国神经学会	轴突注册表	质量改进	QCDR	
美国眼科学会	虹膜注册表	质量改进，人口管理，基准		成员
美国整形外科学会	美国联合更换注册表（American joint replacement registry, AJRR）	质量改进，基准测试，设备监测，资源利用率	QCDR	成员
美国科学院耳鼻喉科学和颈部手术	Regent^SM	质量改进，报告，指标开发，研究，认证（Maintenance of Certification, MOC）的维护，许可	QCDR	成员
美国心血管和肺康复协会	门诊心脏注册表恢复数据	质量改进	QCDR	成员
美国神经学会外科医生	质量结果数据库（Quality Outcomes Database, QOD）	质量改进，基准，效率，研究，包括比较效益研究（comparative effectiveness research, CER）	QCDR	成员
美国家庭医学委员会	主要的	改善家庭医疗质素	QCDR	
美国学院心脏病学	全国心血管数据登记（NCDR®）	心脏病登记套件： - 急性冠状动脉治疗和干预结果网络注册-获得指导方针 - AFib 消融注册表 - CathPCI 注册表 - ICD 登记处 - 影响注册 - LAAO 注册表 - PVI 注册表 - STS/ACC TVT 注册表 - 糖尿病协作注册表 - 顶峰注册表	QCDR	成员
美国急诊医师学会	临床紧急资料登记处（Clinical Emergency Data Registry, CEDR）	质量改进	QCDR	成员
美国胃肠病学院和美国胃肠内窥镜学会	GIQuIC	质量改进，基准测试，研究	QCDR	成员
美国医师学会	《创世纪》注册表	质量改进	QCDR	成员

续表

注册单位	名称	关注点	CMS	PCPI
美国放射学院	国家放射学数据登记处(NRDR)	放射学登记组: - CT 结肠镜检查登记处(CT Colonography,CTC) - 剂量指数登记处(Dose Index Registry, DIR) - 普通放射学改善数据库(Generay Radiology Improvement Database-GRID) - 正在发展的介人放射学登记 - 肺癌普查登记处™ - 全国乳腺摄影数据库(NMD) - 国家肿瘤正电子扫描登记中心	QCDR	成员
美国风湿病学会	RISE 注册	质量改进,人口管理,基准	QCDR	成员
美国外科医师学会	ACS 质量项目注册	外科登记处套件:国家外科质量改进计划(NSQIP®) - NSQIP 儿科-代谢和肥胖外科手术认证和质量改进计划(MBSAQIP) - 外科医生专用登记处(Surgeon Specific Registry, SSR)	QCDR	成员
美国妇产科医师协会	母亲品质改善计划(Materal Quality Improvement Program, MQIPT)	妇女健康登记处正在发展中		成员
美国胃肠病协会	消化健康识别项目™(Digestive Health Recognition Program, DHRP)	质量改进	QCDR	成员
美国心脏协会	遵循指导方针/指南	心血管医疗相关登记组套: 卒中 心力衰竭 复苏 房颤 行动注册®-GWTG® 指南优势™		成员
美国眼科协会	MORE(眼科指标和结果注册表)	质量改进	QCDR	成员
美国骨科协会	Own the Bone®	质量改进		成员
美国物理治疗协会	物理治疗结果注册表	质量改进,基准测试		成员

续表

注册单位	名称	关注点	CMS	PCPI
美国社会生殖医学	不孕不育家庭研究登记处（Infertility Family Research Registry, IFRR）	研究		
美国社会麻醉医师	麻醉质量研究所所注册表	麻醉登记套件： - 国家麻醉临床结果登记处（National Anesthesia Clinical Outcomes Registry, NACOR） - 麻醉事件输出系统	QCDR	成员
美国临床肿瘤学会	优质肿瘤学实践计划（Quality Oncology Practice Initiative, QOPI®）	质量改进	QCDR	成员
美国核心脏病学会	ImageGuide 注册表	质量改进	QCDR	
美国整形外科医生协会	整形手术相关注册表	- 自体脂肪转移（移植物）总登记处 - 概要：调查乳腺癌植入物相关的间变性大细胞淋巴瘤 - ASPS-QCDR	QCDR	
美国妇女泌尿科协会	盆底疾病登记处	研究		
美国泌尿协会	AUA 质量（AUA Quality, AQUA）注册表	质量改进，资源利用	QCDR	成员
美国疝气协会质量协作	美国疝气协会质量协作	质量改进	QCDR	
麻醉商业集团	麻醉质量临床资料登记	质量改进	QCDR	
Arthrex	手术结果系统™	质量改进		
关节炎基金会	关节炎互联网注册表	研究		
ASPIRE（麻醉学改善工作表现及交换报告）	ASPIRE	质量改进	QCDR	
Bivarus	患者体验的结构化评估（Structured Assessment of the Patient Experience, SAPE）	质量改进	QCDR	
波士顿高级分析	人类心肌病注册	研究		
疾病预防控制中心	国家肌萎缩侧向硬化（National Amyotrophic Lateral Sclerosis, ALS）注册表	研究		

注册单位	名称	关注点	CMS	PCPI
童年关节炎和风湿病学研究联盟(Childhood Arthritis and Rheumatology Research Alliance, CARRA)	CARRA 注册	研究		
CODE 技术(临床结果和数据工程技术)	CODE	质量改进	QCDR	
全球卫生系统指标联盟	CUHSM	质量改进	QCDR	
Corrona 公司	Corrona 注册	关注自身免疫性疾病的注册表家族: - 美国类风湿关节炎(rheumatoid arthritis, RA)注册表 - 美国 RA 注册表 - 日本 RA 注册表 - 美国银屑病关节炎和脊椎关节炎(PsA/SpA)注册表 - 美国银屑病登记处与国家银屑病基金会 - 美国炎症性肠病(inflammatory bowel disease, IBD)注册表 - 克罗恩病和溃疡性结肠炎试点注册表		
CreakyJoints®	关节炎的力量	研究		
囊性纤维化基金会	CF 患者注册表	指导方针制定,质量改进,研究		
DARTNet 研究所	实践性能注册表	质量改进		
埃默里大学和疾病控制中心	心脏骤停登记处	质量改进,基准测试		
ePreop	ePreop 麻醉——质量注册表	质量改进	QCDR	
gEHRiMed	gEHRiMed	质量改进	QCDR	
霍普金斯基金会中心的有效性研究骨科和 SunCostRHIO	OrthoQCDR	运动医学质量提升	QCDR	
心脏和血管结果研究所	静脉患者结果注册(Venous Patient Outcome Registry, VPOR)	质量改进,基准测试		

注册单位	名称	关注点	CMS	PCPI
ICLOPS	ICLOPS 注册表	注册: - 所有专业的 ICLOPS 注册表 - ICLOPS 医院注册表 - 行为健康 ICLOPS 注册表 - 罕见疾病 ICLOPS 注册表	QCDR	
ImproveCareNow	ImproveCareNow	儿童炎症性肠病(IBD)登记处,用于质量改善,患者参与		
InVivoLink	InVivoLink	骨科和脊柱外科登记处		
Kaiser Permanente®	(Kaiser Permanente, KP)国家种植登记	注册: - 前交叉韧带重建(Anterior Cruciate Ligament Reconstruction, ACLR) - 髋部骨折 - 肩膀关节成形术 - 脊柱 - 全关节置换 - 心脏设备 - 心脏瓣膜 - 血管内支架		
马萨诸塞州眼耳医院,哈佛医学,国家耳聋及其他沟通失调症研究所(National Institute on Deafness and Other Communication Disorders, NIDCD)	NIDCD 国家颞骨,听力和平衡病理资源注册表	质量改进,研究		
MedAmerica	医院医生-临床表现登记处(Hospitalis-Clinical Performance Registry, H-CPR)	质量改进	QCDR	
Mednax	量子临床导航系统		QCDR	
NARCOM	NARCOMS	多发性硬化症登记处-质量改进,研究及教育		
国家癌症研究所	SEER 数据库注册	癌症登记处的质量改进,研究		
美国国立卫生研究院	DS-Connect®	唐氏综合征登记处进行研究		

续表

注册单位	名称	关注点	CMS	PCPI
国家骨质疏松基金会/国家骨骼健康联盟	NOF 和 NBHA 质量改进登记处	质量改进	QCDR	
北美脊柱协会	NASS 脊柱注册表	脊柱注册中心正在发展中		成员
OBERD	肌肉骨骼成果共享	骨科质量改进注册中心	QCDR	
罕见的办公室疾病的研究	全球罕见病患者登记和数据存储库（Global Rare Diseases Patient Registry and Data Repository, GRDR）	研究		
肿瘤护理协会	肿瘤护理学会品质提升登记处	质量改进	QCDR	
PatientsLikeMe 公司	patientslikeme 公司®	质量改进,研究		
儿科风湿病保健和结果改进网络	PR-COIN	注册表的少年特发性关节炎质量改善		
Premier	主要临床表现注册表套件	质量改进	QCDR	成员
Press Ganey	护理质量（NDNQI）	护理质量改进注册		
肾内科医师协会	RPA 注册表	质量改进	QCDR	成员
ReportingMD	临床结果学术研究（Academic Research for Clinical Outcomes, ARCO）	质量改进,研究	QCDR	
血管外科学会	血管质量倡议	质量改进	QCDR	成员
妇科肿瘤协会	SGO 临床结果注册（Society of Gynecologic Oncology Clinical Outcomes Registry, SGO COR）	妇科肿瘤质量改进登记处		
介入放射学协会/美国放射学院	NRDR IR 注册表	质量改进		成员
胸外科医师学会	STS 国家数据库	质量改进,研究	QCDR	成员
移植外科医生协会	移植受者科学登记表（Scientific Registry of Transplant Recipients, SRTR）	研究		
脊柱 IQ	脊柱 IQ	质量改进	QCDR	
马萨诸塞州医学院大学	全关节置换效果对比的功能和结局研究（Function and Outcomes Research for Comparative Effectiveness in Total Joint Replacement, FORCE-TJR）	质量改进,研究,设备监控	QCDR	

续表

注册单位	名称	关注点	CMS	PCPI
遗传性血管性水肿	USHAEA 科学注册	研究	QCDR	
美国伤口注册表	美国伤口注册（U. S. Wound Registry, USWR）	质量改进	QCDR	
Wellcentive 公司	Wellcentive	人口健康，素质提高	QCDR	
westhealth™ 研究所	国家家庭初级保健和姑息治疗注册	质量改进	QCDR	
威斯康星州医疗质量合作组织（Wisconsin Collaborative for Healthcare Quality, WCHQ）	医生指南针	质量改进	QCDR	
伤口护理质量提高协作	伤口护理协作登记处	质量改进	QCDR	

关注癌症治疗的项目

- 国家癌症数据库(National Cancer Database,NCDB);
- 国家癌症登记处(National Cancer Registries,NCR);
- 国家癌症登记项目(National Program of Cancer Registries,NPCR);
- 监测、流行病学和最终结果项目(Surveillance Epidemiology and End Results Program,SEER)。

国家癌症数据库(NCDB)

由美国癌症协会和美国癌症学会共同发起的 NCDB 是一个临床肿瘤数据库,包含了 1 500 多个癌症委员会(Commission on Cancer,CoC)认可的医院注册数据。CoC 通过北美中央癌症登记协会(North American Association of Central Cancer Registries,NAACCR)协调的国家标准化数据的传输形式和规范,收集并向 NCDB 提交基础数据。NCDB 数据用于分析和指导恶性肿瘤患者的治疗方法和结果。这些数据包含了美国大约 70% 的新诊断的病例和 3 000 万已诊断的历史记录。

NCDB 数据字典概括了丰富的数据项定义——即从患者病历和记录、代码值和标签中提取信息时癌症登记人员使用的编码指令。NCDB PUF 中的数据项遵守源自 NAACCR 的一致命名条件。字典提供了其他支持性文件的链接,使得研究人员可以通过北美癌症登记系统获取数据收集相关的其他支持性文件或者信息。NCBD 致力于确保并维持对《健康保险流动与责任法案》的遵守,并在 CoC 质量整合委员会的指导下实施。

在线报告工具可为在相关各州和地区以及通过 CoC 认证的项目(包括 QI、质量保证和监视指标)汇总的类似项目提供比较基准。通过比较和评估,该项目可以积极地改善癌症患者的服务质量。NCDB 维护了许多基于网络的基准测试应用程序,这些应用程序是为了使公众、研究人员和临床医生更好地访问国家开发银行的数据而开发的。NCDB 的公开基准报告包括美国 11 种常见诊断的实体肿瘤用户所提供的超过 650 万的病例,这些数据现在被用于癌症质量改善项目,该项目被认证的癌症中心用于 QI 活动。

国家癌症登记处(NCR)

NCR 是恶性疾病研究和生存分析的重要信息来源。美国疾病控制与预防中心(Centers for Disease Control and Prevention,CDC)制定了跟踪癌症数据的国家标准。注册中心通常需要纳入患者特征、诊断信息、癌症类型和分期、治疗细节以及治疗后的随访信息。注册中心可以按地理位置、机构或疾病来分类。

总的来说,美国几乎所有癌症患者的信息都被收集起来。癌症登记员都是受过训练的卫生保健专业人员,他们负责收集、分析并得出癌症数据报告,他们属于国家癌症登记协会(National Cancer Registrars Association,NCRA)。NCRA 为癌症登记专业人员提供帮助,帮助他们增加对医疗记录存储、数据收集和信息传输中强制性改变的理解和遵守。

国家癌症登记计划(NPCR)

由美国疾病控制与预防中心(CDC)管理的国家癌症登记项目(NPCR)支持各州和各病区维护癌症登记。NPCR 的目标之一是向公共卫生规划人员和其他人发布癌症数据,以监测疾病的基线并实施癌症预防和控制计划。NPCR 每年从资助的项目中接收数据,以期保证数据的质量,随后将发布数据用于公共规划。他们每年都会更新,以确保包含最近一年的数据。在发布之前,数据必须达到质量标准要求,各州必须以书面形式表示参与发布的每个数据都是合格的。

监测、流行病学和最终结果(SEER)

自 1973 年 SEER 在美国国家癌症研究所和第一个国家癌症资助项目下成立以来,SEER 会在每年春天公布去年 11 月所收集的数据。SEER 是基于人群收集数据的,涵盖多个方面,包括诊断阶段、患者人口统计和地理区域。因此,SEER 可以根据诊断阶段、诊断年龄、肿瘤的分级或大小来计算生存率。

SEER 可以确定不同时期不同部位癌症发病趋势。SEER 统计软件为 SEER 和其他癌症相关数据库的分析提供了一种方便直观的机制。它是研究癌症对人群影响的有力工具。访问这些数据时需要签署研究数据协议。

其他有用的数据或注册表程序:

- 美国外科医师学会国家外科质量改进计划(College's National Surgical Quality Improvement Program,ACS NSQIP®);
- 国家创伤数据库(National Trauma Data Bank,NTDB®)/创伤质量改进计划(Trauma Quality Improvement Program,TQIP®);
- 代谢与肥胖外科认证与 QI 项目(Metabolic and Bariatric Surgery Accreditation and QI Program,MBSAOIP);
- 胸外科医师协会(Society of Thoracic Surgeons,STS)国家数据库;
- 器官共享联合网络(United Network for Organ Sharing,UNOS);

- 退伍军人事务外科质量改进计划(Veterans Affairs Surgical QI Program,VASQIP);
- 血管质量倡议(Vascular Quality Initiative,VQI)。
  按专业分类的数据库详见第 9 章。

美国外科医师学会国家外科质量改进计划(ACS NSQIP)

这个前瞻性指定和回顾性收集的临床数据登记表用于产生参与机构用于识别机会和推动 QI 的评估。

该计划自 2001 年以来一直在私营部门实施。它起源于 20 世纪 90 年代末的美国退伍军人事务部(VA)系统,但 2005 年退伍军人事务部和私营部门的系统分离了。当时,ACS NSQIP 是全国私营医院首个临床验证的多专科外科 QI 项目。截至发稿时,约有 800 家医院参加了 ACS NSQIP。

ACS NSQIP 使用标准化的数据定义分析从参与医院收集的前瞻性临床数据,以评估机构层面的手术质量。它为 CPT 规范规定的程序提供风险调整后的结果评估。该项目通常选择对案例的系统抽样,但机构可以选择收集所有符合条件的案例。该计划的主要特点包括强调患者的治疗结果、实际的临床病历数据、严格的行为准则和所有参与机构及所有变量的严格定义和规范(通常为每例 130~200 个字段)、受到培训、考试并参与持续教育的专业数据协调员或外科临床审查员、定期对医院进行审计、以及无论患者是否已出院均进行固定的术后 30 天随访。

ACS NSQIP 利用较早前 12 个月滚动收集的数据,每季度为参与机构提供一系列结果评估的风险调整报告。一旦为期 30 天的前瞻性研究结束后,研究院有 90 天的时间去整理归档该例病例。在案例数据被"锁定"前需要 120 天的时间,之后需要 2~3 个月时间处理数据、完成建模,在公布结果前构建详细的报告。虽然在执行操作与将该程序纳入报告之间存在延迟,但报告至少与行政数据产生的政府报告一样及时,毕竟后者可能会延迟一年或更长时间。

每份报告包含数百个模型的结果。模型是由以下因素组合而成的:结果(死亡、发病率、心脏事件、肺炎、意外插管、呼吸机依赖、深静脉血栓/肺栓塞、肾功能衰竭、尿路感染、手术部位感染、以上结果的各种重组、术后外科住院时间、二次手术,以及可能的手术特异结果);外科专科或操作组套(如所有手术、普外科、血管外科、结直肠外手术)或个别手术(结肠切除术,全膝关节置换术);可用的风险调整因素(约 45 个标准或必要预测因子,为 NQF 设计的有限预测因子或 CMS 定义的指标,或针对目标程序的增强预

测集);还包括患者因素(例如,65 岁或以上的患者或儿科患者)。

ACS NSQIP 使用基于分层建模的复杂的风险调整方法,能反映患者特征的详细临床风险因素,并纳入操作本身的风险。因此,它可以根据患者特征和手术干预方式进行调整,评估会报告每个模型的风险调整优势比,并根据 95% 的统计确定性或最低的驯服性能来指定正向或负向离群值表现。优势比小于 1 表明发生的不良事件比预期的要少,而优势比大于 1 则相反。对医院实践的分析使 ACS NSQIP 能够为各种外科问题制定最佳实践建议。尽管难以涵盖所有的可能的问题,已发表的研究仍旧表明,在过去的 10 年中参与 ACS NSQIP 的机构在治疗效果方面发生了显著改善。

尽管 ACS NSQIP 被用于研究用途和医院间的相互合作,但是它最大的用途是用于独立医院和外科部门的 QI。它可以提供关于临床工作的客观数据,为外科决策者提供一个客观的工具来推动 QI 进程。ACS NSQIP 的特定优势是它可以测量整个外科的表现,而不仅仅关注一个手术或一部分外科疾病,这使其成为监督手术质量的理想工具。ACS NSQIP 的版本适用于一般社区医院、高端综合医院和低容量设施环境。

国家数据库质量改进计划(NTDB®/TQIP®)

ACS NTDB 保存了美国和加拿大的创伤数据。这种参与是自愿的,但是该项目被认为是创伤医疗中一个改善治理的关键资源库。2006 年发布的国家数据标准(National Trauma Data Standard,NTDS)为创伤登记数据的收集和交换制定了国家标准。各组织收集的数据标准可能超过了 NTDS,但这些数据构成了 NTDB 中国家标准建立和信息交换的核心。该集合中的核心要素表示与医疗阶段相关的不同类别的信息:患者人口统计、伤害细节、院前医疗、急诊医疗、就诊流程、诊断、伤害严重程度评分、患者预后、财务信息和质量信息。创伤中心将数据提交,并由 NTDB 每年编制。然后发布医院基准报告,包括主要创伤死亡率指标、数据质量报告和研究数据集。在获得 ACS 创伤委员会的批准后,NTDB 数据可用于信息目的和研究。NTDB 为不同的目的提供了几种不同的研究数据集产品,NTDB 注册表数据集包含指定入学年份发送到 NTDB 的所有记录,而 NTDB 国家样本程序集基于具有全国代表性的数据样本。"NTDB 的目标是向专业人士和公众描述创伤医疗的现状,并推动 QI、研究和政策的进步。"

TQIP 旨在通过收集创伤中心的数据、提供关于每个中心绩效的反馈、并确定创伤中心工作人员可以实施的机构特征,从而提高创伤患者的医疗质量。该项目使用风险调整基准,为参与的医院提供准确的全国比较。TQIP 为创伤中心的工作人员提供教育和培训支持从而提高其机构数据的质量和准确解释基准报告的能力。

代谢和肥胖外科手术认证和质量改进计划 (MBSAQIP)

本项目是 ACS 减肥手术中心网络与美国代谢与减重手术学会(American Society for Metabolic and Bariatric Surgery,ASMBS),减肥手术中心和减肥效果纵向数据库项目合并的产物。ACS 和 ASMBS 的工作基于三个原则:外科医生领导、多学科医疗团队和向国家注册中心报告结果数据。2012 年 4 月,ACS 和 ASMBS 将他们的减肥认证项目合并为一个统一的项目 MBSAQIP。其目标包括通过减轻全世界肥胖和相关疾病的卫生保健负担,改善公共卫生和公众健康。MBSAQIP 致力于通过对减肥手术中心的认证,提高减重手术患者的安全、提供高质量的医疗,并能支持有效医疗方面的研究和证据的建立。

减重外科中心需要通过严格的审查程序才能获得认证。在审查过程中,他们必须证明他们有维护一定的基础设施资源、人力资源和实践标准的能力。所有认证中心均向 MBSAQIP 数据库报告结果。与 ACS NSQIP 一样,该项目收集了大量关于患者特征、手术过程和预后的数据。MBSAQIP 实施的许多方面与 ACS NSQIP 相似,但肥胖治疗方法随访患者及其预后,包括体重减轻和体重维持,需要较长的时间去进行适当的术后随访、监管和账单报销。

STS 国家数据库

STS 国家数据库包括三个注册中心:成人心脏、普通胸科和先天性心脏。数据库记录用于评估质量、制定国家指标和驱动 QI。这个数据库和程序长期以来被认为是心胸外科最好的一种分类。它是许多其他数据收集和 QI 工作的标杆。STS 数据描述了患者特征、手术干预以及手术流程和手术结果的指标。参与者必须提交所有符合条件的病例的数据,以便 STS 能够创建风险调整评估,推动在全国范围内的 QI。基于 STS 国家数据库数据的研究活动,迄今已在科学文献中发表了大量同行评审的出版物,并在心胸外科方面取得了显著的进展。

通过与消费者联盟的合作,及 STS 的网上公开报告计划,STS 在公开报告方面处于领先地位。参与 STS 成人心脏外科数据库的心胸外科医生自愿报告手术结果,以提高医疗透明度,并帮助患者及其家属参与决策。

器官共享联合网络(UNOS)

UNOS 是一个独立的非营利组织,致力于通过团结和支持器官捐献和移植专业人员的努力来拯救生命。UNOS 成立于 1984 年,当时是国家器官移植法案(National Organ Transplant Act,NOTA)要求建立一个器官获取和移植的网络(Organ Procurement and Transplantation Network,OPTN)。UNOS 于 1986 年签署国家 OPTN 合同并运营 OPTN 至今。

作为 OPTN 合同的一部分,UNOS 需要:

- 建立器官共享制度,最大限度地公平、及时分配被捐赠的器官;
- 建立一个用于收集、存储、分析和发布患者等待名单、器官匹配、器官移植和预后等相关数据的系统;
- 为与人体器官移植有关的个体和组织提供信息、咨询和指导,以期增加可移植的器官数量。

OPTN 政策管理着美国所有 UNOS 成员移植医院、器官采购组织和组织相容性实验室的运作,并被系统化为有可供器官的国家制度。这些政策是通过委员会、OPTN/UNOS 董事会和公众参与的协作过程制定的。UNOS 需要维护收集、存储、分析和报告所有 OPTN 数据的在线系统。该系统被称为 UNet,它包含了与患者特征、等待名单、器官匹配详情、器官移植以及术后结果的数据。

退伍军人事务外科质量改进计划(VASQIP)

VASQIP 起源于 20 世纪 90 年代末作为国家外科质量改进计划的退伍军人事务部(VA)。2001—2004 年,NSQIP 分别由退伍军人事务部系统和私营部门、退伍军人事务部和 ACS 运行。2005 年以后,私营部门项目(ACS NSQIP)和 VA 项目(VA NSQIP)分离并平行存在。2009 年,在心脏外科项目中 VA NSQIP 与 VA 的持续改进合并创建了一个全面的专业外科数据库,并更名为 VASQIP。VASQIP 包含了有关患者特征、手术过程和患者预后的数据,支持创建风险调整的质量绩效报告。

今天,VASQIP 数据库驻留在退伍军人管理局国家外科办公室(National Surgery Office,NSO)中,包含 VA 系统中所有手术患者的信息。该数据库的主要目的是通过向医疗提供者团队提供自我评估和 QI 目的的信息,提高正在接受手术的退伍军人的医疗质量。VASQIP 的数据由 VA 设施的数据管理护士输入,并安全地传输到 VASQIP 数据库进行编译和分析。数据分析结果由国家标准组织（NSO）报告，用于手术质量和患者医疗问题的季度和年度审查。

血管质量倡议（VQI）

VQI 收集手术期和术后 1 年的随访数据，生成实时基准报告，以评估医疗质量并确定血管外科的最佳工作流程。VQI 由血管外科患者安全组织（Society for Vascular Surgery Patient Safety Organization，SVS PSO）管理，该协会负责监督数据共享安排、关键成果和质量指标的分析，并向数据与提供方传递相关信息。

在 SVS PSO 的支持下，美国静脉论坛和血管医学学会与血管外科学会合作开发了质量评估工具，特别是针对血管疾病管理的功能性成果。

与外科相关的儿科医疗注册程序

- ACS NSQIP 儿科手术验证程序
- 儿童住院患者资料库（Kid's Inpatient Database，KID）
- 儿童健康资讯系统（Pediatric Health Information System，PHIS）
- 儿科质量指标计划（Pediatric Quality Measures Program，PQMP）

ACS NSQIP 儿科手术认定计划

ACS 在 2008 年启动了该项目并推动了小儿外科手术的 QI 发展。参加 ACS NSQIP 儿科的机构有综合医院的小儿外科、重建的儿童医院。该计划的特点与成人的 ACS NSQIP 相同。在普通儿科、耳鼻喉科、整形外科、泌尿科、美容科、神经科、胸科和妇科手术患者中通过 CTP 代码选择病例。训练有素的 SCR 为数据库提供了严谨的特定人口统计学，术前、术中和术后变量，然后与有潜在不同的临床意义的计费或管理代码的数据库形成对比。构建 30 天死亡率和发病率的分层模型，通过逐步逻辑回归确定了显著的预测因子，并纳入内源性、程序特异性风险。然而，儿童的疾病在治疗选择和相关手术预后方面与成人疾病明显不同。在评估儿童手术结果时的挑战包括如何显著降低并发症和死亡率、情况不常见但更难以分类的合并症，以及明显减少的手术量。机构的可用病例数与成人的相比小一个数量级。

在建立可行性后，ACS NSQIP-Pediatric 迅速扩展，现在包括大约 70 个机构。该计划纳入了一系列外科专业和儿科特定的合并症、诊疗流程和治疗结果。到 2010 年，该计划首次对院内儿童手术后死亡率和发病率进行了风险调整评估。自启动以来，已经出现了显著的改善效果。例如，逐渐增加的群组规模，具有固有高并发症风险的病例的目标抽样（高

价值病例），纳入额外的模型预测因子，以及通过考虑归因于内源性风险的更好的操作混合控制 CPT 代码分组（类似于成人项目中的做法）。病例数的增加和纳入方法的改进使得能够考虑更多的风险调整因素，并根据年龄和特殊亚群随时间的推移产生更广泛的死亡率、综合发病率和特定并发症的分层模型进行补充。

ACS NSQIP-Pediatric 作为持续优化儿童外科医疗的基础，其中包括儿童外科手术验证（Children's Surgery Verification，CSV）计划。CSV 计划由 ACS 和儿童外科医疗工作组共同制定，用以改善儿科和儿童外科患者的外科治疗。这些标准得到了美国儿科外科协会和儿科麻醉学会的支持，它们是美国第一个也是唯一一个针对儿童外科医疗的多专业标准。标准文件《儿童外科医疗最佳资源》详细介绍了有关资源标准、质量改进和安全流程、数据收集和验证过程的原则。该计划评估三个级别的医疗，均符合儿科医院的标准和预期的实践范围。

儿童住院患者资料库（KID）

KID 是为 HCUP 开发的数据库和软件工具家族的一部分，是美国最大的公共可用的、全付费的儿科住院患者医疗数据库。

KID 提供了全国 21 岁以下患者住院时间的预期。KID 独特的规划使得国家和地区能够研究常见和罕见的儿科疾病。KID 可用于确定、跟踪和分析卫生保健利用、获取、收费、质量和结果方面的国家趋势。它包含了儿科出院和住院的非加权数据。

数据库的主要特点如下：

- 美国社区医院儿科出院的样本；
- 样本量大，可用于分析罕见的情况，如先天性异常和不常见的治疗，如心脏手术；
- 所有患者的收费信息，包括医疗补助计划或私人保险覆盖的儿童，以及没有保险的儿童。

儿童健康资讯系统（PHIS）

PHIS 数据库是由儿童医院协会赞助的，因此包括针对全国儿童医院的住院患者、门诊手术、急诊就诊和观察单位存在的临床和资源利用数据。因此，PHIS 可用于促进以临床有效性、资源利用、指南和治疗途径发展、再入院率、抗菌药物管理的挑战以及医生证书和权限为中心的各种改进活动。

儿科质量指标计划（PQMP）

PQMP 是根据 2009 年《儿童健康保险计划（Children's Health Insurance Program，CHIP）再授权法案》建立的，目的是制定新的和改进的指标，评估医疗补

助计划(Medicaid)和 CHIP 覆盖的儿童患者所享受的医疗。自该法颁布以来,CMS 和州医疗补助机构一直致力于实施克服指标问题的创新方法,例如,开发建立证据基础和利益相关方共识的新方法,整合替代数据源,并实施新的测试方法。这样指标应该是可以理解的,比如适用于州、计划和提供者级别,并揭示出差异。因此,PQMP 制定了新的儿科保健质量指标,同时也建立了基础设施、提供专业知识和为增强改进指标制定方法,为提高儿童保健质量提供更相关和更有意义的工具。

其他有用的数据库和程序

其他载有与外科有关资料的数据库包括:

- 急诊室系统的数据元素(Data Elements for Emergency Department Systems,DEEDS);
- 最低数据集/居住者评估工具(Minimum Cardiovascular Data Registry,MDS/RAI);
- 国家心血管数据注册中心(National Cardiovascular Data Registry,NCDR);
- 全国流动医疗调查/全国医院流动医疗调查(National Ambulatory Medical Care survey/National Hospital Ambulatory Medical Care Survey, NAMCS/NHAMCS);
- 全国医院医疗调查(National Hospital Care Survey, NHCS);
- 国家生命统计系统(National Vital Statistics System, NVSS);
- 成果及评估信息集(Outcome and Assessment Information Set,OASIS);
- 统一门诊医疗数据集(Uniform Ambulatory Care Data Set,UACDS);
- 统一医院出院数据集(Uniform Hospital Discharge Data Set,UHDDS)。

急诊室系统的数据要素(DEEDS)

为了创建更统一的 ED 医疗数据,CDC 的国家伤害预防和控制中心为 ED 的数据收集提供了一套建议。这项工作是由一组专业协会和联邦机构以多学科的方式联合发起和发展的。数据按照 ED 发生顺序收集,包括患者人口统计、访问和评估的时间、患者病史和身体状况、诊疗过程和治疗结果、药物信息、治疗设施和提供者信息、诊断、治疗措施和治疗费用等相关信息。

最低数据集/居住者评估工具(MDS/RAI)

MDS 是 CMS 用于评估和支持专业护理机构长期护理的信息集合。MDS 包括有关筛查实践和临床患者信息的明确定义和分类信息。CMS 要求养老院定期收集所有居住者的评估信息,组成 RAI 的一部分。根据联邦法律,所有疗养院的居住者在入院时必须进行跨学科、个性化的评估,并至少每季度,或在精神或身体状况发生重大变化时进行重新评估。MDS 质量指标用户手册详细描述了质量指标,包括居住者的认知和身体功能状态和一般健康问题。养老院还会向联邦医疗保险(Medicare)报告居住者是否接种了流感疫苗、是否感到疼痛、是否减肥等等。美国联邦医疗保险(Medicare)在 Nursing Home Compare 上在线公布了这些质量指标的得分(www. medicare. gov/nursinghomecompare/search. html)。

完整的 RAI 包括一个数据集(MDS),一个连续性评估和记录评估过程,以及 RAI 使用指南。RAI 的这些组成部分提供了关于居住者的功能状态、优势、劣势和偏好的信息,并在发现问题后提供了进一步评估的指导。所有数据均由养老院自行上报。养老院检查员检查数据,但不进行审计。因此,任何信息都应谨慎使用,最好与长期护理监察员办公室、国家调查机构和其他来源的信息一起使用。

国家心血管数据注册中心(NCDR)

由美国心脏病学会(American college of cardiology,ACC)开发的国家心血管数据注册中心(NCDR),帮助测量、基准和改善心血管医疗。参与 NCDR 可以为治疗选择提供信息,并在提供者和机构层面推动 QI;协助评估实践模式、技术和设备;给出比较有效的研究信息;并协助传播最佳做法。NCDR 目前代表 10 个 ACC 注册中心,在全球拥有 2 400 多家参与医院和 2 000 多家门诊提供者,包括:

- 急性冠状动脉治疗和干预结果网络注册-获得指导方针(Acute Coronary Treatment and Intervention Outcomes Network Registry-Get with the Guidelines, ACTION Registry-GWTG);
- AFib 消融注册处;
- 诊断性导管术和经皮冠状动脉介入治疗(Catheterization and Percutaneous Coronary Intervention, Cath-PCI)注册处;
- 植入式心律转复除颤器(Implantable Cardioverter Defibrillator,ICD)注册处;
- 改进儿童和成人先心病治疗注册处;
- 左心耳封堵(Left Atrial Appendage Occlusion,LAAO)注册处;
- 外周血管介入(Peripheral Vascular Intervention, PVI)注册处;

- 胸外科医师学会/美国心脏病学会经导管瓣膜治疗注册处；
- 糖尿病协作注册处；
- PINNACLE 注册处。

例如，CathPCI 注册中心收集关于接受诊断性导管插入术或经皮冠状动脉介入治疗的患者的特征、治疗方法和结果的信息。该项目收集的数据用以衡量符合 AAA/美国心脏协会床实践指南、操作效能标准和使用标准。数据在医疗时实时使用，从而增强某些程序中的决策和患者治疗结果。

全国流动医疗调查（NAMCS）和全国医院流动医疗调查（NHAMCS）

NAMCS 和 NHAMCS 是旨在调查流动医疗服务供给和使用的客观、可靠信息的全国性调查。NAMCS 关注由医生提供的流动医疗服务，它的调查结论是基于对主要提供直接给予患者医疗服务的非联邦政府在职医生的访问数据而得出。相比之下，NHAMCS 的目的是收集有关医院急诊和门诊流动医疗服务使用和提供的数据，这个调查结果是基于对非机构性一般医院和短期住院、医院急诊部和门诊的全国性抽样调查而获得。

美国国家卫生统计中心（National Center for Health Statistics，NCHS）负责这些数据集，并免费提供去身份信息的公共数据。这些数据包括每次访问的信息：患者人口统计和生命统计数据、付款人状态、访问原因、疾病诊断和治疗细节、药物和处置方式。该调查采用横断面研究以便追踪趋势，但不能纵向联系患者和医疗服务者的个人信息。虽然只是一个样本，但提供了将数据转换为国家利用率估计的方法。因为数据是基于样本抽查获得的，研究者应该谨慎评估调查的可靠性，尤其是当样本量较小时。当样本评估的相对标准误差不超过 30% 或调查评估是基于 30 例以上而获得时，NCHS 认为这种估计是可靠的。

全国医院医疗保健调查（NHCS）

NHCS 追踪影响医院和医疗系统医疗服务质量的因素趋势。在美国疾病控制中心，它有助于识别促进医疗资源利用、提高医疗质量、缩小医疗差距的因素。NHCS 集成之前通过国家医院出院调查和国家医院日间医疗调查的数据。将这两项调查结合起来，可以检查不同治疗环境下提供的医疗服务，从而将住院患者和门诊患者之间的医疗情况联系起来。与此同时，NHCS 也能够将调查数据链接到全国死亡指数（检查出院后死亡率）和医疗保险提供者分析和审查（MedPAR）外部网站以及医疗补助统计信息系

统外部网站（Medicaid Statistical Information System，MSIS），并最终获得患者医疗诊治过程的一个完整框架。从医院获得所有住院患者的行政理赔数据（UB-04 理赔数据）也可对各个医院出院情况进行抽样调查，并提供具体的诊断和临床操作流程，以便进行针对性研究，更加充分利用病历摘要来收集更具体的临床数据。

国家生命统计系统（NVSS）

NVSS 是政府间共享和汇集公共卫生数据的去中心化系统。它代表共同的关系、标准和程序，由此形成国家卫生统计中心收集和传播国家官方生命统计数据的机制，每年会汇报 600 多万项的事件。关于出生、死亡、婚姻、离婚和胎儿死亡的数据通过合同形式达到加强卫生和生命登记系统登记的法律责任，这些事件分布于美国 50 个州、2 个城市（华盛顿特区和纽约）和 5 个美国领土（波多黎各、维尔京群岛、关岛、美属萨摩亚、北马里亚纳群岛联邦）。这些司法管辖区负责维护这些重要数据，并签发出生、婚姻、离婚和死亡证明的副本。此外，生命统计数据也可在网上获得。美国国家卫生统计中心（NCHS）与公共卫生协会以及信息系统和社会保障局共同设计的流程用于获取、传播、汇总这些数据。这样做的目的是提供及时、高质量和持续性强的关键统计数据系统和设计方法，并利用那些复杂的却有效的信息技术系统来收集新的数据。这些由 NVSS 收集和传播的信息可用于公共卫生政策制定。

结果和评估信息集（OASIS）

CMS 要求所有接受家庭医疗服务（产前或产后医疗除外）的成人医疗保险和医疗补助患者接受全面评估，并报告各种标准化数据，而 OASIS 数据的收集和传输是这一要求的其中一部分。这些数据首先由家庭卫生机构传输到各州存储库，然后各州将数据汇总到管理这个数据集的 CMS 处。

OASIS 数据包括患者社会和人口信息、环境数据、健康状态、医疗服务使用细节以及成年患者的社会功能状态。最近，又增加了一些具有循证医学证据的医疗实践信息。这些数据在刚开始治疗时、治疗 60 天和出院时各报告一次。

OASIS 数据可用于多种用途，包括提供给家庭卫生机构的若干质量报告的计算，以指导其改进医疗工作，或者在 CMS 的家庭卫生比较网站公开报告。基于结果的 QI（Outcome-Based QI，OBQI）手册包括 37 项来自 OASIS 数据的风险调整结果指标。向各机构提供的结果报告包括当前年份患者的一系列结果、与该患

者过去几年相比的数据以及与国家基本水平进行比较所得数据。家庭健康机构利用 OBQI 信息不断提高其医疗水平。不仅如此,OASIS 的数据还被用来计算医疗保险未来支付系统(Prospective Payment System, PPS)的费用。而 PPS 则是基于由 OASIS 数据构建的家庭健康资源组(Home Health Resource Group, HHRG)诊断分类而生成数据,后利用 HHRG 计算除风险调整预期费用。

通用日间医疗保健数据集(UACDS)

UACDS 是一个标准化的数据集,旨在生成与门诊医疗服务和相关的日间医疗数据,并重点关注门诊医疗和门诊设施,包括医生办公室、诊所、日间手术中心、门诊诊室、紧急治疗中心、医院急诊科室以及患者的家庭环境。这个数据集的建立是由国家生命和健康统计委员会制定,与此同时,该委员会建议将以下领域作为所有门诊医疗服务的基本数据集:识别和描述患者、医务工作者和其他医疗相关人员的信息。大部分信息是从 CMS 1 500 登记表中所收集。尽管这些数据与 UHDDS 中的数据存在部分重叠,但它也涵盖了关于独特信息,如患者就诊原因、诊断、就诊地点和患者的居住情况等。医务人员可以根据需要将信息扩展到这个最小数据集以外。标准化处理后的通用的数据记录方式让为非住院患者提供医疗服务的医务人员可以很好地识别患者症状和诊断疾病。跨越不同设置的标准化处理成为快速分析或报告医疗服务的关键。一旦标准化,相应的处理也可以快速地识别患者特定的症状、诊断、治疗或处理方式,以便在后续更为详细的研究中进行检查。

通用医院出院数据集(UHDDS)

UHDDS 用于标准化和统一地报告来自急症、短期和长期医疗的住院患者数据。基于标准定义的核心项目用于收集医院和用户的一致性的数据。最初是为报告医院住院患者数据元素而开发的,应用的定义已经扩展到所有住院患者设置,但是这个数据集是报告医院出院数据的长期标准。大部分数据来自 UB-04s。该数据集包含了大量的关键元素,包括入院日期和类型;主要诊断;其他与特定医院事件有关的诊断;主要过程(如有)以及所有其他重要程序(附上日期);主诊内科医生及外科医生;患者出生日期、性别、种族、居住地;大部分账单的预期付款人;总费用;医院标识;出院日期和处置。

医疗保险报销取决于该数据集中主要诊断的正确指定、其他字段的正确完成和信息的正确排序。使用中必须遵循详细的说明和实践。其他支付者也使用大多数 UHDDS 进行统一计费。诊断相关组(Diagnosis-Related Group, DRG)未来支付系统使用 UHDDS 数据元素进行医疗保险报销。正确的 DRG 分配和相应的补偿取决于 UHDDS 元素的正确报告。UHDDS 数据还用于成本比较、医疗分析和使用审查。

结语

本章提供了对命名系统和数据库的理解,可以使用这些系统和数据库来提高医疗服务质量和患者安全。下一章将介绍如何运用这些系统和数据库。

(蔡建　吴现瑞　窦若虚)

第 12 章　让数据发挥作用：数据库用于质量改进和患者安全

概要：如上一章所述，在外科医生提供优质治疗和保障患者安全方面，数据分析扮演着日益重要的角色。上一章为读者们介绍了用于质量改进项目的命名系统和数据库系统。这一章，读者将学习如何把数据库应用在其机构和社区中。本章将回答以下问题：

所谓的"大数据"和本地数据是什么意思？它们和手术有什么关系？

本地数据库有什么优点和缺点？

本地质量数据的基本要素是什么？

我们可以应用哪些工具来精准分析数据并推动变革？

我们如何应用这些工具来提高效率？

我们如何应用数据分析来建立优质的医疗服务流程？

所谓的"大数据"和本地数据是什么意思？它们和手术有什么关系？

大数据的概念在医疗领域越来越普遍，特别是随着美国医疗系统转向更多地使用电子健康档案（electronic health records，EHR），电子临床数据的数量继续急剧增加。大数据是基于从单个大型数据集中导出附加数据的能力，而不是从独立的较小数据集累积得出的数据。同时，数据分析领域的快速进展，用于分析大量数据的技术和从中获得新的信息在所谓的大数据中扮演着重要角色。因此，对于外科医生来说，思考他们及其机构如何应用来自大型国家注册处的数据及在其机构、区域卫生系统以及协作单位收集的本地数据是十分重要的。

自古以来，医生，特别是外科医生，为了治疗、研究、教育的目的，都力求保存详细的病历。世界上已知的最古老的医疗记录，即所谓的艾德温·史密斯草纸文稿，可以追溯到大约公元前 1 600 年。它包含了48 例可追溯到 1 000 年前的外伤手术病例，描述了体格检查、治疗和预后等方面信息。多年来，人们记录了无数类似这样的案例。

这些努力在今天仍很普遍并具有很大意义，许多外科医生保持关于患者病例的个人记录，有时候通过疾病诊断、治疗方式、并发症方面加以完善和丰富，旨在研究特定疾病或治疗干预或发病率和不良反应。Ernest Amory Codman，MD，FACS 提出的质量改进原则的基础是外科医师有责任收集本地数据并将其用于自我反思和实践改进——或"与自己的会议"——以此来决定如何提高患者的预后，就像 ACS 创始人Franklin H. Martin，MD，FACS 描述的那样。

本地数据库有什么优点和缺点？

毫无疑问，本地数据库存在了几千年。但是在现代，它们与大型的、国家注册机构对比如何？相比于区域或者国家数据库，本地数据库有局限性，也有自己的优势。最主要的局限是它们无法进行风险调整并与国际基准数据进行比较。而最显著的优势则包括成本低、量身定做的数据收集、较大的灵活性以及能够生成简单分析的能力，此外，潜在的间接的获益包括使工作人员参与到数据收集和分析过程中的机会。这些功能为整个团队提供了改进的动力。

要调动驱动质量改进所需的"全局"数据，本地数据库不能孤立运行。纽约长老会/威尔·康奈尔医疗中心外科部就是一个如何构建和将本地数据库与国家数据库连接一起实现质量改进的例子。纽约长老会有一个关于手术病例和并发症的本地数据库叫作

ECOMP（ElectronicCOMPlications），医院将其与学院的国家外科质量改进项目（College's National Surgical Quality Improvement Program，ACS NSQIP®）相结合。所有病例的数据分为普外、乳腺、烧伤、结直肠、儿科、整形、创伤、移植和血管外科几类。数据来源于医院的EHR。每个服务器的高级用户每星期都会将所有病例和并发症上传到服务器中，每个有效的条目有几个领域，包括疾病和健康相关问题的国际统计分类（International Classification of Diseases-10，ICD-10）诊断和现行程序术语（Current Procedural Terminology，CPT）编码程序。每季度数据库与 ACS NSQIP 的季度审查一起审核，用于验证 ECOMP 的有效性和正确性并产生深度集中特定不良反应的结果分析（例如尿路感染、手术部位感染以及住院时间），然后在季度质量会议上展示给相关部门人员和用户。会议内容还包括对该主题现有文献的回顾及参会人员提出改进的建议。

在纽约长老会的实践中，ACS NSQIP 和 ECOMP 互相补充，ACS NSQIP 可以用来计算风险调整方案，并将结果与国际基准进行比较，而 ECOMP 能够对改变结果进行更深入的分析。如果一个机构决定建立一个关于患者治疗结果的本地数据库，那么应该按照现有机构管理的数据库和国家临床研究注册登记处的格式来构建。重要的是理解何时某类数据可能更加准确，因此也更具有临床相关性和意义。

本地质量数据的基本要素是什么？

以下是在选择数据是否要在本地收集的时候需要考虑的数据的一些特点：

- 重要性。收集的变量或计算指标的重要性与许多因素相关，包括变量或问题的常见程度和对质量改进公式的影响（或者风险调整，如下所述）；研究的问题是否有带来很高的疾病负担或者严重的并发症；研究的情境是否在医疗实践中具有高度可变性或者资源具有高度利用率或者可变性；或者是否有其他的原因（例如过去的经验或证据）人们发现有改进的机会。
- 科学性。变量或指标的科学性或可行性由许多因素驱动，变量或指标与研究的问题之间应该存在已知的或者有合理科学预期的关系，应该与重要且有意义的临床实践领域、患者群体、临床情境或者医疗问题相关。重要的一点是，应该明确地说明或者定义个体变量或者衍生的指标。

个体变量（例如患者年龄，充血性心力衰竭，死亡率）是效能度量的重要组成部分。衍生指标通常被描述为一组变量，当一起使用时能够对度量的主题产生更加深入地评估。比如，未校正的死亡率可以用来衡量死亡率，这通常只需要用到一个变量-死亡率。然而，经过风险校正的死亡率衡量时将用到多个变量（例如患者年龄、合并症、死亡率）来控制患者因素、合并症等，从而使研究人员能够更好地评估死亡率。

定义的稳健性是衍生信息价值的主要决定因素，并且直接影响到变量是否可以在机构内部及跨组织、跨地理位置和跨时间重复地被提取。当信息的提供者发现变量可能缺乏相关性时，至少可以放心地知道变量的使用规范在整个研究中都是一致的-即存在"平衡的竞争环境"。

在这种情况下，信度可以考虑为信噪比。明确并符合逻辑的限定也会让变量具有透明度、确定性，并且有助于理解数据字段在多大程度上准确反映它所阐述的内容；衍生指标也是如此。它还可以帮助用户理解特定数据的相对客观性或主观性。客观性是有利的，但是主观性有时是允许添加价值和填补缺失的，特别是当统计测试表明主观信息具有解释效能时。

- 时效性。这个因素反映了数据可以被提取的时间点，以及数据转化为有用的反馈信息所需要的时间。从业者很少能够对来自很早以前呈现的反馈信息作出应答，并且这些反馈信息可能已经导致实践活动或其他方面发生了改变。现实生活的一些限制会影响信息的时效性，例如患者术后 90 天的临床数据在 90 天内是不可获得的。但是数据积累、清理、审计、建模、报告功能会增加反馈环所必需的时间。信息提供者更喜欢快速的信息反馈，尽管存在适度的延迟，许多反馈仍然是非常有效的。对于大型管理数据项目来说，基于超过 1 年的数据报告绩效评估是相当普遍的。此外，有时通过延长数据累积的时间框架来增加可用于评估的数据是有用的，例如，将基于 1 年数据的指标更改为 3 年。显然，在更高的效力（更大的数据集）和时效性降低之间存在权衡。
- 负担/可行性。一些数据可能符合重要性、科学性和时效性的标准，但是从可获得性和承受负担的角度看是失败的。极其复杂的规范会给数据收集带来沉重的负担。要求记录医疗过程中经常会缺失的细节信息可能使可取的信息无法获得。相反，用于管理的数据集经常是低负担且可行的，因为它们已经出于管理和效益目的生成了。然而也正因为如此，它们可能缺乏科学严谨性或者并不能直接用于报告或科学研究。

- 解释能力/实用性。效能指标应该易于理解和解释，并且能容易地应用于临床改进；比起个体变量，这对于衍生的效能测量值可能更为重要。数据或者度量可能在其他方面很好，但是如果数据提供者、领导者、患者或者其他利益相关者无法解释、理解并将它们应用于临床上的重要挑战上，那么它们很可能并不值得去追求。

- 附加价值对比冗余。在数据字段或度量中应该被考虑的另一个特征是数据是否能为已知的数据提供附加价值，这在技术上描述为"正向边际解释力"。然而，独特的附加价值只是故事的一部分。在一些情况下，冗余的数据字段可能提供"确认"功能并成为整体分析系统的一部分，该系统不会过度依赖任何一个变量，或者可以在其他数据丢失时帮助填补缺失信息。

我们可以应用哪些工具来精准分析数据并推动变革？

外科领导者最重要的职责之一是确定可以提高绩效的策略和计划，并确定如何准确衡量绩效改进。那些认为他们的职责涉及审查质量或绩效信息的外科领导者必须认识到大多数数据本质上都是观察性的。观察性数据提供了有关一种干预、治疗、提供者或者因素共同作用的信息，这些信息是没法独立分离的，因为研究者并不能控制治疗干预的分配。相比之下，随机对照试验被认为是科学研究的金标准，因为研究者可以随机分配治疗干预；因此，只要研究的样本量足够大的话，就可以使得其他因素在治疗组和非治疗组之间平均或者随机分配。这样，作为群体间唯一的系统差异，干预的作用可以被隔离开来。

当组织、机构或者个人数据提供者基于观察性数据进行评估时，通常会产生至少两种观念："我的（我们的）患者比其他人的都要病得严重"和"我的（我们的）患者比其他人的康复得都要好"。也许可以通过检查病程和临床结果报告来评估第二个问题。主要是第一个观点需要注意，它是由观察性数据的潜在偏倚产生的，这个问题可能可以通过风险调整来解决。

风险调整评估

患者或者程序的特征信息可能在不同的组间不平衡，并可能影响结果的评估。风险调整能够在数学上为这些特征分配分值，从而"平衡竞争环境"。例如，假如患糖尿病的患者感染的风险总是其他患者的 2 倍，这个因素就可以在数学上加入评估。

风险调整后的评估可以通过多种方式呈现——其中有三种特别常见。

- 观察/预期比率（observed/expected ratio，O/E）。使用这个公式，在数学上考虑了在某机构或特定提供者治疗的患者特征，以此产生了可能发生多少种结局事件的"预期"，然后将这个"E"与实际发生的事件或者被观测到的事件"O"进行对比，然后计算出一个 O/E 比值。在这个范例中，O/E 比值大于 1.0 意味着发生的结果比预期的更多（通常是不希望发生的），而 O/E 比值小于 1.0 意味着观察到的结果少于预期（通常是好事）。

  因此，如果一名外科医生对存在合并症的 100 名患者进行手术，预计会有 10 例出现并发症（E = 10），但观察到有 15 例出现并发症（O = 15），那么这名外科医生的 O/E 比值为 15/10，即 1.5。预期和实际并发症之间的这种差异给这名外科医生的手术并发症亮起了红灯。统计可以用来计算确定性水平或置信度（即置信区间）。

- 标准化率。标准化率通常是将 O/E 值乘以人群的总体均值得出。换句话说，如果某提供者给出的结果（例如感染）的 O/E 值为 1.5，其中人群的平均感染率为 10%，则这名提供者的结果的标准化率为 1.5×0.10 = 15%，该比率是以平均值作为基准。注意提供者的实际观察率可能不是 15%，因为 O/E 值是数学风险调整的乘积。同样，统计数据可以分层到指定的确定性水平或置信度（置信区间）。

- 比值比。这个统计量通常从统计模型中得出，是将与某提供者或者因素相关联的结果的比率与在没有提供者或因素的情况下的结果的比率进行比较，从而得出比值比。比值比通常可以作为统计回归的固定或随机效应导出。因为基础方法的效应可能更加显著（例如分级），所以比值比可以是最复杂的度量类型。比值比被解释为类似于 O/E 比值，也就是说，当比值比大于 1.0 时，结果更可能与提供者或因子有关，而当比值比小于 1.0 时，结果不太可能与提供者或因子有关。比值比也可以在具有统计确定性置信区间的背景下呈现。

这三个公式中的任何一个都可以并且都应该在确定性的背景下呈现，这意味着对于提供者或因素的影响应该不仅仅是一个点估计；该估计值还应该有一个置信区间，以帮助评估者确定基础统计评估的强度。"收缩"（或"平滑"）是一种统计方法，当个体评估不确定时，将评估的特定点估计值移回群组的平均值。例如，如果提供者做了两例手术没有出现并发症，但是较大的群组的并发症发生率为 10%，那么收缩算法会将点估计值移回 10%，因为从两个病例中可以看出规律的情况很少。这种方法可能会减少小案例数或罕见事件的影响，但也会降低识别特殊情况的能力。

统计的可靠性突出显示了评估多大程度上基于良好"信号"，多大程度上基于"噪声"。这超出了一次评估的置信区间，需要整合整个组的事件和评估。当可靠性接近 1.0 时，评估是一个强烈的信号。当可靠性下降时，评估呈现出更多噪声。这是一个更深层次的话题，但熟悉这一概念对外科主任是有用的。

在审查绩效数据时，外科领导者应首先询问评估是否经过风险调整。有时，未经调整的初始数据或原始数据可以提供有用的信息。通过对原始数据分析，可以检查数据的趋势，可以应用流程控制图，并可以考虑基准信息。然而当认为数据可能存在治疗方案或者提供者偏倚时，所有相关分析都必须进行。纳入这些分析的重要性取决于评估所决定的对象。如果寻找的信息是为了潜在的审查，这种偏倚是可以接受的；如果用于决定奖惩，也许是不能接受的。是否进行风险调整的重新评估取决于可行性和潜在的成本。

一般来说，最好使用风险调整评估。在与医疗提供者讨论结果时，质量评审员能够声明患者的潜在偏倚特征得到控制，这一点是非常重要的。如果领导者知道绩效数据是经过风险调整的，他或她应该知道调整的方法和程度。

风险调整往往不完善。风险调整可以是粗略的（例如，仅基于患者年龄），或复杂且有力的（基于各种患者因素和治疗因素）。它还可以利用行政或临床数据。调整方法可以考虑数据的自然结构（例如，按组织、机构或提供者聚类或分层——一种常用的方法），或者不这么做。领导者必须始终充分了解所应用的风险调整是否适合该任务。

绩效数据的其他方面也应该纳入考虑范围，包括信息是否与过程或结果有关，评估的时间段是否合理、并且能够及时推动质量改进，以及被检查的数据是否可控或者是受提供者的影响。还应认真考虑评估水平，是对个人绩效、团队绩效、组织绩效还是针

对其他的检查？归因规则、方法和数据看起来是否适合在该级别形成判断，以及这一级别的判断是否适合当前任务？例如，个体提供者级别的评估可能极具激励性，并且在关注的人群或问题上提供显著的临床相关性；但是当数量较小时，他们容易受到噪音的影响（低功效和低可靠性）。此外，提供者可能将其视为极具威胁性，尽管流程指标通常不如结果指标那么具有威胁性。相对于被告知结果很差，提供者们被告知过程、步骤存在遗漏时可能不会那么生气。如前所述，在多大程度上使数据"完美"并且成本是多少，必须在信息的预期用途和不正确判断可能产生的潜在负面影响的背景下考虑。无论如何，领导者必须确定她对所审查信息的信心程度，仅仅声称评估经过风险调整是没有意义的。

基准测试

基准测试是使用数据推动变革的另一个重要工具。许多新接触质量测量、绩效评估、质量改进或领导职能的外科医生都因缺乏对数据分析的理解或经验望而却步。他们的恐惧是可以理解的；该领域广泛而详细，高技术性的科学推动了测量及改进的许多方面，许多外科医生都不熟悉这些技能和流程。变革管理和绩效改进的关键方面也发挥了作用，许多外科医生可能也不熟悉这一领域。

我们如何应用这些工具来提高效率？

通常最好从简单开始。以下一种有效的切入点，解读绩效反馈信息并开始实施变更管理技术以实现质量改进。

你将需要：
- 一份指出改进机会的绩效反馈报告；
- 将数据和病例纳入审查领域的基本规则（通常称为"分母规范"）；
- 待审查报告的数据字段或变量的规范。规范将参考常规数据（例如人口统计学和临床特征）及已有的任何"不良事件"。符合条件事件的规范通常被称为"分子规范"；
- 一位了解 CPT 和 ICD-10 编码操作的同事，并且可能有相关编码系统中最新编码手册的访问权限；
- 一位知道如何（或可以教你如何）"深挖"到整合指标的内部以找到个体案例的同事。

从绩效指标开始，其可以提示改进的可能性。"深挖"该指标数据以识别反映绩效不佳的案例。绩效降低可能是由于发生了并发症、错过了执行某步骤

的机会、医疗未遵循循证指南或其他原因。究竟如何在一项措施内"深挖"将取决于报告的程序。例如，使用 ACS NSQIP 可以轻松快速生成任何模型中所反映事件的相关案例列表。

一旦发现导致绩效欠佳的个别案例或事件，应审查每个案例的医疗记录。此任务可以单独完成（如果案例数量很小）或由团队成员合作完成。在审查记录时，目的是了解案例是否符合纳入标准（分母），及医疗记录中反映的什么内容提示了问题事件的发生（分子）。这些见解通常需要仔细比较医疗记录的要素与纳入标准以及变量定义/规范。

通常，需要审查医疗记录的许多不同方面以创建案例的全貌。值得注意的是，不同的数据程序对于何处可以获得信息及哪种记录条目有效或无效具有不同的规则。此外，医疗记录通常被认为是神圣不可侵犯的，即使审查者认为文档不充分或不准确，也不能在回顾病历时修改记录。

接下来是审查关键内容。对于每个事件，在病历回顾、纳入标准以及变量定义的背景下，案例应被划分为以下类别之一：

- **假**（不符合标准）/**假**（不是临床重大事件或质量改进机会）

这种情况的纳入（按分母标准）或事件的分类（按分子标准）是一个错误（第一个"假"）。这个病例不应出现在分子（或分母）中，因此不具有临床绩效意义，不代表关于该指标的真正改进机会（第二个"假"）。这个病例的分类是一个错误。在大多数程序中此类错误应该罕见（例如，在 ACS NSQIP 中，1%～3%）。除非有可用于回顾性地纠正报告错误的机制，否则这种情况很可能会被忽略。但是，可以培训人员并调整流程以减少或消除将来出现类似错误。

- **真**（符合标准）/**假**（不是临床重大事件或 QI 机会）

在这类事件中，没有出现关于纳入标准或事件标准的处理医疗记录信息的错误，但该事件几乎没有或没有临床意义。换句话说，事件或测量规范"过于敏感"，此事件在临床上是假阳性。因此，临床改善的机会可能是有限的。但仍应检查此类事件中是否有机会改进事件登记，以便将来可能产生更好的分类。或者，某些程序允许反馈表明特定规范过于敏感，检查这个反馈机会以便将来可以改进程序。

改进事件登记是一项长期挑战。有些人会说它并不代表真正的 QI，但实际上，事件登记的改进可能会产生重大的资源影响力，可以大大提高医疗记录的

透明度和交流效率，并且应该采取措施确保未来绩效信号的有效性。事件登记的改进可能对案例严重性的评估产生重大影响，这会影响许多绩效风险调整模型，从而有助于"平衡竞争环境"。

- **真**（符合标准）/**真**（临床重大事件和可能的 QI 机会）

这类事件可被视为最重要的事件，具有现实意义。应仔细检查和讨论本类事件中的每个病例，以获得提供更好医疗的机会。此类事件的一个亚分类是评估事件是否包含可避免或可能有不同执行方案的元素，可以帮助提高质量改进和绩效改进；或者事件不可避免，这可能是由于患者疾病的严重程度。然而重要的是，需要防止自动将事件分类为"不可避免的"，直到它们经过仔细审查以避免遗漏重要的质量信号，例如几近错误或错误可能伪装成患者疾病。尝试询问具有相似风险因素的每个患者是否具有相同的结果。

因此，"真/真/不可预防"事件固然不能忽视，但更应关注"真/真/可预防"事件。仔细检查和审议这些事件从而发现后续采取行动的机会。多学科的讨论对此也是比较有用的。一旦潜在的可能性被发现且进一步证实，应该让参与质量和绩效改进的相关人员制定计划和继续监控传入的数据，确定其有效性，并结束反馈环。

在参与此过程时，谨记案例审查始终是一个判断问题，医疗提供者可能会辩白调查结果与分析只是基于几个人的主观判断。如果上述标准不能用来进行明确的归因，那么应该在同行审查小组内进一步深入商讨。如本手册第 4 章所述。

我们如何应用数据分析来建立优质的医疗服务流程？

在医疗中，当数据分析转化为医疗改进过程时，就会出现质量改进的证据。以下是我们如何在医疗活动中使用数据分析的描述。

流程变异

变异是理解、管理和改进结果的最重要概念之一。鉴于医疗保健的复杂性，变异将始终影响测量结果。因此，在数据解释和制定决策的过程中需要考虑变异。

在质量改进中,变异被归类为"常见原因"或"特殊原因"变异。常见原因变异在系统内不断发生,并且具有可预测但不规则的变异模式,时间一长可以被界定。特殊原因变异是由于某些先前未知的过程或事件导致结果出现意外变化。

质量与变异性成反比,质量改进就是在过程、产品或结果中减少变异。手术的变异不仅涉及患者,还涉及外科医生、手术技术、手术环境和整个医疗系统之间复杂的相互作用。在理想的生产系统中,不会在导致期望结果的组件或过程中发生变异。在这样的系统中,可以优化该过程,从而产生最高质量的产品。

外科质量改进的效果实际上是双重的:减少结果的总体变化,并鉴定和减少不良后果的原因。对于任何生产或提供服务的系统,例如外科患者的治疗,可以随时间测量过程和结果的要素。利用这些数据,可以用统计学上严格的方式描述预期的绩效范围,从而对旨在影响并有希望改善绩效或结果的干预措施进行有意义的评估。这种统计方法称为统计过程控制。

统计过程控制

工业生产中应用质量统计监测始于 20 世纪初贝尔电话实验室的 Walter Shewart 工作。他试图测量和描述生产过程中的变异,以提高质量和降低成本。他介绍了变异控制的概念,并使用统计数据来确定过程是否"受控",意味着过程或结果在可接受的变化范围内;或"失控",意味着过程或结果不可接受并存在缺陷。通过这项工作,他开发了控制图,以图表的方式去描述随着时间推移的绩效、预期效能的区间,以及判断过程是处于控制还是失控状态的标准。在第二次世界大战后的日本,W. Edwards Deming 倡导 Shewart 理念的广泛运用,工业质量控制得到进一步发展。

以下段落讨论了可用于统计过程控制的若干统计工具。临床医生在评估人口或样本时熟悉正态分布的概念。正态分布经常显示为测量或感兴趣的结果的直方图。在这种格式中,数据可以在某个时刻看到,但无法确定之前发生的事情或预测将来会发生什么。控制图包含观察过程的时间因素。在控制图中,沿 X 轴-时间-绘制每组观察值,表现为垂直绘制的正态分布曲线(图 12.1)。

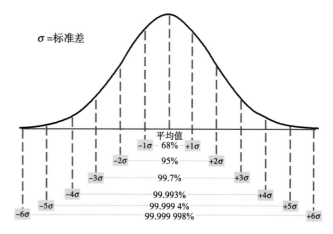

在正态分布中,68% 的数据点将在平均值的 1 个标准差之内;99.7% 的数据将在平均值的 3 个标准差之内。6 个 σ(标准差)可包括 99.999 998% 的数据点

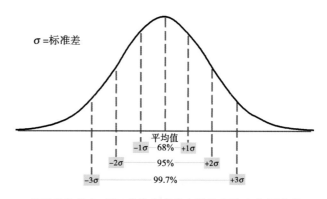

在正态分布中,68% 的数据点将在平均值的 1 个标准差之内;99.7% 的数据将在平均值的 3 个标准差之内

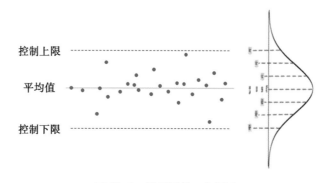

图 12.1　控制图的三个例子
从正态分布的角度来看,我们看到控制图使用正态分布的原理来定义上限和下限。控制上限和下限通常设置为与平均值相差 3 个标准差

以这种方式显示分布曲线提供了运行平均值及控制上限和控制下限,这些限制等同于直方图中通常显示的标准偏差线。在这些控制限制内发生的事件代表在任何过程中预期的共同变化,因此,该过程被认为是"受控"。超出控制限制线的事件被认为是"失

控",并代表特殊原因变异。

图 12.2 显示了控制图如何用于跟踪 QI 程序中的效能的示例。在此示例中,ACS NSQIP 结肠直肠手术部位感染(surgical site infection,SSI)数据在控制图中表示出来。图表左侧的数据是基线数据,2011 年 1 月实施了全面的减少 SSI 计划,然后在控制图中跟踪干预结果。如图表所示,该干预显然导致 SSI 持续减少,中心线平均值和过程变异显著减少。

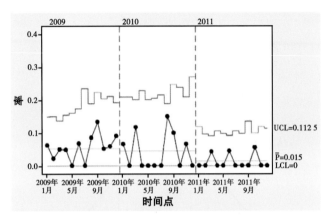

图 12.2　结直肠 SSI 的控制图

红线和绿线分别表示控制图的控制上限和控制下限。这些是统计计算的一部分,它是变量的上下边界,传统上将其设置为与平均值相差 3 个标准差。如果系统超出这些界限表示该系统不再在统计控制范围内,应进行进一步调查。在这种情况下可见,如果成功地实施了使过程变得更好或更糟的干预,则它不仅会改变均值,而且还会改变控制的上限和下限。随着 SSI 率的降低并变得更加平稳,理想绩效的范围也会逐渐缩小

资料来源:Cima R,Dankbar E,Lovely J,Pendlimari R,Aronhalt K,Nehring S,Hyke R,Tyndale D,Rogers J,Quast L. Colorectal surgery surgical site infection reduction program:A national surgical quality improvement program-driven multidisciplinary single-institution experience. J Am Coll Surg. 2013;216:23-33. Reprinted with permission from the Journal of the American College of Surgeons.

即使各个数据均落在阈值内,除上下控制阈值以外,一系列统计规则仍可以显示该过程"失控"。图 12.2 包含可用于确定进程是否失控的规则。

使用控制图监控过程或结果的一个显著好处是,它承认变异的普遍存在,这在医疗中尤为重要。

罕见事件监控

手术最严重的不良事件,例如遗留物品或者手术部位错误是比较少见的。尽管如此,解决这些问题的许多系统都没有达到预期效果,这表明需要持续的质量改进过程,例如术前暂停。跟踪这些"从不该发生"的事件,对于确保防止此类事件发生的系统的可持续性非常重要。

标准控制图需要相当数量的数据点来生成概率曲线。对于罕见事件,可用于预测预期效能范围的数据太少。要跟踪这些罕见事件,G 图是合适的。该表中,事件的间隔时间可以快速传达组织绩效关系。在图 12.3 中,手术物品遗留事件的间隔时间在 G 图中被表示。如 G 图所示,事件之间的间隔与导致效能改善的组织干预相关联。随着效能的提高,事件之间的间隔天数也随之增加。

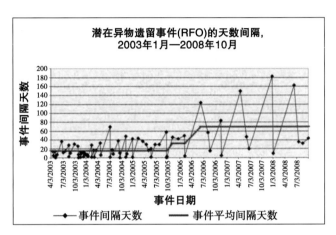

图 12.3　用于跟踪遗留异物事件的 G 图

资料来源:Cima RR, Kollengode A, Storsveen AS, Weisbrod CA, Deschamps C, Koch MB, Moore D, Pool SR. A multidisciplinary team approach to reducing surgical retained foreign objects: A single institution experience. Jt Comm J Qual Patient Saf. 2009;35:123-133. Reprinted with permission from the Joint Commission Journal of Quality and Patient Safety.

组织领导可以使用这种罕见的事件的监控来向员工展示绩效。此外,一些机构公开此类数据,以此展示组织为了防止此类事件发生所做的努力。G 图是提升公众透明度的理想选择,因为易于理解数据传达的内容。

确定质量改进机会

虽然统计过程控制提供了测量过程稳定性的工具,但它并不一定有助于外科医生识别改进的机会。常见的结果或系统分析工具是运行图,随时间绘制原始结果数据。假设采样方法没有发生重大变化,运行图将确定与某些干预相关的趋势、周期或主要绩效变化。运行图易于设计和呈现,它们也更直观地被理解。图 12.4 是用于追踪调度系统中外科病例列表错误的运行图。运行图显示了实施流程改进干预后的绩效变化及与夏季相关的季节性变化。

运行图的缺点在于,它们不是为了区分常见原因和特殊原因变异而设,该信息需要控制图来提供。

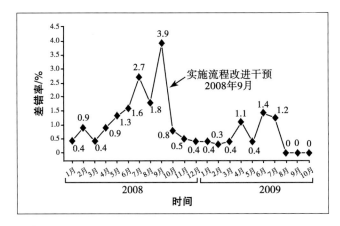

图 12.4　质量改进中关注事件的运行图

资料来源:Cima RR, Hale C, Kollengode A, Rogers JC, Cassivi SD, Deschamps C. Surgical case listing accuracy: Failure analysis at a high volume academic medical center. Arch Surg. 2010;145;641-646. Reprinted with permission from JAMA Surgery.

理想情况下,运行图表提供高级信息,如果发现持续变化,将促进更深入的分析并推动绩效改进项目。

一个帮助指导质量改进的重要工具是帕累托分布图,或帕累托图。通常,许多因素可能会影响观察到的结果。在许多情况下,在许多更小的因素之外,一个或两个过程代表了大部分结果。在资源有限的组织中,重要的是要知道在何处引导资源,以对结果产生最大的积极影响。

在帕累托图中,关注项目的值以从左到右的频率递减顺序绘制。这些图表有两个 Y 轴,左边的轴是关注项目的计数或适当值,而右边的轴跟踪每个项目的相对贡献百分比。

图 12.5 所示的帕累托图显示了患者二次手术的原因。直观来看,具有最大改进机会的方面是术后出血、伤口裂开和关节置换术后并发症。将资源用于鉴别可能导致问题的具体做法和风险因素,并制定对策以减少二次手术的发生率,这可能有助于解决近 2/3 的二次手术问题。

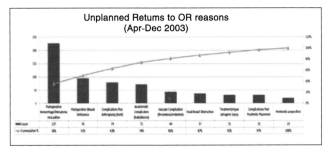

图 12.5　用于意外二次手术的帕累托图

质量展示板

大多数医疗展示板都侧重于一些直接或间接影响组织财务基础的高级指标。质量展示板中显示的这些指标通常包括门诊和住院量、手术量、支付者构成、再入院率以及费用和收入等真实财务指标。但是由于可能要显示的指标很多,质量展示板更难构建。虽然在展示板上没有指标的数量限制,但一旦填充了超过十几个项目,每个项目对受众的影响和可见性就会大大降低。

展示板中包含的信息应根据受众量身定制。受众成员越接近于一线工作(例如那些直接与患者接触的人),信息越需要细化,因为它对提供者来说更具可操作性。只有控制图或帕累托图中的点信息才能用于帮助推动质量改进。由于展示板的目的是提供相关的、可操作的数据,因此最终用户必须包含在设计过程中,并在开发过程中为其选择测量标准。只有用户知道他们可以在哪些数据上采取行动。遗憾的是,展示板通常包含易于编译的数据,而不是可用于监视和提高绩效的信息。

此外,质量展示板不应只侧重于绩效的一个方面。相反,展示板的设计应该适应于目标受众的质量相关指标,包括与过程相关的指标、特定的临床结果以及越来越重要的患者报告结果。最后,质量展示板应适应受众会考虑的新问题或项目。与展示板的受众一起工作的领导团队应评估已呈现的项目并根据需要进行更新。目标是保持展示板对于使用它的人具有价值、相关性和可操作性。

健康信息交换

"健康信息交换"(health information exchange, HIE)表示通过网络传输健康信息,该网络链接其他非附属机构。HIE 是指在单个存储库中存在的整合数据,并且通过提取和加载过程以实现可交换性。从概念上讲,大的全国范围的数据交换可能是未来的趋势,但实现这一目标仍有许多障碍,包括 EHR 的有限的可交换性。

HIE 机构包括医疗领域的大型和小型团体,从医疗提供者到付款人,从医院到门诊,甚至整个国家。理想情况下,无论患者在哪,功能性 HIE 将允许患者的信息在整个医疗网络中持续顺畅地呈现。这个概念相对简单,但实际情况是患者在各种环境中接受治疗。

HIE 能够通过两个方面来提高质量：一方面，"在需要的时候，在需要的地方"更全面地提供患者的病史；另一方面，免除工作人员从其他机构获取患者记录的工作量，并避免重复测试。

虽然 HIE 在概念上简单而有吸引力，但很难实现。不同系统的信息流和标准化临床数据已经花了很长时间才成熟，竞争的医疗服务组织通常没有真正的经济激励来实现共享信息。

在实现 HIE 概念的全面运作之前存在许多挑战。EHR 的交互性、保密问题、总成本以及 IT 标准的识别、接受和实施只是需要解决的主要问题的其中一部分。只有在解决了财务可持续性、完善的基础设施和尖端技术的挑战之后，才能实现电子医疗系统的全部愿景。

结语

数据将继续推动医疗未来的发展。卫生机构应利用所有可用资源来提高质量和绩效。

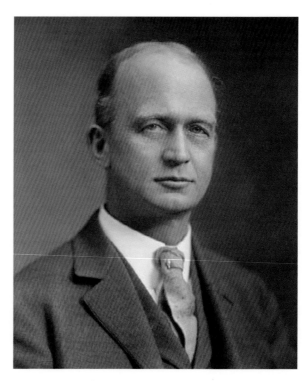

Ernest Amory Codman，MD，FACS，提倡外科医生通过收集、运用数据来改进质量

（赖思聪　吴现瑞　窦若虚）

第13章　外科质量改进协作的要点

概要:提高外科医疗安全性和可靠性最重要的进步之一是整个州、区域和国家层面由外科医生主导的质量改进协作组织的兴起。本章讨论以下问题:

我们为什么要参与协作?

不同类型的协作组织是什么,每种协作组织的优缺点是什么?

协作组织成功所需的有形和无形资源是什么?

建立外科质量改进协作组织的关键是什么?

有哪些成功的协作组织的例子?

在创建或加入质量改进协作组织时,我们应该考虑哪些其他因素?

我们为什么要参与协作?

质量改进对每个外科医生本身来说是一个挑战。手术实践的本身具有孤立性,难以向他人学习。尽管许多科学出版物和会议宣传该领域的重大进展,但很少会关注到某些外科操作的细微变化可能会明显影响其效果。即使在大型医疗体或教学实践中,外科医生们一起工作时也很少足以观察彼此在患者选择、医疗决策、手术技术和其他可能改善的医疗行为方面的差异。

此外,繁忙的医疗工作导致很难识别一些不常见但又很重要的并发症的类型,从而难以分析可能导致不良结果的治疗过程或患者选择。虽然传统的并发症和死亡(morbidity & mortality,M & M)讨论会议会突出一些重要的事件,甚至试图确定个体并发症的原因,然而除非这种分析是基于更加综合的层面上进行的,否则就只能确定最明显的关系。更重要的是,M&M会议与质量改进干预无关。

保持对质量改进的个人兴趣在职业生涯中也可能具有挑战性。建立由一群有志于共同努力提高质量的同事们组成的组织可能是一种更有效的方法。这种组织可以提供较安全的环境,通过分析患者选择、治疗过程和治疗结果从而提高质量。实际上,当组织和个人共同努力地解决问题而不是各自为政时,更有可能发生实质性变化。

外科质量改进协作方法尚有其他的优势,包括多个机构之间分摊成本,在质量改进干预中创造经济规模,创建共同社区的文化和政治利益,可能获得外部资金的支持,以及最终有可能对多个医疗机构的患者医疗产生积极影响。

构建外科质量改进协作组织的最重要理由是,参与者比他们独立工作时更能学到哪些有效,哪些无效。这需要一个实际上行之有效的数据收集机制和报告系统,一个中心组织架构,以及一个重点关注质量改进小组项目发展的机制。

不同类型的协作组织是什么,每种协作组织的优缺点是什么?

一些协作组织关注于特定地区提供的医疗。新英格兰地区北部心血管疾病研究小组是国家首个外科质量改进协作组织之一。该小组由缅因州、新罕布什尔州和佛蒙特州等5家医院的心脏外科医生于1987年建立,开发了一套统一的系统,用于收集接受冠状动脉旁路移植术(coronary artery bypass graft,CABG)的患者名单、治疗过程和临床结果数据,目标是改善医院的死亡率。

协作组参与者们收集数据,每半年召开会议讨论治疗的变化,并进行多学科现场访问,以观察技术上的细微差别。他们发现与不同的治疗过程紧密关联的区域差异很大。成员们能够识别和改进绩效,因为他们参与了整个评估过程并且相信数据的有效性。最终,协作组成员们促使该地区医院的 CABG 术后死亡率降低了 24%,而且每个医疗中心都有所改善。这一经验说明了外科协作的潜力,可以利用集体数据和知识改善预后。

1984 年,另一个早期区域合作的示范是加利福尼亚州圣地亚哥创伤系统的建立。医疗审计委员会的成立是为了对圣地亚哥提供的所有创伤医疗进行每月数据驱动分析,并且开启了之后 32 年间持续改进和变化的过程,得出了许多可概括的结论。

协作组织成功所需的有形和无形资源是什么?

通用数据注册表

任何外科质量改进协作组织有效性的核心是一个通用数据注册表,它可以收集和处理基本信息,例如经过识别、风险调整的比较报告。这些信息允许提供者们比较他们之间的医疗流程,学习协作中所发生的自然变异,从而确定哪些流程产生最佳结果。

由于外科医生具有竞争性并且力求达到最佳效果,因此当协作组提供一些可执行的数据和明确的改进途径时,他们会欣然接受这样的挑战去持续改进。这种竞争性的性格特征是创建外科质量改进协作组织的最重要原因。

虽然共享数据库对于外科质量改进协作组织的有效性至关重要,但其价值取决于其使用方式。目前已存在许多共享数据库,并且已经被用于进行重要的研究。此外,许多国家数据库亦可以相互比较,得到比较报告,这可能会刺激协助组成员对质量改进的共同努力。但是,由于一些国家数据库是医院或付款人拥有的,因此它们通常被视为仅仅是报告卡生成者。

领导力

为了刺激变革和信任,外科质量改进协作组织应由外科医生发起并由外科医生领导。由外科医生掌舵,给了参与者们一种主人翁精神,并对所收集数据的质量和价值以及所产生报告的可靠性充满信心。其中一种鼓励外科医生积极参与的方法是创建较小的区域协作,允许积极参与但仍使用集中的数据收集和处理系统。紧接着,这些小的区域协作可以引导区

域研究和质量控制,促进实现在单一国家协作中可能很难实现的共同目标。

成功的协作组织共享某些特征和构建区块,包括强大的领导力,共同的愿景,持续的资金来源以及支持组织需求的基础架构。

大多数协作组织均有一名医生、护士或医院管理负责人,他们主要工作就是负责管理协助组织运行。这个人至少需要一半的全职等效时间来完成这项工作。协作组织领导者可以由组织机构资助,然而这项工作通常是自愿的,直到有组织机构负责为止。

协作组织领导者们应具备一定的组织发展经验。他们应该对这个工作充满热情,并赢得其他协作伙伴的尊重。无论是在实践中还是在医院中,他们对质量改进的熟悉都是有帮助的,就像之前在外科领导角色中获得的经验一样。这些人与其他外科医生领导者一起推动组织发展,举办交流会议,并制定个体化会议计划。组织负责人应该是一个有效的沟通者,并作为组织成员之间信息交流的中心桥梁。

文化

一个重大挑战是在成员之间建立和维护信任文化。参与者应签署协议,禁止将其改进的结果用于营销或竞争优势。最成功的协作组织是齐心协力,通过实践获取质量改进,使所有患者受益。

基础设施

提供协作组织基础设施的机构(ACS 分会、大学、保险公司或医学社团)必须具备将州内或者部分区域的医院汇集在一起形成所需的资质和资源。

第三方付款人的支持尤其重要。他们可以提供资金、支持数据分析以及基准活动中使用的绩效报告的生成、分发和审查所需的基础设施。此外,如果保险公司愿意提供资金资助,说明他们对外科质量改进有浓厚的兴趣。

协作组织基础设施应支持基于数据报告的质量改进干预,以改变系统内和个体之间的行为。实现这一目标的一种方式是通过电话会议或定期召开协作组成员会议。面对面会议通常是一整天的活动,包括质量改进项目的讨论及医院如何使用他们的数据来改善结果。这些会议提供了一个分享数据和最佳实践的论坛。外科医生倡导者、临床数据提取者和每个参与单位的质量改进团队的一名成员都应参加这些

会议。

出版标准

协作组成员们应制定标准,明确发布的数据用于教育目的、质量改进活动或者是公共使用。每个协作组织都应有一个研究和出版委员会,负责指导国家和地区会议摘要的制定。公众报告是一个重要的方面,通常需要高水平的项目孵化,但也可能是获得付款人支持的重要组成部分。咨询委员会可以帮助确定哪些数据对公众最有利。

一线临床医生的主动参与

参与者将根据协作组织工作的广度而有所不同,但毫无疑问,一线临床医生的主动参与是成功合作的基石。没有临床医生参与的医院很难取得与那些有临床医生领导者参与的医院相似的成功。在以手术为重点的工作中,每个参与医院应该至少一名外科医生积极参与。由于当地质量改进的实施很复杂,外科医生需要与其他学科的医疗专业人员合作,包括护理、麻醉、质量改进和感染控制,以实现变革。

医院参与者的多样化组合

医院参与者的多样化组合很重要,因为小型、大型、社区和学术型医院都需要相互学习。例如,医疗结构复杂的学术机构可以通过与社区医院之间流程的比较,从而获得对医疗效率方面的重要见解。

最后,协作组织应该包括其他可能影响协作成功的利益相关者,其中不仅包括保险公司,还包括监管机构、医院和医生组织。法律和消费者团体现在也被认为是质量改进协作的有价值成员。他们的加入有助于确保患者的声音成为讨论的核心,并可能减少对透明度和公开报告的担忧。

有哪些成功的协作组织的例子?

过去十年中,出现了几种类型的协作组织。其中包括单个州的协作机构、当地 ACS 分会、州医院协会、保险公司、与相同学术机构或医疗网络相关的医院协作组织,以及由外科医生和医疗中心组成的专注于特定的专业或条件的虚拟协作组织(参见框 13.1 中列出的截至 2017 年 ACS 维护的全州和虚拟协作组织的列表)。以下是对这些协作组织如何运作的说明:

框 13.1　ACS 附属的虚拟、系统、区域/州级协作组

虚拟协作组
ACS NSQIP 肝胆胰协作组

系统协作组
美国国首都地区-医疗局协作组-国防部
Mercy 协作
利文沃斯慈善修女会(SCL)医疗系统协作组
匹兹堡大学医学中心协作组
罗切斯特地区卫生局 NSQIP 协作组
Ochsner 协作组
OSF 医疗保健系统协作组
Vanderbilt 医疗附属网络协作组
PeaceHealth 外科手术改善计划协作组
King Abdulaziz 国王医疗城系统协作组
Palmetto 医疗协作组
Deaconess 医院有限公司协作组
约翰斯·霍普金斯大学医疗系统协作组
ACI-NSW 合作(临床创新机构-New South Wales 协作组)
Alberta 医疗服务协作组
Memorial Hermann Healthcare NSQIP 系统协作组
Covenant 医疗协作组
科罗拉多大学医疗手术质量合作组织
加州大学-医疗质量与创新中心(CHQI)协作组
Carolinas 医疗系统手术质量与安全运作委员会协作组
健康保险公司(HIC)手术安全协作组
Weill Cornell NYHQ NSQIP 协作组
DOD 空军
DOD-国防部协作组
DOD 海军协作组
Partners 医疗系统协作组
梅奥诊所手术质量协会单位
Maine Health 协作组
Kaiser Permanente 北加州区域 NSQIP 合作
Fraser Health Systems 协作组
DOD 陆军协作组
Banner 健康协作组

区域/州级协作组
中东 ACS NSQIP 协作组
Nova Scotia 卫生局协作组
西北 NSQIP 协作组
佛罗里达外科手术倡议
佛蒙特州全州外科服务协作组
得克萨斯州手术质量合作联盟
NSQIP Ontario 协作组
佐治亚州外科质量协作组
佐治亚州外科质量协作组
弗吉尼亚州外科质量协作组
纽约州北部外科质量计划
田纳西州外科质量协作组
手术质量行动网络(SQAN)
宾夕法尼亚州 NSQIP 联盟
俄勒冈州 NSQIP 联盟
内布拉斯加州协作组
北加州外科质量协作组
密歇根州外科质量协作组
伊利诺伊州外科质量改进协作组
康涅狄格外科质量联盟
加拿大国家外科质量改进协作组(CAN-NSQIP)

田纳西州外科质量协作组

田纳西州外科质量协作组（Tennessee Surgical Quality Collaborative，TSQC）成立于 2008 年，是 ACS 田纳西州分会、田纳西州医院协会以及田纳西州蓝十字/蓝盾基金会（Blue Cross/Blue Shield of Tennessee，BC/BS TN）的合作伙伴。使用美国外科医师学会国家外科质量改进计划（College's National Surgical Quality Improvement Program，ACS NSQIP®）数据平台并由协作组成员定期审查。该计划显示 2011 年，在 10 家医院中，每 10 000 例普通外科和血管外科病例节省了 220 万美元。到 2012 年，该协会扩大到 22 家医院，并且获得 BC/BS TN 资金的资助。

TSQC 每年收集 22 家医院 20 000 多例普通外科和血管外科病例的数据。参与的医院提供了超过 50% 在该州进行的普通外科和血管外科手术病例。从 2009~2013 年，TSQC 医院的普通外科和血管外科手术死亡率下降了 31.5%，成本下降了 2 940 万美元。

血管质量计划

一些协会是全国性的，但专注于一个专业。例如，血管外科学会（Society for Vascular Surgery，SVS）于 2011 年启动了血管质量计划（Vascular Quality Initiative，VQI），以提高血管医疗保健的质量、安全性、有效性和成本控制。SVS VQI 在 SVS 患者安全组织（Patient Safety Organization，PSO）的支持下运作，该组织允许医疗服务提供组织和医院提交和分析用于以质量改进为目的的患者身份信息。

除提供通用国家数据收集和机制报告外，VQI 还包括一个由 16 个区域质量改进协作组组成的网络，分布在美国各地，通过新英格兰地区的血管研究小组中进行模式化。VQI 利用国家注册机构对各区域小组进行风险调整、数据分析和比较基准，将区域差异数据转化为具体的质量改进项目。

来自 45 个州近 300 家医院和医生团体参加了 SVS VQI。该计划跟踪颈动脉、主动脉和下肢动脉疾病以及血液透析通路和腔静脉滤器放置的开放和血管内手术治疗数据。在初次住院、门诊以及 1 年后随访过程中，使用基于网络的系统记录详细的人口学信息、病史、操作和临床结果变量。数据与社会保障死亡指数相匹配以获得远期生存信息，并且通过针对每个 VQI 站点提交的理赔数据执行的年度审计来验证提交的案例。医生和医院可以通过在线获取主要结果的实时报告。也可以创建自定义分析来比较成员数据。每个区域小组会议还准备了特别报告，显示了各中心、地区和 VQI 成员之间的差异。这些报告还提供了医疗流程、临床结果、住院时间和其他费用信息。

SVS PSO 是一个独立的有限责任公司，由 SVS 和 American Venous 论坛的代表委员会以及每个区域质量小组的代表联合管理。动脉和静脉质量委员会负责监督项目，进行分析，推荐质量报告，并促进国家质量倡议。SVS PSO 的研究咨询委员会负责批准 VQI 成员要求的质量研究项目中患者匿名化的数据集的发布。

VQI 的 PSO 结构具有多种好处。它使比较分析和其他特定地点的质量改进建议免受法律的披露，并允许在未经知情同意或机构审查委员会批准的情况下提交能够识别患者的信息，因此患者信息容易与理赔或其他数据匹配。除用于成员质量改进之外，VQI 还用于评估血管外科手术设备的安全性和有效性。与美国食品和药品管理局合作，制造商可以使用 VQI 获取已批准研究的数据。

VQI 由参与的医院和医师团体资助。任何有资质执行血管操作的医生都可以参加。因此，VQI 不仅包括血管外科医生和普通外科医生，还包括心脏病专家、放射科医师和其他介入专家。来自 VQI 或区域小组的数据已通过科学出版物和演示文稿发表。这些数据也被用于几项成功的质量改进计划中，这些计划促进了良好的术前用药，减少了颈动脉内膜切除术后因出血而再次手术，并通过颈动脉内膜切除术的改良来减少再狭窄的发生。正在进行的质量倡议包括缩短择期手术后的住院时间，出院时使用适当的药物改善生存，手术后戒烟以及减少操作相关并发症。

外科治疗和结果评估计划

外科治疗和结果评估计划（Surgical Care and Outcomes Assessment Program，SCOAP）是一项由外科医生主导的质量改进倡议，旨在跟踪和减少手术和其他干预治疗和结果的变化。SCOAP 是在华盛顿州开始提出的，由非营利性的卫生质量基金会（Foundation for Health Care Quality，FHCQ）管理。FHCQ 是质量改进计划中指定的安全港，并且是美国卫生部协调的质量改进计划的一部分，这意味着 SCOAP 的质量改进数据是受保护不被披露的。

SCOAP 是针对 2000—2004 年在西雅图华盛顿大学外科结果研究中心进行调查时开发的，该研究表明华盛顿州内部之间外科医疗存在显著差异。然而，这些分析使用的理赔数据，缺乏有意义的风险调整、医疗流程信息以及所需要的细节，以确定可以在哪里改进。这些报告有助于鼓励外科医生主导的、以医疗记录为中心的基层协作中心进行绩效监测。SCOAP 于

2005 年启动,现在包括华盛顿州在内的 50 多家医院(约 90%),及加利福尼亚州和俄勒冈州的几家医院。在 SCOAP 社区各利益相关方的投入以及华盛顿生命科学发现基金资助下,2007 年 SCOAP 由最初的重点放在普通外科到逐渐涵盖包括泌尿科、血管医疗、妇科、癌症医疗和脊柱干预等学科。

随着新的临床证据、技术和实践的出现,SCOAP 的数据定义和指标得以创建和完善。SCOAP 得到了广泛的支持,是 ACS 华盛顿分会的一项重要活动。州立监管机构和保险公司向 SCOAP 寻求数据来衡量外科治疗的质量,并认可其使用。参与该计划是自愿的,但几乎是普遍参与的。高参与率可归功于数据属于非惩罚式和最佳实践的共享。

该计划由医院自身支付的订阅费支持,后者取决于医院参与的临床模块数量。SCOAP 数据每季度通过基于网络的警报系统报告给医院,并在医院层面实时报告。医院可以查看自己的数据并与盲法的数据汇总进行比较。参与者报告包含了自己医院对比其他医院绩效的基准测试,并且使用不同标记或者颜色,以便一目了然地显示效能。季度报告的风险调整允许进行同类的比较,并与可操作的医疗过程绩效挂钩。报告中一个独立部分是利用外科医生和其他利益相关方制定的标准来决定操作指征的适当性。

数据收集由每个医院指定的提取人员完成。提取数据不需要经过临床培训。为了适应不同级别的临床经验,每个指标都有明确的定义。SCOAP 的独特方面是,最新模块(脊柱和前列腺)包括患者报告的基线信息(疼痛和功能)和术后随访长达 2 年的结果。

SCOAP 每年举办聚会,参与者可以分享他们的进步并探索质量改进和研究的新尝试。SCOAP 非常注重系统和临床医生的行为改变以提高质量。例如,2010 年华盛顿州成为第一个普遍采用手术核查表的州,经过修正后增加进了 SCOAP 数据提示表现不佳的流程指标(如所有行手术治疗的糖尿病患者需进行血糖检测和血糖控制)。2012 年,SCOAP 外科医生与华盛顿大学的研究人员合作制定了强外科(Strong for Surgery,S4S),详情可在 www. strongforsurgery. org 上查看,这是一项专注于术前降低风险的核查表,现在 ACS 的支持下运作。

此外,SCOAP 与医疗研究和质量机构(Agency for Healthcare Research and Quality,AHRQ)合作,于 2011 年开发了比较效果研究转化网络(Comparative Effectiveness Research Translation Network,CERTAIN),详情见 www. becertain. org,在 SCOAP 医院开展一系列学习型医疗系统活动并加强参与者主导研究的能力。一项 CERTAIN 的成本收益评估(医院仍在该项目内时开展)对 SCOAP 和非 SCOAP 医院进行了比较,并证实了 SCOAP 医院 3 年内避免的并发症可节省 5 000 多万美元。CERTAIN 感兴趣的是通过 S4S 实现院前风险最小化,强调决策和应用科学影响临床医生和患者的决策。最近,其专注于门诊手术中心和专业医疗设施方面,旨在扩大 SCOAP 在整个医疗服务连续体中的影响和途径。

密歇根州外科质量协会

密歇根外科质量协会(Michigan Surgical Quality Collaborative,MSQC)成立于 2005 年,由 65 家医院组成,旨在提高外科质量并降低成本。其使用通用电子界面,由经过培训的护士评审员收集与普外、血管和妇科病例相关的变量,并将其提交至中央储存库。该储存库向参与的医院提供实时风险和可靠性调整的反馈。结合对高绩效医院的定期结构性现场访问和季度面对面会议讨论,该计划已被证明能够有效提高质量和减少支出。

MSQC 的一个独特之处在于密歇根州蓝十字/蓝盾(Blue Cross/Blue Shield of Michigan,BCBSM)使用参与者付费的平台涵盖了所有项目的成本。这种安排既不会惩罚表现不佳的人,也不会奖励表现出色的人。相反,它在定义的质量改进行动中能识别积极参与者。这种方法鼓励个体和医院之间的合作和非竞争氛围,促使他们愿意分享最佳实践经验和公开讨论不良结果。重要的是,BCBSM 不了解各个医院的结果,它只接收汇总数据。去年,AHRQ 向 MSQC 授予正式的 PSO 称号,增加了对不受披露的额外保护。

BCBSM 已同意 MSQC 为全付款人数据库,不仅包括 BCBSM 保单持有人的数据,还包括 Medicare、Medicaid 和其他私人保险。最近,BCBSM 报告称,全州 MSQC 项目在 2 年内为所有患者节省了 8 600 万美元,特别是为 BCBSM 患者节省了 4 900 万美元,这代表了保险公司的投资获得了显著回报。

MSQC 将在接下来的几年中开展三项广泛的举措。第一个侧重于基于 MSQC 数据的床边和办公室的风险评估,以帮助患者和外科医生做出有关高风险手术的明智决策。处于高风险类别但希望进行手术的患者进入强化预处理项目,该项目涉及循序渐进的步行训练、戒烟、血糖控制、呼吸训练以及营养和情绪咨询。所有这些在择期手术操作前 1 个月开始进行。Medicare 和 Medicaid 服务创新中心最近为该项目提供了持续多年的经费资助。

此外,MSQC 还与整个州的麻醉医疗机构合作,开发一个带有麻醉相关变量的共享数据库,生成标准化的麻醉管理方案,并在 MSQC 医院传播麻醉最佳实践。最后,MSQC 正着手进行视频辅导和分析工作,为结直肠外科医生提供有关手术技术的建设性反馈。

佛罗里达州外科治疗倡议

佛罗里达州外科医疗协会(Florida Surgical Care Initiative,FSCI)由佛罗里达州医院协会发起,由佛罗里达州蓝十字和蓝盾(Florida Blue Cross and Blue Shield,FloridaBlue)与 ACS 合作提供为期 2 年的资助。ACS NSQIP 与普外科病例和血管外科病例相关的变量由 54 所佛罗里达医院的训练有素的护士评审员收集,这些医院代表了各种学术中心及大型和小型社区医院。半年度报告会发布给每个参与机构,重点关注 4 个方面:手术部位感染,导管相关尿路感染,结直肠结局和 65 岁以上患者的不良事件,还向佛罗里达州医院协会(Florida Hospital Association,FHA)提供了所有参与者经鉴定的综合数据,以确定整体项目进展。

尽管 FSCI 节省了 660 万美元的治疗费用并将术后不良事件的发生率降低了 14.9%,但 FloridaBlue 拒绝继续提供项目支持,理由是担心许多其他佛罗里达州保险公司在没有进行任何经济投入的情况下从该计划中获益。此决定导致 FHA 修改了 FSCI 概念,让无法承担折扣后每年 8 000 美元 ACS NSQIP 注册费的医院将其数据提交给国家医疗安全网络,该网络不收取参与费用。

2014 年,ACS 的佛罗里达分会为了保证在区域层面上继续提高手术质量,承担了 FSCI 的责任,并在分会质量与成果委员会的支持下将其更名为佛罗里达州外科质量协作组(Florida Surgical Quality Collaborative,FSQC)。截至发稿时,FSQC 由 12 家完全参与的 ACS NSQIP 医院中的 7 家组成。FSQC 的主要任务是促进确定最佳实践经验,并尽可能支持多中心临床试验。需要解决的问题包括确定现行最常见的操作、参与机构中接受这些操作的人群差异、这些病例的成本/资源消耗情况,以及参与中心之间不良事件概况的比较分析。

基于外科单位的安全项目

基于外科单位的安全项目(Surgical Unit-based Safety Program,SUSP)是一项由 AHRQ 资助的项目,该项目使用一线的前沿工具来促进团队合作、沟通和执行伙伴关系,以提高围手术期的安全性并减少手术部位感染(surgical site infections,SSI)。SUSP 利用质量改进专家、利益相关方团体和临床医生的集体智慧,创建了一个临床网络组织,负责高效和有效地分享知识和质量改进的方法。该集体由全国性的专家和项目负责人组成,其专家来自包括巴尔的摩的约翰斯·霍普金斯大学、ACS、费城的宾夕法尼亚大学、世界卫生组织以及 150 家同行医院和合作单位,如州医院协会和医院参与网络。

通过实施循证医学和文化干预,该项目的目标是减少 SSI 和其他主要手术并发症,提升安全性。团队可通过技术通信来传递信息,并与其他参与医院进行月度辅导通信,以促进横向学习和分享交流。

这里说到的协作组都参加了年度质量和安全会议(以前的 ACS NSQIP 年会)。该会议为 ACS 质量项目的协作者和其他参与者提供了一个论坛,以满足和讨论他们如何共同促进质量改进。随着越来越多创伤质量改进项目会议的举办,这种处理方式已经逐渐渗入到创伤医疗中。

在创建或加入质量改进协作组织时,我们应该考虑哪些其他因素?

值得注意的是,某些监管要求会影响数据的收集和共享。尽管每家医院都收集了用于质量改进的数据,并且这些数据受保护不被披露,但一些医疗专业人员仍担心质量改进医院之间共享的数据会使这些机构面临医疗责任索赔的风险。许多合作伙伴通过利用全州或国家对质量改进数据共享的保护来解决这个问题,而且应该在创建协作组的早期就解决这个问题。

协作组的商业模式也应该仔细考虑。有一系列选择,包括组建有限责任公司(SVS VQI)、501(c)3 组织[1](SCOAP 和 TSQC)及其他合作协议,对数据使用、费用管理、从产业接受赠予、甚至披露保护政策都有重要影响。

付款人/保险公司的角色也需要特别考虑。一些较为成熟的项目从保险公司或付款人那里获得全部或部分资金,以通过激励措施促进协作组注册。应仔细考虑付款人的角色,因为有些付款人可能希望访问有患者识别信息的医院数据。

将数据用于研究和出版是一个共有的兴趣,大多数协作组都设立了专业委员会来解决这个问题。承

---

[1] 美国《国内税收法》(Internal Revenue Code)第 5501(c)3 段界定的享有免税待遇的组织,一般称为慈善组织。——译者注

认出版物中的协作组成员至关重要,使用所谓的集体署名制可能是承认团队付出的一种方式。

关于公开报告的担忧可能是招募医院和医疗服务提供者加入协作组的最大障碍。在协作组的早期,公众对结果变异的知情权与尽可能入组医院(特别是后进者)两者之前存在张力甚至摩擦。然而,公开报告通常在协会组的后期才开始,此时它们已成熟到公开发布数据亦不会导致参与者退出,或者付款人施加压力禁止参与者退出。而且,大多数协作组并不公开报告。SCOAP 和华盛顿协会是例外,但他们只报告流程措施。有关公开报告方面的指导,请访问 www. facs. org / ~ /media/files/advocacy/sqa/2014sqa _ publicreportingdocument. ashx。

另一个关键问题围绕如何长期维持质量改进协作组。依靠医院投入才能维持的项目需要一直努力,让参与医院看到质量改进活动的价值。在基本的质量改进活动的语境中,必须为质量树立明确的业务必要性。可持续发展的一种方法是将研究或产业伙伴关系纳入其中,以抵消会费和支持项目的增长。研究基金和赠予可用于开发项目和支持业务活动,但这些通常是有时间限制的,不能长期依赖。

维持协作组成员的利益也可能是挑战。在生成基准报告、并切实带来质量改进的变革所需的漫长过程中,应该培养和维持对形成协作组热情。确定质量改进的早期目标,可以证明项目成功改变系统和外科医生的行为,从而提高质量,这对于形成发展动力至关重要。一旦在有限的区域内取得成功,转移质量改进的焦点有助于维持成员的兴趣。一些协作组每年都会采用一个新的临床领域来激发新能量。将质量改进协作组的重点从减重手术转向脊柱手术的挑战,举例来讲,在于减重外科医生的协作组与脊柱外科医生几乎没有交集。在每个临床学科内创建动态、灵活的领导工作组,每年选择新的指标,并为每个学科制定一套新的质量改进目标,有助于维持参与单位的兴趣。

最后,应制定领导层继任计划以确保可持续性。这些协会中许多都是由一个人带头的。为了避免依赖一个人的个人兴趣,协会应该不断培养和发展有新视角的新领导者。通过任期限制、广泛的领导小组以及适当的薪酬和行政支持,鼓励下一任者成功继任。

从这些评论中隐含的所有挑战中可以看出,强大的外科领导力是成功的最关键因素。首先是一个外科医生动员他或她的机构、必要的资源并与其他机构的同事接触,以实现协作的目标。患者作为这些努力的最终受益者,其满意度仍是推动这些活动的指导原则。

结语

外科质量改进协作组是改善患者治疗干预措施的一个令人兴奋的进展。在许多方面,它们代表了外科医生的最高使命,作为团体的一分子无私捍卫患者的利益。这些举措的开展具有挑战,维持可能更难,但它们可能是实现医疗改善的目标的最有效工具。参与这种协作组可以为成员和领导者带来回报,他们的成长和发展需要得到医生、专业团体、付款人和政策制定者的支持。

一些成功秘诀

我们向几个上述协会的领导者询问了他们所学到的经验教训及他们将为参与开发类似项目的外科医生提供什么建议。他们的答复如下:

- 建立信任文化,这可能需要一些时间。
- 无论你认为你的医院今天有多好,随着时间的推移,某些会变得更好,而有些会变得更糟。关键是不要因早期挫折而气馁。
- 如果你能够始终如一地改进质量,那么可持续性将随之而来。
- 关于医疗绩效的共识很难达成一致。定义绩效指标很慢,必须通过细致的工作来完成。确保分母和分子的定义正确是必要的——建立价值公式的共识是我们追求的圣杯。
- 必须界定各种混杂因素。一项偶然事件实际发生了什么?如何界定这一偶然事件?成本核算中包含哪些内容?
- 密切关注经济问题。成员组织必须愿意向成员展示利益,否则无利润-无任务的概念将占上风。
- 真正合作。当一个人或机构在没有合作精神的情况下运营该组织时,很大可能会失败。过度使用任何一个成员的资源会导致不满和焦虑。
- 区域质量小组每半年的会议可促进对质量改进项目的信任、相互尊重和团队精神。这些会议保持了团体的热情,会议次数的减少很可能会让热情衰退。
- 外科医生和医院非常重视与他人的匿名基准比较,并作为天然的杠杆鼓励遵守质量改进项目。
- 每个参与医院的外科医生倡导者是长期成功的基本因素。

- 关于注册处数据的研究是学术中心参与的重要激励因素,而展示质量成果的能力是小型、中型和大型医疗中心参与的重要激励因素。

- 领导一个协会是非常有益的,但同时也是非常困难的。这种全职工作通常是无偿的,即便在经济上得到支持也是低于临床标准进行补偿。

- 大多数外科医生之间从未真正学会合作并默认为竞争关系。你可以通过向每个人展示他们获得的东西而不是失去的东西来改变这一点。

- 如果付款人动用他们的力量来支持这些项目,无论是通过胡萝卜还是棍棒,这确实很有帮助。但当市场份额有限时,付款人不太可能这样做。

- 在针对质量改进指标时,从安全开始,再转向质量,最后才针对治疗合理性。

- 帮助医院明白持续参与的长期益处。

- 外科医生的参与可能有助于对行政人员发出信号,这些努力对医疗服务提供者及患者均有意义。

- 就协作组成员的预期绩效达成一致意见,保证培训和准备工作已经完成,以及为这些预期绩效量身定制的持续支持,对于每个多中心协作组的初步成功和可持续性至关重要。

- 由于医院涉及许多项目,因此团队将大量时间和精力投入这些项目可能具有挑战性。团队可能由质量改进专家和感染控制方面人员主导,很少有一线的护士、麻醉师或外科医生为这项工作找到适当的非临床时间。拥有强大外科和执行领导力的团队更有可能蓬勃发展。

（赖思聪　何晓生　窦若虚）

第 14 章　使用实践指南改善患者医疗

概要：循证外科实践的核心目标是治疗过程中医学科学知识的标准化应用。标准化减少医疗差异，包括质量、安全、成本效益和创新。本章阐述了循证医学（evidence-based medicine，EBM）的历史进程及其在制定临床实践指南（clinical practice guidelines，CPG）中的应用，逐渐引导医疗保健更加标准化和可靠。更具体地说，本章解决了以下问题：

EBM 和 CPG 的概念源自哪里？

什么是 CPG，它们是如何使用的？

我们如何评估 CPG 的有效性？

编写 CPG 有哪些挑战？

我们如何成功实施实践指南？

实施实践指南有哪些障碍？

有什么机构成功实施 CPG 的例子？

EBM 和 CPG 的概念源自哪里？

第一个基于实践的指南是所谓的艾德温·史密斯纸草文稿，可追溯到公元前 16 世纪的埃及。该文稿阐述了外科 48 例创伤病例的最佳实践经验。Claridge 和 Fabian 在 2005 年对临床指南的历史进行了回顾，对古代的相关记载进行了研究。作为 EBM 演变的一个例子，作者还记录了放血疗法的最终消失，并举例说明了文艺复兴期间 EBM 在外科技术的应用。

EBM 的过渡时期包括了 Ernest Amory Codman，MD，FACS 的开创性工作。Codman 博士具有争议的工作和最终想法的结果促使了美国外科学院（American College of Surgeons，ACS）制定医院标准化项目，这最终形成了我们现在所知的联合委员会（The Joint Commission）。

过渡时期还包括随机临床试验的引入，这为现代的 EBM 和 CPG 奠定了基础。20 世纪后期帮助建立当前 EBM 和 CPG 方法的两位人物分别是开发了用于分析临床试验的 the Cochrane Collaboration 的 Archibald Cochrane 博士，以及创建了世界上第一个 EBM 中心的 David Sackett，OC，FRSC。正是这些早期努力的产生和对医疗规范的评估，外科指南才得以通过减少差异性提高医疗质量。许多指南都是基于临床试验中的

发现而产生的。

什么是 CPG，它们是如何使用的？

CPG 是一套循证推荐，帮助医疗保健专业人员为患有类似疾病的患者和患者群体提供医疗决策。此外，政府机构和卫生系统使用 CPG 来建立绩效基准并实施质量改进项目。

CPG 的传播始于 20 世纪 90 年代，并在医学研究所［现为美国国家医学院（National Academy of Medicine，NAM）］报告发表之后大幅上升，该报告发表了"我们可以信赖的医疗保健：临床实践指南"。当时，国家指南信息交换机构列出了近 3 000 个 CPG（www. guideline. gov），NAM 估计国际组织已经发布了大约 3 700 个 CPG。这份报告勾画了 CPG 开发小组成员的选择标准、处理利益冲突以及为 CPG 发展小组负责人分配相应的职责。该文件还提供了有关数据来源选择、数据有效性评估以及研究类型的考虑——特别是随机临床试验和荟萃分析。

负责编写 CPG 的主体机构包括政府机构、专业协会以及对特定疾病或疾病群感兴趣的临床医生联盟。例如，ACS 和其他外科组织在指南制定和传播方面变得越来越活跃，包括美国外科医师协会/国家外科质量改进计划（American College of Surgeons National Surgical Quality Improvement Program, ACS NSQIP®) 正在与老年外科质量联盟(the Coalition for Quality Geriatric Surgery)合作开发用于确保为老年患者提供优质医疗的指南。在传播方面,协会在外科方面的循证策略项目包括临床指南摘要,根据完整的指南内容提供建议,并对支持证据进行评分,以使这些信息更易于使用。详情请访问:www. facs. org/education/resources/ebds-guidelines#sthash. 8SJ6VnPS. dpuf。

参与 CPG 编写和传播的其他专业组织包括胸外科学会、胃肠和内窥镜外科学会、消化道外科学会和东部创伤外科学会。(访问这些信息和其他指南的有关信息,请参见表 14.1)。

表 14.1　开发 CPG 的组织机构

美国预防服务工作组
美国临床规范研究所
美国心脏协会
美国临床肿瘤学会
胸外科协会
血管外科协会
美国胃肠内窥镜医师协会
消化道外科协会
东部创伤外科协会
幸存脓毒症运动
美国结直肠外科医师协会

我们如何评估 CPG 的有效性?

负责制定实践指南的小组能为最佳实践找到证据的情况仅占 15%~20%。一份医学研究所的报告

"系统评价标准在医疗保健的作用"勾画了发现每个方案证据强度的分配标准。根据用于支持研究的设计,CPG 通常被评为强,中或弱三个等级。1987 年,Lawrence 和 Mickalide 为证据评估和循证 CPG 发展的后续工作奠定了基础,他们提出了证据的三个等级:

- 1 级:至少 1 项随机对照试验;
- 2 级:观察性研究[2-1:没有随机化的对照试验(准实验),2-2:队列研究或病例对照研究,2-3:多个时间序列或单个时间序列,具有突出的,引人注目的结果];
- 3 级:专家共识;,一组受尊敬的权威专家使用正规方式达成协议(德尔菲方法,名义小组技术),3 级专家共识证据为推荐最佳临床实践提供了一个非常薄弱的依据。

当代 CPG 由基于临床证据的推荐构成,根据几个公认的量表进行分级。现有证据分级量表例如牛津循证医学中心使用系统(表 14.2)、Cochrane 协会、美国预防服务工作组以及美国胸科医师学会的 GRADE 系统(表 14.3)。这些系统大多数都依据研究设计的等级水平来支持相关的推荐。强推荐是依据前瞻性随机试验或大型观察性研究的数据,中强推荐通常依据高质量的观察性数据,一般推荐依据高质量的回顾性病例分析,而弱推荐通常依据专家小组的意见。

GRADE 及相关系统试图提供一种简单易懂的评估工具,用于评估每项推荐的风险与危害。GRADE 系统具有显著的潜在优势,但仍然存在挑战,特别是患者和一线工作者投入方面。虽然患者的观点很重要,但患者调查结果需要仔细解读。例如,患者在健康期间接受调查可能与患病时接受调查时的反应不同。

表14.2 牛津大学循证医学中心分级量表，2011年证据水平

问题	步骤1(等级1*)	步骤2(等级2*)	步骤3(等级3*)	步骤4(等级4*)	步骤5(等级5*)
该问题是否普遍？	本地及实时的随机抽样调查(或普查)	对符合当地情况的调查进行系统回顾**	当地的非随机样本**	病例系列**	不适用
这个诊断或监测试验准确吗？(诊断)	用统一的参考标准和盲法对横断面研究进行系统回顾	采用统一的参考标准和盲法进行个体横断面研究	非连续研究，或没有统一应用参考标准的研究	病例对照研究，或"较差或非独立的参考标准	基于机制的推理
如果我们不治疗会怎么样？(预测)	起始队列研究的系统回顾	起始队列研究	队列研究或随机对照试验*	病例系列或病例对照研究，或低质量预后队列研究**	不适用
介个手段是否有帮助？(治疗获益)	随机试验或n-of-1试验的系统回顾	随机试验或效果明显的观察性研究	非随机对照队列/随访研究*	病例系列，病例对照研究或历史对照研究**	基于机制的推理
常见的危害有哪些？(治疗危害)	随机试验的系统回顾、巢式病例对照研究，对你提出质疑的患者进行的n-of-1试验，或具有显著效果的观察性研究的系统回顾	个体随机试验或(例外的)效果明显的观察性研究	只要有足够的数量以排除常见危害，就可以进行非随机对照队列/随访研究(上市后监测)。(对于长期危害，随访时间必须足够长)**	病例系列，病例对照研究或历史对照研究**	基于机制的推理
少见的危害有哪些？(治疗危害)	随机试验或n-of-1试验的系统回顾	随机试验或(例外的)效果明显的观察性研究			
这个(早期检测)试验是否值得？(筛选)	随机试验的系统回顾	随机试验	非随机对照队列/随访研究**	病例系列，病例对照研究或历史对照研究**	基于机制的推理

来源：Oxford Centre for Evidence-Based Medicine. OCEMB Levels of Evidence. Available.

* 由于研究之间的不一致或因为绝对效应量很小，可能会根据研究质量、不精确性、间接性(研究PICO与问题PICO不匹配)而降低等级。如果效果很明显非常明显，则可以将等级提高。

** 与常一样，系统回顾通常比单个研究更好。

表 14.3　GRADE 系统证据分级

推荐强度和证据质量	理想与不理想效果间平衡的清晰度	支持证据的方法学质量（举例）	意义
强力推荐，高质量的证据	理想效果明显大于不理想效果，反之亦然	来自执行良好的随机对照试验的一致性证据，或来自无偏倚的观察性研究的强有力证据	建议在大多数情况下适用于大多数患者。进一步的研究也不太会影响我们对预期效果的信心
强力推荐，中等质量的证据	理想效果明显大于不理想效果，反之亦然	来自有重要局限的随机对照试验证据（结果不一致，方法上有缺陷，间接的证据），或来自无偏倚的观察性研究的强有力证据	建议在大多数情况下适用于大多数患者。进一步的研究（如果进行）可能会明显影响对我们对预期效果的信心，并且可能改变预期效果
强力推荐，低质量的证据	理想效果明显大于不理想效果，反之亦然	至少有一项重要结果的证据来自观察性研究，存在严重缺陷的随机对照试验证据	当可获得更高质量的证据时，建议可能会更改。进一步的研究（如果进行）可能会明显影响对我们对预期效果的信心，并可能改变预期效果
强力推荐，极低质量的证据（很少适用）	理想效果明显大于不理想效果，反之亦然	至少有一项重要结果的证据来自非系统观察性研究，或非常间接的证据	当可获得更高质量的证据时，建议可能会更改。对至少一个重要结果的任意预期结果或效果都非常不确定
一般推荐，高质量的证据	理想效果与不理想效果基本平衡	来自执行良好的随机对照试验的一致性证据，或来自无偏倚的观察性研究的强有力证据	最佳选择可能会根据社会价值观而有所不同。进一步的研究也不太会影响对预期效果的信心
一般推荐，中等质量的证据	理想效果与不理想效果基本平衡	来自有重要局限的随机对照试验证据（结果不一致，方法上有缺陷，间接的证据），或来自无偏倚的观察性研究的强有力证据	在某些情况下，替代疗法可能对某些患者更好。进一步的研究（如果进行）可能会明显影响对我们对预期效果的信心，并且可能改变预期效果
一般推荐，低质量的证据	理想效果与不理想效果基本平衡	至少有一项重要结果的证据来自观察性研究，存在严重缺陷的随机对照试验证据	其他替代选择可能也同样合理。进一步的研究很可能会明显影响我们对预期效果的信心，并且可能改变预期效果
一般推荐，极低质量的证据	理想效果与不理想效果基本平衡	至少有一项重要结果的证据来自非系统观察性研究，或非常间接的证据	其他替代选择可能也同样合理。对至少一个重要结果的任意预期结果或效果都非常不确定

来源：Guyatt G, Oxman AD, Akl EA, et al. GRADE guidelines: 1. Introduction-GRADE evidence profiles and summary of findings tables. J Clin Epidemiol. 2011;64（4）:383-394.

我们还需要进一步研究以制定可靠的标准来评估现行的 CPG 在实践中的优点和缺点，及它们在改善患者医疗方面的作用。例如，手术创新是为了适应临床需求而产生的。如果手术创新使死亡率和发病率达到了可接受的结果，那么新的方法在严格测试之前就会进入日常医疗过程。一个明显的例子就是，尽管有证据表明机器人辅助治疗使得并发症发生率和成本增加，但其应用仍在增加。

编写 CPG 有哪些挑战？

编写循证 CPG 是一个困难而复杂的过程。现实情况是，医疗行业正以惊人的速度出现新的证据。根据 Bastian 及其同事的观点，同行评审的医学期刊在 2009 年发表了大约 20 000 个随机对照试验，平均每天发表 75 个试验和 11 个系统评价。然而，这些试验中的大多数旨在评估进入临床实际应用之前的新的治疗方法和常见的却尚未建立最佳临床实践方案的临床工作。研究人员在确定医疗干预措施价值的同时应清楚统计学的方法。《医学文献的用户指南》一书包含了对这些问题的有用概述。

新的医学知识的爆炸式增长增加了临床的复杂性，并可能加剧与制定指南相关的挑战。临床有效性研究为特定风险患者和医疗需求提供所需的头对头比较，以达到最佳结局；但这类研究仅是医学研究中相对较小的组成部分，使指南的实施变得困难。此外，参与指南制定的专家经常意见不一致，指南内容可能会因参与指南制定的人员不同而有很大差异。

随着新证据的出现，CPG 需要定期审核和更新。大多数制定标准的机构都会安排人员进行文献审查和定期更新指南。不幸的是，研究数据的重要变化可能发生在文献审查的间歇期间。因此，持续审查新的证据作为审查和更新指南的灵活方法是有必要的。

我们如何成功实施实践指南？

成功实施循证 CPG 和实用准则取决于几个因素。指南的引入和维护需要科学研究、用户信息输入和患者信息输入来验证新旧证据的准确性。此外，如果编写不清楚或不准确，即使是最权威的指南也会被忽视或误用。

在医疗保健机构实施指南的关键因素是医生的支持。一项好的指南必须是外科医生和其他医疗保健提供者参与制定、实施和更新的。患者的参与和宣教也很重要，患者参与可以在人群水平上改变优先权。此外，制定指南时如果对公众反应不敏感就会产生危害。许多具有最强科学逻辑的指南当被患者、媒体或政策制定者误解时就难以推行。因此，患者和整个公众应参与指南制定的各个阶段。

在我们寻求实行 CPG 时，我们必须建立绩效指标。任何 CPG 实施策略都取决于效能数据的收集和分析。外科治疗指南的编写、实施、发展和可持续性需要强大且对用户友好的数据系统，以提高其可靠性。CPG 对患者治疗影响的审查结果必须及时向相关医疗提供者反馈，并适时地提供给患者。

共享基准

成功的另一个关键因素是在医疗保健专业和医院管理部门内建立共同的绩效基准，特别是在这个基于团队医疗的时代。共享基准是本书第 8 章中讨论的高可靠性策略的一种应用。更具体地说，他们使精益化方法适用于常规的医学实践。

所谓的共享基准的方法将所有关于指南实施和标准化的概念和障碍捆绑在一起。该系统能够识别患者异质性，同时尊重医生在临床决策中的自主性，从而在医生和患者之间实现共享基准医疗保健的目标。它通过将最佳临床证据融入医疗活动工作流程中，避免了对人类记忆的依赖。它使得医生能够专注于他们作出最大贡献的临床实践方面——提供患者医疗服务。该方法将有效的新的临床知识的产生（如临床研究）融入常规临床实践中。最重要的是，它记录了患者疗效的改善及医疗服务成本的降低。

创建和部署共享基准方案涉及的步骤包括：

- 选择高优先级的临床流程。
- 为临床活动创建最佳循证实践指南。
  - 尽管几乎任何指南都有特定的局限性和缺陷，但仍然坚持这样做。
  - 不要寻求绝对完美。目的是通过合理的努力而获得接近完美的东西。
  - 在最初形成指南的时候就应该让最终使用它的临床医生参与进来。
  - 切勿要求临床医生认可该指南，而是咨询他们哪些内容可以添加、删除或更改。

- 利用现有的权威的专业团体制定的指南。这将大大减少所涉及的工作量。
- 在临床工作流程中创建你的指南，避免指南涉及潜在的基础医学科学。

- 将最终的指南融入临床工作流程中，这样它就不会依赖人类记忆来执行。这涉及一系列完善的工具，例如常规顺序表、临床流程图、工作清单、审查表、患者工作表和实用决策流程图。
- 将数据系统创建到相同的工作流程中。数据系统必须追踪任何方案变化及短期和长期患者临床和费用的结果。
- 要求临床医生根据患者个体化需求选择相应的治疗
- 根据患者结果信息，将得到的有差异的数据定期反馈给临床团队。按照这种方式不断地改进指南。由于指南是在文献中发展的，也可以使用该指南作为框架以引入新的临床证据。

从一开始，就应该考虑对每个指南进行定期的、有计划的重新评估和修改。随后，随着新证据和最佳实践革新的出现，应重新审查和修改每个指南。

实施实践指南有哪些障碍？

即使存在精心制作的指南，其应用也需要传播和宣教。有些人将这种传授技术称为基于技术的知识部署。类似于医学外科教育中使用的技术，其中实习医生（学生和学员）参与工作，而带教医师（主治医师）通过批判实习医生的工作使他们从中学习。这种方法要求首先将知识加载到人类头脑中，然后期待"那些头脑，以实惠的方式将知识应用于需要它的人"。实际上，指南通过基于技术的教育方法传播通常不会改变实践。临床医生可能会热心研究和讨论新发布的指南。他们可能会说，指南所组织、分析和呈现的医学证据是有用和有趣的。他们甚至可能声称指南导致他们改变了他们的临床实践。但是在衡量实际临床决策时会出现问题。在大多数情况下，其实并没有发生变化。

此外，新知识的实施往往不均衡。Williamson 观察到将已发表的令人信服的试验结果融入标准临床实践中需要 17~20 年的时间。他发现一些执业医师（创新者或早期使用者）会发现并热衷于一些新的医学知识。然后，他们会在当地医疗界宣传他们的发现，将其纳入他们的实践中，可以通过进行大规模的培训并征求他们的推荐。因此，使用这种做法会在当地医疗界引起轩然大波。然而，邻近的社区可能会有一些不同的早期使用者，他们会选择和支持不同的方法。根据 Williamson 的说法，这种对新医学知识的随机采用可能是临床实践中区域差异的主要原因。Williamson 建议当地具有评估临床证据技能的执业医生可以防止这种差异。

Shaneyfelt 发现的另一个障碍是，大多数医生的医学知识随着时间的推移而衰退。问题不在于健忘或精神敏锐度下降，而是在于患者诊疗工作已经填满医生的时间，使他们无法吸收新的医学知识。同样，其他研究人员发现，医学专家在被迫依赖主观回忆和个人经验时，通常会低估失败的可能性。近期两三个案例记忆犹新，会成为专家评估如何进行的最佳案例。或者，很久以前一个特别引人注目的案例，不管是坏或好，都会成为专家的终身经历。

临床实践正在从个体临床医生提供的医疗转向复杂临床团队提供的医疗。这种变化是临床实践中另一个变异的来源。正规的文献综述降低了专家共识意见——第 3 级证据——作为最佳实践的合理基础的受信任程度。这使得最终发现更加令人不安：大多数已发表的实践指南缺乏临床验证数据来证明指南的有效性。

实施 CPG 的另一个障碍是患者个体化差异。没有任何 CPG 可以完全符合所有患者的需求。

最后，建立 CPG 的最根本障碍可能是未能承认和尊重外科医生自主权的内在价值。因此，外科医生的支持是成功实施的关键。

有什么机构成功实施 CPG 的例子？

1993 年，Morris 提供了一个例子，说明如何在医院的临床环境中成功实施 CPG，这些医院是现在犹他州盐湖城 Intermountain Healthcare 的一部分。报告中，他描述了将最先进的、基于共识的循证 CPG 应用于管理治疗急性呼吸窘迫综合征（acute respiratory distress syndrome，ARDS）的机械呼吸机设置后的临床结果。他的临床团队（8 名肺部重症监护人员，重症监护室护士和呼吸治疗师）将指南融入床边的临床工作流程，将其纳入审查表、顺序表、临床流程图，跟踪每位患者随着时间推移的肺部的生理信息。由于该团队将指南纳入常规临床工作流程,因此指南推荐的治疗方案成为规范的标准。

很快他们就意识到指南无法产生适合所有患者的治疗建议。临床医生需要根据每位患者的独特需求调整指南,并允许按意愿修正方案建议。

该团队在相同的临床工作流程中建立了并行机制,记录了方案对应的每个结果差异,以及患者短期和长期的临床结果和费用。整个临床团队每周会面1 小时,以审查临床结果背景下的方案差异。当有人偏离方案时,团队开始假设指南未能提供适当的支持。

该方法的实施在整个团队中都是规范的。虽然团队根据他们的经验修正了指南的内容,但这个实践框架也显露并强调了临床思维中的个体差异。图14.1 显示了依据指南管理的前 31 名 ARDS 患者治疗方案的变异率。在大约 4 个月的时间内照顾最初的 8 名患者时,该团队对指南中大约 840 项建议进行了 120 多次更改。在同一时期,指南适用率从41% 增加到 90% 以上。从那时起,该指南一直在使用并定期修订,但现在每月只有一两次微小的改动。

鉴于之前关于指南创建的限制的讨论,最后一点值得强调:团队花了 1 年多的时间来创建初始指南。他们进行了彻底的证据审查,使用了正规共识方法,包括来自美国和欧洲主要学术中心的肺部重症监护人员。然而,当创建的指南应用于临床实际问题时,其发生了很大的改变。

快速、早期改变导致稳定遵守的模式涵盖了 Intermountain Healthcare 多年来推出的一系列住院和门诊临床流程中的 50 多个类似指南。然而,即使在实现稳定遵守之后,指南也不能达到 100% 适用于任何患者。

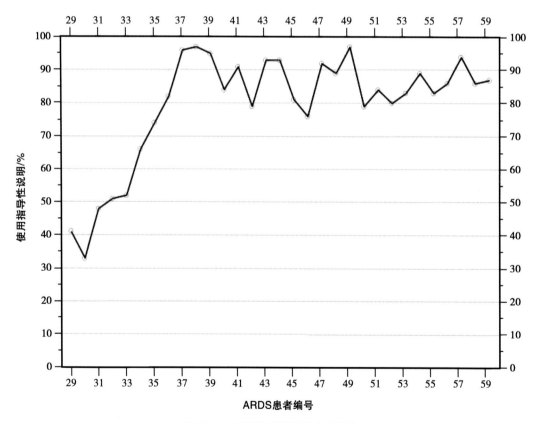

图 14.1　ARDS 呼吸机指南适用率

指南的使用始于 29 号患者。在医疗过程中,临床团队向每位患者至少发送了 200 条指导性说明,团队可以选择继续使用或修改这些说明。从 29 号患者到 37 号患者历时约为四个月。其间,临床团队对指南进行了 120 多次的更改,其中包含约 840 条具体的基于生理数据的呼吸机设置建议。请注意,团队没有要求任何患者达到 100% 的适用率。20 多年来,成千上万的病人通过相同的不断改进的指南进行管理,没有任何一个患者能够达到 100% 的指南适用率。如今,总体适用率约为 94%。经允许转发自 James

结语

本章总结了 CPG 的创建、传播和实际使用现状。CPG 的实施不会解决与提供优质医疗保健相关的所有问题。但是,CPG 是解决方案的一部分。

最终,所有医护人员的共同投入必须与组织的投入相结合,为实现高质量和高可靠性的医疗活动提供支持,改善患者的治疗效果,并向公众表明医疗团队可以以合理的成本实现临床结果的改善。

(赖思聪　吴现瑞　窦若虚)

第 15 章　教育和培训外科医生和住院医师以提供安全、可靠的医疗服务

概要：大多数临床医生的水平取决于他们的教育和培训。在外科医生的职业生涯中，外科技术和知识以及患者治疗的不断发展和提高的获得都始于医学院的学习。在住院医生培训期间，受训者在上级医生的指导下参与患者的治疗，并获得实施外科手术所需的理论知识和实践经验。最后，执业外科医生必须不断寻求机会，以增强他们现有的能力，并熟练地施行新的或高级手术技术。培训贯穿于外科医生的整个职业生涯。这是一个不断循环的过程，包括计划、执行、监控结果，以及应用新知识来提高效率。这个过程也是质量改进（quality improvement，QI）的基础。

本章回答以下从住院医生到退休的过程中与外科教育和培训有关的问题：

认证机构如何帮助确保所有外科从业人员能够提供安全、优质、可靠的治疗？

外科医生在培训中应具备哪些具体能力，并如何在多年的实践中保持这些能力？

有哪些有效的技术可以帮助外科医生提供安全、优质、可靠的诊疗？

有哪些工具可以帮助将成人学习原则理论应用于教育和培训住院医生和外科医生，以提供安全、优质、可靠的诊疗？

外科教育和培训的不同阶段，有哪些课程可以帮助培养一支更注重质量和安全的外科工作队伍？

外科教育课程应包括哪些具体技能和知识？

我们如何衡量成功？

有什么方法可以确保只有训练有素并致力于终身学习的外科医生才能为患者提供诊疗？

认证机构如何帮助确保所有外科从业人员能够提供安全、优质、可靠的治疗？

多个国家组织和认证机构致力于改进外科教育和终身学习，包括美国外科医师学会（American College of Surgeons，ACS）；毕业后医学教育认证委员会（Accreditation Council for Graduate Medical Education，ACGME）；美国医学专业委员会（American Board of Medical Specialties，ABMS）成员，包括美国外科委员会（American Board of Surgery，ABS）；美国继续医学教育认证委员会；美国外科教育协会（Association of Surgical Education，ASE）；美国外科项目主任协会（Association of Program Directors in Surgery，APDS）；以及所有外科专业协会。

许多现代外科教育和培训的变化源于 ABMS 和 ACGME 发起的成果项目。该项目负责建立所有外科

医生在培训过程中获得并应用于整个职业生涯的六项能力：医学知识、精湛的诊疗、人际关系和沟通技巧、专业精神、执业中的学习与改进以及基于系统的实践。

最近为满足当今对安全、质量改进、可靠的患者治疗的需求，2005 年 ACS/ASE 主办的包括 APDS、ACGME 和 ABMS 在内的会议，提出了一项重要的倡议。本次会议的目的是解决可能妨碍教学医院安全实践的因素，如关键技能培训不足、工作条件差和设备维护不善。确定了四个重点领域：失误的原因与预防，领导与团队合作，因失误而受到伤害的患者管理，以及对个人负罪感和羞耻感的管理。提出了解决医科学生、外科住院医生和执业外科医生教育需求的建议。

为了完善该次会议上提出的建议，ACS 和 ACGME 于当年晚些时候在伊利诺伊州芝加哥市主办了第二次相关会议。这次会议的目的是为外科住院医师

项目制定患者安全课程。参与创建本课程的包括外科和外科教育方面的专家，及来自外科住院医师审查委员会、ABMS、ABS、美国外科协会、ASE 和 APDS 的代表。该小组就教育内容的总体组织和实施及评估战略提出了建议，确保所有外科专业的六项核心能力的可行性。以往患者安全在传统的住院医生培训计划中被忽略了，本课程的重点将特别放在患者安全问题上。

其中一项关键建议包括在卫生医疗环境中建立安全文化。为实现这一目标，会议参与者确定培训机构需要优先考虑患者安全，确立共同的核心价值观和目标，制定对不良事件和错误的非惩罚性措施，并通过教育和培训促进患者安全。为了提供安全的诊疗，受训者和外科医生将接受临床知识和技能方面的专业知识培训。优质的临床诊疗依赖于防错系统，该系统强调通过有效的沟通和团队合作实现诊疗的安全过渡和交接。当个体了解所学行为对质量和安全的影响时，良好的行为就会持续下去并得到加强。

外科医生在培训中应具备哪些具体能力，并如何在多年的实践中保持这些能力？

2005 年 ACS/ACGME 会议的与会者为安全、质量和可靠性方面的课程制定了蓝图。本课程着重强调这六项核心能力。

医学知识

掌握外科知识和技能对提供安全的患者诊疗至关重要。重点应放在与安全相关的主题上，如人为因素和系统因素对患者安全的影响、不良事件的流行病学资料以及使用循证医学促进患者安全、优质诊疗和可靠性。

此外，外科医生需要了解失误是如何发生的，包括失误的认知心理学。例如，胆总管损伤经常发生，源于医生没有真正看到合适的解剖结构时，他们觉得他们看到了。外科医生还必须知道如何识别可能发生的潜在错误，及如何解决这些问题以防止进一步的并发症发生或造成对患者的伤害。

总之，外科医学知识包括对疾病和诊疗方法的理解，及对并发症和如何处理并发症的理解。

精湛的诊疗

外科医生需要了解如何在五个诊疗阶段（术前评估和咨询、术前、术中、术后和出院后）安全治疗病房

和手术室（operating room, OR）的外科患者。外科医生必须知道如何评估风险，及如何确保他们的患者接受最适合的手术。为了在术前提供安全、优质、可靠的诊疗，住院医师和外科医生应熟悉 ACS 国家外科质量改进计划（American College of Surgeons National Surgical Quality Improvement Program, ACS NSQIP®）风险计算器等工具，以及如何确保患者"对手术充分准备"——也就是说，他们在手术前需要戒烟，保持血糖水平稳定，营养充足，而且停用任何可能被禁止的药物。住院医师和外科医生应了解如何使用术前检查表来识别正确的患者、诊断程序、手术部位和体侧、手术时间、手术温度、术前抗生素、深静脉血栓预防、β 受体阻滞剂和正常血糖。

在术中阶段，外科医生和住院医生应该在手术开始前及在整个过程中有必要的时候认识到术前暂停的价值。同时应该熟悉局部麻醉剂和清醒镇静的安全使用。总的来说，外科诊疗应该以患者为中心，尊重每个患者的价值观和治疗目标。

住院医生和外科医生应该注意自己的优势和局限性。他们应该对何时让更资深或更有经验的同事参与病例或医疗决策做出明智的判断。

最后，因为外科专业的患者诊疗对医生身体及精神要求很高，疲劳会也会导致失误。因此，住院医生和外科医生应该知道如何识别和减轻自身疲劳对患者医疗的影响。当住院医生和外科医生负担过重时，医疗机构应该为他们提供足够的休息设施。

在当今的卫生医疗环境中，交接是很常见的，尤其是在手术后的治疗阶段。外科医生必须知道如何有效管理交接，以确保安全有效的连续治疗。同样，他们必须知道如何有效地与专业和非专业护理人员一起工作和协调患者医疗，这些人员将接管出院后的患者。

人际交往和沟通技巧

沟通以电子、纸质和口头形式进行，以完成下达命令、支持医疗过渡、教育和告知患者、执行指挥链、促进领导和团队合作。各级外科专业人员应熟悉并实践情况-背景-评估-建议（Situation-Background-Assessment-Recommendation, SBAR）技术的使用：

S = 情况（问题的简明陈述）

B = 背景（导致当前情况的事件的相关和简要信息汇总）

A = 评估（选择的分析和考虑-卫生医疗专业人员的发现/想法）

R = 建议（要求/建议的行动-卫生医疗专业人员

所想)

根据医疗改进中心的数据,SBAR 是传达重要信息的有效途径。SBAR 提供了一种简单的方法来帮助进行标准化沟通,并使得各方就要沟通的内容和沟通的结构达成共识。

住院医生和外科医生应该学习如何适当地获得知情同意、事前指示及放弃心肺复苏同意书。注释应清晰易读,避免潜在在歧义的缩写,并传达所有必要和相关的临床信息。

住院医生和外科医生应该知道如何适当地提供知情同意告知,及向患者、患者家属和其他卫生保健专业人员披露医疗错误。患者自主的伦理原则是知情同意程序及其有效性的基础。通过第 7 章和本手册其他部分描述的团队资源管理(crew resource management,CRM)技术,可以学习解决冲突、优化协作以及打破患者医疗团队中的层级结构。

因为住院医生和外科医生处在患者医疗的第一线,他们很可能会遇到这样的情况,即他们注意到可能影响质量、安全性和可靠性的潜在错误。如第 7 章所述,在这种情况下,住院医生和初级外科医生常常犹豫不决,不敢直言不讳,也不敢向有关上级报告问题。机构需要创造环境,鼓励外科团队的所有成员表达他们对患者安全的担忧,住院医生和外科医生必须了解医院的安全响应系统是如何工作的。

专业精神

执业外科医生和受训者在与患者、患者家属和患者医疗团队其他成员的接触中必须表现出专业精神。专业精神表现在致力于履行专业职责、遵守道德原则以及保持对不同患者群体的敏感性。

更具体地说,外科医生和住院医生应该意识到自己在手术室内外的局限性。他们应该能够评估他们的团队和机构的能力,及手术和医疗干预的好处,以及从临床医生和患者的角度来看,哪种方法最有可能产生积极的结果。在与患者及其家属协商时,他们应该诚实和直率地谈论所有这些因素。

此外,由于医生自身的健康和健康状况影响患者的诊疗,外科医生和住院医生应该学会如何管理自己的身体和情感健康,并创造一个积极感染同事和患者的氛围环境。自我意识和个人情绪健康是专业精神的关键和重要方面,这在过去一直被忽视。专业精神还包括接受和提供建设性的反馈。这些都是重要的学习行为,可以通过案例和积极的强化来教授。

住院医生和外科医生有时会在他人身上感受到不专业的行为,他们应该学会恰当地处理这种情况。

住院医生应该形成策略以应对身体有缺陷、老龄或不称职的医疗专业人员,并且应该知道如何指出他们自己的错误。

住院医生和外科医生了解他们在这些情况下的应答和行为的伦理和法律结果。错误和不良事件的披露可能是一种具有挑战性的、压力性的情况,会引起许多从愤怒到内疚的情绪反应。因此,外科机构需要建立一个支持性的环境和发展一种非惩罚性的安全文化。

由于外科手术存在侵入性,外科医生和患者的关系高度敏感。外科医生必须接受培训,以保持专业互动和个人交往之间的界限。同样,他们必须与药物和设备制造商以及研究项目的资助者保持适当的关系,避免私人和工作的利益冲突。

执业中的学习与改进

执业中学习与改进包括四个基本组成部分:确定需要改进的领域,参与教育项目,将新知识和技能应用到执业中,并对改进进行评估。这种持续的表现改进过程通常是以学习者为中心的,当这种改进与日常执业相关时是最有意义的。它应该伴随着频繁的低风险评估和适当的反馈,以便学习者能够识别和解决表现差距。执业中的学习组件的理想方法是参与临床实践、登记,通过对比个人数据与系统的数据,获知个人的执业表现。

为了找出差距,受训人员必须熟悉国家和地方的结果数据及风险分层和病例数量。住院医生应该学会管理和解释数据结果,并根据外部标准衡量他们的表现。外科医生应熟悉持续质量改进的原则,并可以从回顾手术录像中提高技能。

基于系统的医疗

如今的外科患者经常在多个地方接受来自多个医生和团队的诊疗。因此,外科医生和住院医生必须了解在第 2 章所述的五个治疗阶段中,他们提供治疗的微观和宏观系统之间的相互作用。当多个团队或机构参与患者诊疗时,诊疗和交接的转换更加频繁,增加了出错的可能性。因此,外科医生和住院医师必须学会如何进行安全、有效的移交、识别和报告潜在的易出错情况,并安全地指导患者诊疗,完成这些过渡。

外科医生和住院医师必须了解他们作为跨学科团队的领导者和成员以及患者信任的顾问和倡导者的作用。因为患者及其家人是医疗团队的重要成员,所以住院医生和外科医生必须帮助他们了解在整个诊疗提供过程中发生了什么,如何在治疗的所有五个阶段管理他们的诊疗。住院医生和外科医生也应该能够代表患者进行意愿传达。

外科医生和住院医生还需要了解医疗成本、医疗支付体系的结构以及基于价值的医疗原则。

这六项核心能力适用于所有医生。对于外科技能培训,它们会带来独特的挑战,本章将进一步探讨。

有哪些有效的技术可以帮助外科医生准备提供安全、优质、可靠的诊疗?

外科培训可大致分为技术技能和非技术技能培训。同样地,外科培训和教育传统上包括单独教学和临床轮转,许多继续医学教育项目包括单独教学和以技能为基础的课程。然而外科医生很少将认知知识与技术技能分开应用。此外,在像外科这样的复杂领域,在课堂上、在模拟中心或通过网络程序学习反映真实场景的内容,日常临床诊疗中得到加强时,往往会取得最佳效果。

因此,近年来教育工作者发现,住院医生和外科医生与其他成年学习者一样,在参与以实际应用为重点、循序渐进、以学习者为中心的互动项目时,能更有效地吸收新知识,培养新技能。安全、质量改进和可靠性的教授原则与教授医学知识和临床诊疗技能方法一样。

使用布鲁姆分类法,学习质量改进、安全和可靠性的原理和实践将在以下几个阶段进行:
- 获取新信息;
- 对新信息的理解;
- 对新信息的应用;
- 信息分析;
- 信息综合;
- 相对于以前和目前的经验评估新知识的价值。

在这些概念的基础上,John Dewey 引入了反思的概念——对自己的行为进行暂停和批判性思考,并将自己的发现与所取得的实际结果相协调的过程——作为学习的一个关键部分。通过教导住院医生和外科医生分析他们的结果,组织他们进行发现,并考虑替代方法,教育者使他们的学生获得更好的结果。此外,住院医师和外科医生学习者无须延长培训期就可以发展他们所需的质量改进技能。

根据这一理念,外科界正在就外科教育和培训的核心可信任专业活动(Entrustable Professional Activities,EPA)进行持续的讨论,即所有进入住院医师培训的医生应具备的技能和能力。针对项目主管的预期

与新住院医师在住院第一天开始协助提供病患诊疗的能力之间的差距,制定了 EPA。关于 EPA 的详细信息将在本章后面给出,以回答关于如何度量成功的问题。

此外,外科教育工作者应教导住院医师和外科医生使用自我评估技术来识别知识差距,在相关的环境中使用多种媒体提供循序渐进的指导,并提供低风险的评估和建设性的反馈,然后提供进一步改进的机会。正式教学应该在小组会议中进行。

病例研究的呈现往往比正式的讲座更吸引人,因为病例研究展示了最佳和不良的结果,重点放在错误和几近失误上。多媒体学习(包括印刷材料和基于网络的材料)使学习者可以按照自己的节奏进行复习,然后进行小组讨论以加强独立学习,是成人学习的基石。针对患者安全和原则、团队培训和领导力的特殊课程也可用于提供更集中的安全领域经验。一项包括维持认证(Maintenance of Certification,MOC)相关内容的活动在住院医师培训中开展,以便为年轻外科医生在外科执业中的未来做好准备。

有哪些工具可以帮助将成人学习原则理论应用于教育和培训住院医生和外科医生,以提供安全、优质、可靠的患者诊疗?

技术技能的开发和改进应该发生在强调预防及识别错误和接近失误的结构化环境中,以及有效管理这些事件的方法中。获取和验证技术技能在独立应用于患者之前是非常重要的。深思熟虑的实践加上反馈将解决缺陷。

M&M 会议

每周的并发症和死亡病例(morbidity and mortality,M&M)会议是传统针对患者诊疗的安全性、质量和可靠性问题的会议。对患者安全性的讨论可以通过增加关于质量改进策略及如何使用它们来预防不良结果的讨论来加强。患者安全面临的挑战,往往涉及获得或修改在 M&M 会议领域无法传授的技能。因此,许多教育和培训工具都是在这种场景之外使用的,并侧重于技能获取和使用模拟来提高安全性。

模拟

模拟操作使用包括使用标准化患者和角色扮演等不同的教学、学习和评估方法,是加强教学材料和建立、保持新技能的有效手段。手术室和技能操作过程中的安全可以通过基于模拟的培训和适当的反馈

来提高。

目前正在使用低保真和高保真模拟器。低保真度模拟器对于任务训练是有效的,尤其是在新手中更为有效。随着学习者体验的增加,高保真系统可能会在培训过程中增加一定程度的真实性并增强参与度。

为了促进循证医学的实践,模拟教育计划必须纳入在实际患者诊疗中被证明有效的最佳实践。例如,在教授中心导管置入时,模拟实验室中使用的方案应包括基于病例的场景,以增强学习者对适当性、适应证、禁忌证、解剖因素和潜在并发症的理解。程序培训应包括患者咨询和与患者谈论操作的经验,以及与辅助人员进行床边术前暂停程序和其他重要的沟通活动。

教师应该帮助学习者识别错误,并确保学习者熟练掌握标准。在模拟环境中重复任务可以使经验不足的外科医生改进他们的技术和行为技能,使他们能够在临床中培养良好的医学判断能力。

考虑到现代外科手术的复杂性,目前开发了多种举措来促进所有机构实施通用标准模拟模块。专业团体已经创建了可以在本地实施的项目,而不必单独开发有效培训的工具和材料。每一项举措都是针对临床能力或知识的差距。在开发这些材料的过程中,当地的人才必须使这些项目具有吸引力和相关性,以确保从中吸取的经验教训能够持续传授下去。ACS认证外科项目,通过 ACS 认证的教育机构(ACS-Accredited Education Institute, ACS-AEI)项目使用模拟培训。

视频回顾

对操作的视频回顾也可能会有所帮助。床边教学和行为建模,以及充分利用临床环境中的可教时刻,是传授安全与质量课程的重要方式。回顾关键事件和几近失误、警戒事件分析和根源分析都是宝贵的学习机会。参与部门和机构的质量和安全委员会,为外科医生和培训人员提供机会了解他们提供医疗的系统如何发挥作用,并为改善结果作出贡献。

ACS NSQIP QITI

ACS NSQIP 培训质量倡议(Quality In-Training Initiative, QITI)实践质量改进入门教材是提供这一基础的宝贵资源。应该为初学者、中级人员和专家制定关于每个学习阶段所需知识和专门知识水平的标准。学员应接受每一学习阶段所需任务的教育。可以将模拟真实病例病史纳入培训中。评估和反馈是必要的,以完成培训周期,并进入下一个层次的教育。

ACS NSQIP QITI 入门教材是一个为住院医生提供质量改进培训的范例。该手册为执业外科医生和高级外科医生(即科室主任、首席专家等)提供了相同的工具集,并定义了实践中外科医生领导培训的课程。此外,医疗改进中心还开发了一个开放的平台来教授基本的质量改进技能。美国医师学院还制定了一个基于价值的课程,涵盖以下主题:消除浪费,控制成本,应用支付模式,癌症和其他疾病筛查,克服障碍,在医院诊疗中应用高价值原则,以及使用高价值的质量改进策略。

期刊

聚焦安全和质量的期刊文章和其他精选读物额外的学习资源。ACS 出版的《普通外科选读》(*Selected Readings in General Surgery*, SRGS®)开发了一个关注质量和安全相关文献的工具。SRGS 一年出版八次,主要发表以四年为周期的对普通外科和血管外科杂志文章的系统性和共识性回顾文章。

类似地,ACS 外科循证决策(Evidence-Based Decisions in Surgery, EBDS)使用期刊文章来评估和提供针对重点诊疗的特定指南。EBDS 还采用循证方法确定了治疗关键点的共识。同样,加拿大普通外科医生协会通过外科循证综述向外科医生和受训者传授关键的评估技能。

其他资源

其他资源,如斯普林菲尔德的南伊利诺伊大学的述职模板,为住院医生提供个人操作后的直接反馈。这些表格为讨论临床表现的结构化对话提供了基础。ABS 现在要求所有住院医生填写类似的表格,才有资格成为委员会成员。尽管尚处于初始阶段,委员会资格标准可能会随着时间的推移而变化,以反映满足行业标准所需的新要求。在外科培训中接受最佳实践教授,在外科医生职业生涯的所有阶段,都应具备实践新技术的能力。

外科教育和培训的不同阶段,有哪些课程可以帮助培养一支更注重质量和安全的外科工作队伍?

ACS 与许多专业组织合作,开发旨在提高外科患者诊疗的安全性、质量和可靠性的教育计划和资源,包括:

- ACS 临床大会;
- ACS/ASE 医学生模拟手术技能课程;
- ACS/APDS/ASE 住院准备课程;

- 外科住院医师技能课程；
- 外科基础课程®；
- 向执业过渡（Transition to Practice，TTP）；
- ACS 综合性普外科回顾课程；
- 外科教育和自我评估计划®（Surgical Education and Self-Assessment Program，SESAP®）；
- 普通外科选读（Selected Readings in General Surgery，SRGS®）；
- 美国外科学院杂志；
- 腹腔镜手术基础；
- ACS 认证的教育机构（ACS-AEI）；
- 外科循证决策（Evidence-Based Decisions in Surgery，EBDS）；
- 外科循证综述（Evidence-Based Reviews in Surgery，EBRS）。

　　年度临床大会是医学生、住院医师和执业外科医生的年度教育和培训会议。会议包括一系列临床和非临床问题的小组会议和专题讲座、教学/经验课程、外科技能课程和科学论坛。它代表了最好的一站式外科教育。

ACS 为医学生和住院医师提供的项目

　　ACS 和 ASE 开发了基于 ACS/ASE 医学生模拟的外科技能课程，该课程使用模拟和模拟器帮助医学生：
- 获得结构化、统一和一致的学习经验；
- 获得所有医师所需的基本外科技能；
- 为进一步培训打下坚实基础。

　　基于模拟的模块可以用来教授临床技能，例如包括从记录病史到给患者签名，再到通过超声引导插入中心静脉导管等。这些主题是根据他们最常被教授的年份排列的。

　　这些模块是独立的，可以作为独立的学习活动使用，也可以作为整个课程的一部分逐步使用。模块可以在小组或大组学习中使用，也可以在个人学习中使用。

　　这些模块的特点包括：
- 目标、假设和推荐阅读；
- 用图像逐步描述技术、任务和程序；
- 常见错误讨论；
- 专家手术视频；
- 学生成绩评分和反馈的评估工具；
- 模拟实验室模型的描述，包括建议的工作站、供应和设置。

　　许多培训项目负责人已经注意到，医学生毕业时所掌握的基本技能不足以满足住院医师提供患者诊疗的需要。因此，一些医学院制定了课程，通过在外科住院医师开始之前提供增强的实践知识，为毕业生进入外科专业做准备。基于这些项目的成功，ACS、APDS 和 ASE 联合创建了 ACS/APDS/ASE 住院医生预备课程，这是一个住院预备训练营，涵盖了从医学院成功过渡到医院所必需的基本技能和非技术技能。

　　ACS 和 APD 还合作开发了三阶段外科住院医师技能课程。在第一阶段，受训者成功完成外科培训所需的基本技术技能。第二阶段侧重于更复杂的操作。这两个阶段不仅强调技术敏锐度，还包括侧重于核心能力及其与每项业务相关性的模块。第三阶段以团队训练技能为中心，强调沟通、专业精神和常见的术后并发症。

　　此外，ACS 还开发了外科基础课程（ACS Fundamentals of Surgery Curriculum，ACS FSC）。这种高度互动、基于案例的在线课程涵盖了所有外科住院医师在培训早期需要掌握的基本内容领域。课程包括 110 多个模拟病例场景，要求住院医师识别和评估症状和体征，安排适当的测试和程序，评估数据，并采取适当的行动。

　　ACS FSC 环境模拟的特点包括：
- 建立学习者的信心；
- 为所有住院医师提供相同的学习机会；
- 强调批判性思维技能；
- 通过互联网全天候提供；
- 为项目主管提供跟踪住院医师进度的工具；
- 展示 110 个案例场景中的 14 个模块或主题内容区域。

　　为了支持即将完成住院医师培训并开始执业的外科医生，ACS 现在提供了一个"向执业过渡（Transition to Practice，TTP）"计划，该计划通过以下方式支持在普通外科从住院医师向独立执业的过渡：
- 根据个人需求量身定制的个性化实践学习；
- 临床决策的独立性和自主性；
- 著名执业外科医生指导下的普通外科实践经验；
- 在 ACS 认可的机构进行为期 1 年的带薪员工聘任；
- 接触执业管理的重要元素。

ACS 为执业外科医生提供的项目

　　许多教育和培训项目是为那些寻求实现终身学习承诺的执业外科医生设计的。旨在为执业外科医生提供安全、优质、可靠的诊疗能力的培训计划，包括以下示例：
- ACS 综合普通外科回顾课程是一个为期 3 天半的由外科专家教授普通外科基本内容领域的强化回

顾。完成该课程之后是每月回顾模块,帮助学员不断学习和了解外科手术的最新进展。本课程可能对准备重新认证考试和满足认证维护(MOC)第 2 部分要求的外科医生十分有用。

- 在超过 45 年的时间里,ACS 外科教育和自我评估项目(SESAP®)一直是想要评估和保持更新其临床知识的执业外科医生的首要教育资源。SESAP 在第 16 版中,旨在帮助外科医生获取和应用新知识,并重申现有知识,致力于终生学习。并且在支持性环境中使用强大的自我评估过程来帮助外科医生评估和保持他们的临床能力并扩展他们的知识。第 16 版包括 850 个新建的基于问题的多项选择题。综合评论为所有的答案选择提供了基于证据的解释,并提供参考文献支持。这些问题涉及普通外科手术的 14 个主要内容领域:头颈部、乳房、消化道、腹部、血管、内分泌、外伤、围手术期医疗、外科重症医疗、相关专业的问题、肿瘤学、皮肤/软组织、法律/伦理和患者安全/医疗系统。这些类别与 ABS 考试中涉及的主题一致。SESAP 是一个有价值的自我评估工具,被 ABS 认为是包括自我评估活动部分的满足 MOC 第 2 部分要求的资源。

- 如前所述,SRGS 是所有普通外科医生的重要资源。40 多年后,SRGS 仍然致力于 ACS 在最佳和道德的实践环境中保障诊疗标准。SRGS 一年出版 8 次,主要关注普通外科最相关的主题,包括乳腺疾病、结直肠疾病和胆道疾病。SRGS 通过回顾世界上最著名的医学期刊上发表的 150 篇最新和最有价值的文章,帮助外科医生最大限度地节省时间。此外,用户每年可获得 80 小时 MOC 第 2 部分的自评学分。

- ACS 还出版了自己的学术出版物《美国外科学院杂志》,这是一份每月发行的同行评议期刊,发表有关外科各方面的原创文章。包括原创的科学文章、综述、具有明确临床相关性的实验研究和外科工作相关部分(在线发行)。

- 美国胃肠内窥镜外科医生学会(Society of American Gastrointestinal Endoscopic Surgeons,SAGES)于 2004 年推出的腹腔镜手术基础(Fundamentals of Laparoscopic Surgery,FLS)计划为住院医生和外科医生提供了安全有效地实施腹腔镜手术所需的技能。参与该项目目前是 ABS 认证的一项要求。

- 在 FLS 平台的基础上,SAGES 提供了用于消化内镜技术的普通外科培训的资料——内镜手术基础(Fundamentals of Endoscopic Surgery,FES)。这些

内镜技术包括但不限于双手操作、解袢、靶点辨认、黏膜评估和倒镜检查。FES 计划被证明是一种高效和有效的方法,可以提供执行灵活内窥镜检查所需的知识和技能。

针对所有学习水平的 ACS 项目

还有其他针对各水平学习者的项目。例如,本章前面提到的 ACS-AEI 计划旨在使用基于模拟的方法来教育和培训执业外科医生、外科住院医师、医学生和外科团队成员。自 2005 年该项目启动以来,ACS 项目已经为 AEI 如何提供外科教育和培训制定了标准。目标是通过使用模拟来促进患者安全,开发新的教育材料和技术,确定最佳实践,并促进 ACS 认证机构之间的研究和合作。该计划还通过对学习者的长期跟踪来评估教育的影响,并分析如何将外科研究的各个方面最好地纳入外科教育。

此外,ACS 还鼓励开发团队培训项目,作为减少医疗服务失误的一种手段。团队培训有几个平台。美国国防部和美国卫生健康研究与质量机构(Agency for Healthcare Research and Quality,AHRQ)制定了 TeamSTEPPS 项目,通过加强卫生保健专业人员之间的沟通和团队合作技能,改善卫生保健机构内的患者医疗。

TeamSTEPPS 旨在:

- 建立高效的医疗团队,优化信息、人员和资源的使用,以达到最佳的临床结果;
- 提高团队意识,明确团队角色和责任;
- 解决冲突并改善信息共享;
- 消除质量和安全障碍。

TeamSTEPPS 通过以下三个阶段的过程来创建和维护安全文化:

阶段 1:评估机构的内部需求;

阶段 2:计划、培训和实施适合组织具体需求的方法;

阶段 3:持续并推广团队绩效、临床流程和团队步骤计划成果的改进。

所有联邦医疗保健系统都采用了 TeamSTEPPS,一些私立医院也提供该项目的培训。

我们如何衡量成功?

在达到知识的基线水平后,学习者必须学习如何影响结果。在技术技能培训中,受训者或外科医生应该了解他们个人如何在临床实践中应用该技术。理想情况下,培训是互动的,教师提供反馈及展示成功

和失败的案例。ACS 正在开发一个远程视频指导组件和课程,通过该组件和课程,来自不同地区的外科医生可以共同开发和获取新的技能。学习者必须有足够的机会在教员或上级外科医生的指导下明确他们的知识和能力。

在技术或行为技能训练中,应先学习特定行为如何影响随后结果,再进行自主练习和该技能的独立练习。不受约束的独立性可能会导致重复的错误。一旦某项技能已经根深蒂固,足以让受训者将其传授给其他人,学习者就过渡到自主阶段,在这一阶段,学习从识别模式转向分析结果。正在接受再培训或需要指导的已执业外科医生,通常从自主学习阶段再开始。然而,这些学习者也需要结构化的教育及参与相关学习的机会,并发现任何未知的知识差距。

培训计划必须建立绩效基准或标准。每一位住院医生或知名外科医生都可能与自己竞争来掌握这些主题,从而让成熟的学习者超越外部动力来源,实现自我实现。正如 ACS 创始人 Franklin H. Martin 所说,我们每个人都需要每年和自己开一次会,确定我们需要做些什么来为患者提供最佳诊疗。

里程碑项目

受训者和外科医生需要反馈来确定他们是否已经掌握并且能够在临床中安全地应用新的知识和技能。住院医师和外科医生技能的评估应涵盖外科住院医师评审委员会(Residency Review Committee,RRC)、ABS、ACGME 和 APDS 在外科里程碑项目中规定的每个领域。

里程碑项目是 ACGME 认证系统的关键组成部分,适用于所有医疗和外科专业培训项目的验证。

ACGME 将里程碑定义为学员专业发展和执行可信赖的专业活动(EPA)能力中的一个重要节点。就评审的目的而言,里程碑是基于能力的发展成果(例如知识、技能、态度和表现),可由住院医生/研究员从他们的教育开始到毕业并过渡到无监督的实践中逐步进行证明。里程碑项目从以下几个层面评估这一进展:

- ACGME 认证的培训项目需要使用报告记录里程碑,每半年评估一次其住院医生/研究员的进度。报告必须通过 ACGME 的认证数据系统提交。课程里程碑与报告里程碑是一起设计的。这些里程碑描述非常详细,评估课程在培养住院医生和研究员方面的有效性。目前,培训项目不需要报告课程里程碑,主要是内科、儿科及其相关子专业使用它们来指导课程开发和具体评估。

- 最近,ACGME 推出了 EPA 项目。

EPA 的概念是由荷兰医生 Olle ten Cate 博士提出的。在《毕业后医学教育杂志》上,ten Cate 博士将 EPA 定义为专业实践单元——受训者一旦获得足够的具体能力,就被委托在无人监督的情况下执行的任务或职责。EPA 是可独立执行、可观察和可衡量的,可能包含多种能力。该项目描述了职业和专业决定了一个医疗人员在完成培训后应该能够在没有上级监督的情况下进行什么操作。

这些里程碑是为了涵盖该专业的核心方面而制定的,其中个人在住院实习/研究员职位期间的成长与独立实践的准备最为相关。

里程碑计划有助于确定哪些能力是在具体的轮转和课程中需要掌握的。住院医师和研究员也可以利用里程碑为反馈作准备,并制定个人学习计划。住院医师和研究员应该使用里程碑进行自我评估,并从教学顾问、导师或项目主管处获得数据和反馈。

外科住院医师教育委员会(Surgical Council on Resident Education,SCORE)

里程碑计划中的领域代表了提供外科患者诊疗所需的各种技能,已有各种工具和已经经过验证的量表,以评估受训者所展示的能力,并由外科住院医师教育委员会(SCORE)确定。SCORE 是非营利协会,成立于 2006 年。由 ABS、ACS、美国外科学会、APDS、ASE、外科 RRC 和 SAGES 组成。SCORE 的使命是通过制定国家级课程来改善普通外科和相关专业的住院医师教育。SCORE 还创建了 SCORE 门户网站,向住院医师和住院医师培训项目提供与课程相一致的教育内容。

SCORE 旨在定义普通外科的专业素养,并为住院医师在所有领域接受足够的培训提供更大的保证。其重视五年普通外科住院医师培训,美国 SCORE 成员会定期开会以确立其使命和目标。

里程碑计划和 SCORE 旨在确保住院医师具备提供安全、优质外科诊疗所需的技能和能力。同样的前提也适用于以维持认证资格的外科医生——这一过程由 ABMS 及其各自的医学和外科委员会(包括 ABS)监督。

客观结构化临床考试(Objective Structured Clinical Examination,OSCE)

另一个有效的衡量住院医师实践准备程度的方法是客观结构化临床考试(OSCE)。在客观结构化临床考试期间,候考人会经过一系列情景测试,在这些情景中,他们会问诊、检查和治疗出现某种医疗问题的标准化患者,以模拟真实的患者诊疗情况。观察候考人的表现并给予评估。OSCE 现在是美国、加拿大、英国、澳大利亚、新西兰和其他国家医学院和执照机构临床技能评估的主要方法。

临床过程和结果的评估

除了正式测试,受训者和外科医生还需要对他们的临床结果进行反馈。当受训者和外科医生学习新的技术时,理解定性和定量方法衡量技术水平是很重要的。

评估应定期完成。360°评估系统可以提供从教员、同行、联合医疗提供者、管理者和患者等输入中获取的信息。对于住院医师来说,使用临床注册和正在进行的资格认证过程是用来评估既定外科医生的间接工具。使用任何一种技术,360°评估或注册审查,都应引起自我反思,并努力获得进一步的培训。

定性测量工具包括帕累托图和鱼骨图。帕累托柱状图突出了各种因素,有助于根据其影响的大小按顺序排列的整体结果。这种排序有助于确定最值得关注的因素。使用帕累托图有助于医疗保健团队专注于影响最大的因素。它还可以帮助团队关注到某些漏洞的根本原因。

同样,鱼骨图,也称为因果图,可以用来揭示特定效果的所有可能原因。检查的效果通常是揭示医疗质量的问题方面,但也可能与内部流程有关,例如团队失败率高。鱼骨图的主要目的是作为解决问题的第一步,生成可能成因的综合列表。它可以帮助立即查明主要成因,并指出可能采取的补救行动,或指出可能进行进一步探索和分析的最佳领域。

定量技术包括统计分析、Decile 分级和控制图表,以确定过程趋势和基准结果。参与并分析通过数据登记处(如 ACS NSQIP)收集的数据,及个别病例记录系统(如 ACS 外科医生特定登记处),有助于执业外科医生的质量改进流程。受训者和执业外科医生可以使用这些工具建立自我评估模式,从而提高个人和团队绩效。

当确定偏离基准和最佳实践时,应该进行讨论和调查,以鼓励适当的变革,例如再培训。对团队表现的比较也许是教授质量改进和减少错误的最有意义的方法。

后文描述了几个用于培训、再培训和资格认证的数据示例。

QITI

如前所述,QITI 是作为 ACS NSQIP 的一部分开发的,旨在为学员自我反思和质量改进提供针对住院医师和团队的成果报告。QITI 是 70 多家学术医院的合作项目。QITI 包括一个成果报告工具,该工具根据 ACGME 指南促进住院医师对个人和团队绩效的反馈。

Vizient

Vizient 前身是大学健康系统协会,主要研究各机构医疗保健服务的质量和绩效责任制度,提供客观的数据驱动型系统比较衡量方法。质量和绩效责任制度研究采用联合委员会的四项核心测量标准(急性心肌梗死,心力衰竭,肺炎和外科医疗改善计划)和再入院率计算有效分数。质量和绩效责任制度考察了 8 条主要服务线的死亡人数,还综合考察了其他 27 条服务线的死亡率。质量和绩效责任制度研究调查了 AHRQ 中 23 个患者安全指标中的 6 个指标。该制度根据观测的直接成本和实际住院时间与预期住院时间评估卫生制度的效率。此外,它还列出了医疗保险和医疗补助服务中心的医疗服务提供者、医疗制度的医院消费者评估调研关于患者出院后的满意度数据。

ACS 外科医生专业注册登记(Surgeon Specific Registry,SSR)

外科医生和实习生可从 ACS SSR 中获取临床数据,进行自我评估及资格认证。SSR 与标准病例日志系统的不同之处在于 SSR 提供了需要报告的结果变量,例如再入院率,30 天内的死亡人数以及计划外再手术情况。其目的是给外科医生提供反馈,改善医疗服务。

近期 SSR 在进行重建,使用更加便捷,并与学院的其他临床数据库和电子健康记录兼容。

记录成就

每位外科医生和住院医生的文件里应该记录其所参与的改善患者安全的活动。文件应标明自我评估的安全和质量改善领域,填补学习空白的实践,实践中应用的新知识和技能,以及医疗改善的评估情况。

文件可用来评估六项核心能力的所有绩效和改善情况,包括自我评估和反思。针对患者安全的个人学习计划需纵向记录,对记录实践型学习和改善情况很有帮助。

在职期间,认证和再认证考试可以评估住院医师和外科医生的知识水平。根据病例日志或观看录像审查个人的医疗结果数据可以确定表现差距。记录医生持续参与质量改善活动和安全会议也能评判医生是否致力于安全的医疗服务。

有什么程序可以确保只有训练有素并致力于终身学习的外科医生才能为患者提供诊疗?

QI 培训的目的是确保公众远离不安全或低质量的医疗服务。大约 100 年前,学院颁布了"医院最低标准",开始实行权限和资格认证,以期监督地方和国家的医疗服务质量。

在实施最低标准前,医院对医务人员不实行问责制,医院管理人员没有权力,也没有任何程序可以保证外科医生训练有素或能胜任手术。现行的资格认证程序可以客观衡量医生的技能(有关资格认证的详细信息,请参阅第 6 章)。

然而,最近公众对医疗服务质量的要求导致这些程序的审查越来越严格。医疗职业化的本质是自我调节,如果外科医生不规范外科手术,也会有其他人代替外科医生制定手术行为规范。

2006 年,美国外科协会(American Surgical Association,ASA)召集了一个研究小组,致力于研究外科权限。ASA 规定最佳的权限授予程序是训练有素的称职外科医生获得适当的外科权限。因此,根据六项核心能力,除所需的基本技能之外,获得权限的外科医生还应展示全面管理患者的能力。2009 年,ASA 研究小组提出了医疗保健机构的指导原则,是根据核心能力制定的外科权限授予程序框架。

委员会认证是大多数医院和卫生制度关于外科权限授予程序的重要要求。ABS 的认证标准要求医生完成官方认可的外科住院医师计划,并在完成计划后 7 个学年内通过委员会考试。此外,局限于特定领域专科培训实践的外科医生需完成附属专业认证考试。同时,由于技术的变革,外科权限授予应有时间限制;外科医生应遵守 MOC 的要求;新技能的具体衡量方法也应该展示出来。MOC 算法包括 4 个关键部分:证明在美国获得无限制医疗执照的资格,每 3 年获得一定数量的继续医学教育和自我评估学分,每 10 年进行一次正式考试,及向示范机构学习医疗实践和制度。ACS SSR 支持 MOC 程序的第Ⅳ部分,并向 ABS 电子传输病例,以便重新认证。目前,MOC 仍在不断发展,虽然基本原则很完整,但某些方面,例如 10 年的

重新评估,将来可能会发生变化。

此外,MOC 流程确保外科医生采取足够的行动保持其专业地位,允许机构对其领域下的外科医生权限因素进行监督。因此,如果一位水平有限的外科医生问诊了复杂的病例,且已表现出能力不足,便可以限制或撤销其权限。联合委员会持续的专业实践评估旨在为权限授予程序提供结构。

外科学科要求医生始终用创新的手术操作治疗外科疾病。全球机器人辅助操作的手术数量从 2010 年的 205 000 例增加到了 2015 年的 570 000 例。随着技术的进步,医疗机构有责任确保外科医生提供最新最安全的诊疗标准。在授予权限之前,资格认证委员会需调查了解外科医生是否具备执行各种手术操作的能力。

认证也是确定外科医生是否具备执行专业化手术操作技能的重要部分。"看一例,做一例,教一例"的方法不再被认可。实际上,已有多项试验表明这种方法是远远不够的。因此,美国新陈代谢和减重手术协会、ACS 和 SAGES 已单独为医院和机构制定了用于减肥手术的资格认证的指南。

值得注意的是,我们不能将医生所做手术的数量作为技术熟练程度的指标。外科治疗 RCP 在结肠直肠手术中的多中心临床结果表明:"外科手术数量不能预测技术认证的结果。"

虽然医疗失误并不限于非认证医生,但认证疏忽也与患者的死亡率有关,而且是不能容忍的。

根据上述原则引入统一的权限授予和认证标准会产生有意义的结果。重新激活外科医生的权限授予和资格认证程序有助于形成更加透明的,以患者为中心的医疗保健服务系统,满足了对高质量标准的不断需求。

医疗机构可通过参与者奖励,不参与者处罚的物质激励方式鼓励住院医师和外科医生参与安全和质量改进教育活动。就该制度如何适用于住院医师举例,医疗机构需认识到要减少急诊室(emergency department,ED)的看诊时间,鼓励住院医师向医院的网络安全响应系统报告安全问题。医院要制定质量指标,包括缩短急诊室的看诊时间,增加住院医师报告安全问题的时间。所有医院部门设立统一的目标,住院医师要学习这些指标的重要性。这些质量目标与住院医师的日常工作息息相关。各部门定期向受训人员汇总报告。如果某部门在年底达标,每位住院医师每达到一个指标便可获得 200 美元。医院制定了四个目标以激励受训人员学习相关的质量要求,采用符

合机构目标的操作。

结语:鼓励终身素质教育和培训

　　虽然物质奖励和其他奖励可以激励住院医师和在职医生专注于自身的行为会影响结果,但部门领导也要强调他们的安全报告可以加强终身学习,保护患者。我们必须保持警惕,向住院医师和外科医生传达学习的操作可以产生更好的结果,还能找到维持良好习惯的方法。外科医生和住院医师必须明白终身学习是正确的事,也是医疗专业化的终极表现。

(赖思聪　胡健聪　窦若虚)

第16章 质量改进：外科医生个人的责任

概要：尽管本手册的大部分内容都强调了系统错误如何影响或降低患者诊疗的质量和安全性，但是外科医生个人必须始终注意他/她是外科诊疗团队的核心。外科医生是确保手术患者获得最佳的结果的最终负责人，而且也是患者最信任的人。

外科医生应不断挑战自己，并进行自我反思，以确定他们可以做些什么来改善患者的预后。正如美国外科学院（American College of Surgeons，ACS）创始人 Franklin H. Martin（MD，FACS）在进行了他的第一次腹部手术——双侧卵巢切除术（患者在术后第三天死亡）后的一年里所写的，"我已经尽了我所知的最大努力，但这一事实并没有给我多少安慰，我不知道的是什么？"

在今天的医疗环境中，外科医生不仅要尽他们所知的最大努力，而且还要确定他们不知道什么，承认他们的局限性，并努力提高他们提供的医疗保健的质量、安全性和可靠性，这一点比以往任何时候都更加重要。

本章定义了外科医生个人的主要职责。还着眼于外科领导者及其机构如何帮助外科医生个人管理不断变化的需求并提供最佳诊疗。

更具体地说，本章旨在回答以下问题：

外科医生个人的核心职责是什么？

外科医生可以参与哪些活动来实施美国外科医师学院（ACS）行为准则，并提高其提供高质量的、以患者为中心的诊疗能力？

外科医生个人应该参与哪些基于机构的质量改进活动来自我评估和改进诊疗？

我们如何让外科医生参与质量改进计划？

外科医生个人可以做些什么来提供更多以患者为中心的诊疗？

外科医生必须履行哪些监管要求，及外科医生如何遵守这些要求？

外科医生将来可能需要满足哪些新的期望？

外科质控官员（Surgical Quality Officer，SQO）和其他外科领导者如何为外科医生个人设定基调，以努力改善结果并提供以患者为中心的诊疗？

外科质控官员（SQO）和其他外科领导如何帮助外科医生个人？

随着所有这些不断增长的期望，外科医生个人可以做些什么来避免职业倦怠？

外科医生个人的核心职责是什么？

所有医生，无论什么专业，都应该提供高质量的诊疗。然而，衡量质量和评估绩效的方法往往定义不清。希波克拉底誓词声明医生必须表现出道德行为，并将患者的利益置于自身利益之上。这些行为也体现在许多专业组织所采用的专业核心能力当中。在整个职业生涯中，参与持续的职业发展是一种期望，而专业人士则享有自我调节的权限。

也许最重要的是，我们必须赢得患者对他们医生的极大信任，特别是外科医生，他们通常会进行最具侵入性和改变生命的手术。为了保持患者的信心，外科医生必须承担某些核心责任，包括以下内容，这些内容在美国外科学院"原则性行为准则声明"中概述：

- 充当患者需求的拥护者；
- 披露治疗方案选择，包括各方案的风险和获益；
- 披露并解决任何可能影响诊疗决策的利益冲突；
- 对患者敏感和尊重，理解他们在围手术期的脆弱性；
- 充分披露不良事件和医疗差错；
- 承认患者的心理、社会、文化和精神需求；
- 负责并承认终末期患者的特殊需求；

- 承认并支持患者家属的需求;
- 尊重其他医疗保健专业人员的知识、尊严和观点。

鉴于我们的专业也对我们的团体和社会负责,"行为准则"也要求外科医生承担以下责任:

- 提供最高质量的外科诊疗;
- 恪守诚实、保密和利他主义的价值观;
- 参与终身学习;
- 在整个外科生涯中保持能力;
- 通过制定、维护和执行实践标准来参与自我监管;
- 通过评估诊疗的流程和结果来改善诊疗;
- 告知公众我们专业知识范围内的主题;
- 通过与政府、医疗保健组织和行业的沟通,倡导改善个人和公共健康的策略;
- 与社会合作,建立公正、有效和高效的医疗保健资源分配;
- 不分性别、种族、残疾、宗教、社会地位或支付能力,提供必要的外科诊疗;
- 参与职业教育项目。

外科医生可以参与哪些活动来实施美国外科医师学院(ACS)行为准则,并提高其提供高质量的、以患者为中心的诊疗能力?

满足这些期望的关键途径包括终身学习和对患者预后的评估。

参与终身学习和自我评估

外科医生应致力于终身学习和自我评估,以确保他们提供符合最佳实践的最先进的诊疗服务。这种承诺的明显证据是职业道德的核心,也是外科手术自我监管的保证。一般来说,终身学习和自我评估是美国外科学会(American Board of Surgery, ABS)认证维护(Maintenance of Certification, MOC)的关键组成部分。截至 2017 年,为满足 MOC 第 2 部分的要求,外科医生预计将在 3 年的期限内完成与其实践相关的 90 个 I 类继续医学教育(Continuing Medical Education, CME)学分。90 个 CME 学分中至少有 60 个必须包括自我评估(书面或电子问答练习),用于评估外科医生对 CME 课程中内容的理解。如本手册第 15 章所述,ACS 和其他专业组织为外科医生提供了一系列终身学习的机会。

多专业 MOC 组合项目是质量改进(quality improvement, QI)参与的另一条途径。该计划为医疗保健组织提供了一种简化的方法,以赞助和支持跨学科的多项 QI 工作。这些工作可能需要医生参与美国医学专业委员会(American Board of Medical Specialties, ABMS)的活动,因此,应提供获得 MOC 实践绩效学分的机会。

在实践中评估绩效

MOC 的第 4 部分要求单独或通过一个机构持续参与地方、区域或国家结果登记或质量评估计划。合格项目的例子包括 ACS 外科医生专用注册(Surgeon Specific Registry, SSR)和 ACS 的国家外科质量改进计划(ACS National Surgical Quality Improvement Program, ACS NSQIP®)。

使用 SSR 进行自我评估

最近重建的 ACS SSR 允许外科医生保留一份手术程序、相关质量措施和绩效评估的综合清单,并以国家同行样本为基准。个人绩效评估流程不仅包括个人指标,还能指导外科医生通过量身定制的教育机会来提高绩效。换言之,SSR 是外科医生个人的保证,他的表现将与同行进行适当的对比,数据将反映国家最佳实践,并且评估的过程将持续指导外科医生在职业生涯完成自学和改善专业表现。

新的 ACS SSR 有许多增强的功能,ACS 努力将其所有临床数据库集中在一个注册平台下的核心组成部分。未来当 ACS 注册完成后,用户将能够在各个 ACS 质量项目中共享相关质量数据,包括 ACS NSQIP 和创伤质量改善项目(Trauma Quality Improvement Program, TQIP®),并将这些数据转移到 SSR 中。使用来自电子健康记录(electric health record, EHR)的数据预先填充 SSR 的功能正在开发中。来自医疗办公室或诊所的数据也可以上传到 SSR 中,从而最大限度地减少外科医生数据输入的负担。新的 ACS SSR 还具有增强的报告功能、友好的移动设备界面、允许代表(如护士或编码专家)输入数据的能力,以及添加自定义字段以收集与外科医生提供高质量诊疗的实践工作相关的其他变量的能力。

外科医生个人应该参与哪些基于机构的质量改进活动来自我评估和改进诊疗?

外科医生应熟悉其所在机构的 QI 流程,并应积极参与对这些政策的重新评估和修订。外科医生领导者应鼓励参与这些工作,并应协助组织努力确保质量。他们还应协助开发评估和报告质量的工具,以确保数据在外科诊疗中是有用的、有意义的而且可行的。他们应参加死亡率和并发症研讨会(morbidity and mortality,M&M),并且应敦促当地机构参加 ACS NSQIP 及医疗保健研究和质量机构(Agency for Healthcare Research and Quality,AHRQ)改善外科诊疗和康复安全项目(既往称为 AHRQ 术后增强恢复项目)。

死亡率和并发症讨论会(M&M)

大多数机构衡量质量的工作都集中在每周 M&M 会议上对并发症和死亡率进行讨论。外科医生在参加这些会议时应该明白,M&M 专注于确定错误的根本原因,但是很少对外科医生个人表现下结论。

M&M 会议应坚持和促进公正文化的概念,即一种平衡开放和诚实报告环境与培养学习环境为最终目标的文化。如本手册第 7 章所述,这种环境远离责备和羞辱,同时期望所有医疗保健专业人员接受对其行为的责任和问责。会议会反思事件,同时超越事件本身。组织中的每个人都在不断学习、调整和重新设计安全系统,并管理行为选择。

ACS NSQIP 和专业登记处

大多数外科医生通过使用 ACS 提供的国家患者结果登记处、州登记处或本地项目参与 QI 计划。ACS NSQIP 已被 800 多家医疗保健机构成功用于改善手术结果和减少并发症。ACS NSQIP 参与医院的外科医生应定期审查和分析其报告的结果,并将其与其他提供者的结果进行对比。

对于处于更专业实践中的外科医生而言,参与其他登记处可能更有用。ACS 通过 ACS 创伤质量改进计划、癌症质量改进计划、代谢和减重手术认证和质量改进计划以及儿童手术验证计划来运营临床数据库。

大型国家或州登记处为外科医生个人的结果与国家或地区规范进行比较提供了基础。无论 QI 活动是如何构建的,每个参与者加入规划项目并设定适当的成就目标至关重要。外科医生应检查其结果,根据需要采取适当的纠正措施,并重新评估结果。如果在该实践领域已经达到最佳的绩效,则应着手解决另一个实践领域。

这些登记处的一个典型用途是评估与自己的实践相关的绩效指标,并关注改进的方法。例如,如果检测到的感染率高于国家或区域标准,人们可能会希望审查数据,以确定问题的可能原因并寻找解决方案。也可以联系表现更好的医院和外科医生,看看他们有什么不同的解决办法,这可能有助于改善他们的结果。(有关这些注册表和程序的详细信息,请参见第 11 章。)

改善外科诊疗和康复的安全计划

另一个可以用来帮助外科医生个人、服务团队和医院衡量其表现的 QI 工具是 AHRQ 的"改善外科诊疗和康复质量安全计划"(Improving Surgical Care and Recovery,ISCR)。该机构与约翰·霍普金斯医学阿姆斯特朗患者安全与质量研究所和美国健康质量研究院(AHRQ)合作协调 ISCR。该计划通过实施围手术期基于循证的方案,从而有意义地改善临床结果、降低资源利用率并改善患者体验。该计划旨在 5 年内在美国、波多黎各和哥伦比亚特区纳入至少 850 家医院。将针对五个临床领域:结直肠外科、骨科、减重外科、妇科和急诊普通外科。

参与的医院将有机会接触国际包括外科、麻醉学、护理等方面的顶尖专家;可以获取基于最新证据的指南、最新参考文献、促进实施的工具和教育材料、质量改进专家支持以及电话支持。手术康复方案的研究表明,它能有效降低结直肠手术患者的发病率和住院时间。

我们如何让外科医生参与 QI 计划?

外科医生都很忙,坦白地说,他们宁愿待在手术室也不愿分析数据。许多外科医生,当数据显示他们在并发症发生率高于正常值时,他们会质疑数据的有效性,而不是试图解决问题。他们会争辩说,许多报告的数据——特别是行政数据——是有缺陷的。在某些情况下,他们可能是对的。这就是为什么临床数据需要进行核查,如 ACS NSQIP 和学会其他数据库中使用的数据,在呈现于可能需要改进的外科医生面前的时候会更具有说服力。事实上,大多数外科医生在审查了 ACS NSQIP 和其他可靠数据库中的数据后,都对参与 QI 工作作出响应。

当面对这些数据时,明智的外科医生会认真关注并与专业同事一起解决问题。对于面对明确的问题,且数据可重复时仍保持否认的外科医生,可能有必要寻求替代解决方案,包括限制外科医生权限的可能性。

在我们考虑如何让外科医生参与 QI 时,我们还应该考虑到"质量改进",如第 1 章所述这是一个广义的术语。通常在手术中,我们将质量视为没有并发症和再入院,然而,应该对其进行更广泛地解释。临床诊疗流程、疾病管理和功能改进是外科医生需要不断解决的问题。将这些主题纳入质量改进计划的范围是一个组织应该做的,因为这不仅有助于吸引更多的外科医生参与项目,还能改善患者诊疗质量和预后。

外科医生个人可以做些什么来提供更多以患者为中心的诊疗?

在过去 10 年左右的时间里,我们目睹了要求在医疗保健决策中拥有更多自主权的患者的崛起,同时,互联网为公众提供了越来越多的关于医疗状况和治疗的信息(包括错误信息)。目前及未来,外科医生需要让患者在外科诊疗方面发挥更大的作用,除了知情同意,还要将共同决策(shared decision making,SDM)纳入他们的实践标准。SDM 是患者和医疗保健专业人员之间的一个协作过程,在这个过程中,患者可以获得关于其病情和治疗选择的最佳科学证据,并有机会告知从业人员他们的价值观和偏好。

ACS NSQIP 风险计算器

外科医生可以使用决策辅助工具,例如 ACS NSQIP 风险计算器,来帮助患者进行共同决策。风险计算器使用 20 个患者预测因子(例如年龄、体重指数等)和计划程序(基于当前程序术语代码)来预测患者在手术后 30 天内经历 15 种不同结果中任何一种的可能性。这些结果可归为严重并发症,也可以单独评估某一结果,还可以评估资源使用方面的结果。包括:

- 严重并发症:如死亡、心脏骤停、心肌梗死、肺炎、进行性肾功能不全、急性肾功能衰竭、肺栓塞、深静脉血栓形成(deep venous thrombosis,DVT)、二次手术、深部切口手术部位感染(surgical site infection,SSI)、器官间隙手术部位感染、败血症、非计划性插管、尿路感染(urinary tract infection,UTI)和伤口裂开。
- 任何并发症:如浅表切口 SSI、深部切口 SSI、器官间隙 SSI、伤口裂开、肺炎、非计划性插管、肺栓塞(pulmonary embolism,PE)、呼吸机超过 48 小时、进行性肾功能不全、急性肾功能衰竭、UTI、脑卒中、心脏骤停、心肌梗死、DVT 和败血症。
- 资源使用:包括再入院、二次手术、出院到护理或康复机构、预计住院时间。
- 死亡。

最终,外科医生和患者一起作出治疗决定,尊重外科医生的专业知识和患者获得充分信息的权利,以及对治疗选择的最终发言权,包括拒绝治疗的权利。《平价医疗法》将共同决策作为医疗保健的一项原则。带来的好处包括更好的结果、更少的手术干预和更低

的费用。

以患者为中心不仅适用于关于治疗、手术方式和后续医疗的讨论,也适用于如何评估结果。到目前为止,外科医生和其他临床医生被认为是治疗方案是否成功的权威声音。然而今天,许多决策者和支付者也在考虑以患者为中心和患者报告的结果。这些措施正在演变成具体的质量指标,可能会影响未来的医疗保健服务。

增强外科项目

ACS 增强外科旨在帮助外科医生提供以患者为中心的诊疗。该项目的目的是识别和评估基于证据的实践,以优化手术前患者的健康状况。增强外科起源于华盛顿州,授权医院和诊所将核查表整合到临床医疗的术前阶段。核查表用于筛查患者可能导致手术并发症的潜在风险因素,并提供适当的干预措施以确保更好的手术结果。核查表针对四个已知对手术结果有影响的决定因素:

- 营养优化;
- 血糖控制;
- 药物管理和协调;
- 戒烟。

其他方面正在讨论中。

患者报告的结果(patient-reported outcomes,PRO)和患者报告的结果指标(patient-reported outcome measures,PROM)

传统的结果指标分析死亡率和术后 30 天并发症。医疗保健专业人员尚未开发出准确的方法来收集和分析与以患者为中心的目标相关的数据,如减轻疼痛和缩短手术时间,其中许多因素对患者对手术干预的长期满意度更为重要。医生也越来越重视以患者为中心的结果。

以患者为中心的结果被定义为对患者重要的医疗保健结果。这些指标超出临床结果指标(如死亡率、并发症发生率或再次手术),包括生活质量、与医疗服务提供者的沟通以及所讨论的治疗方案是否考虑到个人生活需求等方面。对以患者为中心的结果的测量远远超出了患者满意度调查,包括检查远期患者报告结果(PRO)的客观测量工具。

PRO 代表了患者的观点和看法,并被广泛认为是改善患者诊疗的重要措施。尽管 PRO 有其缺点,但随着外科医生和其他医疗保健专业人员朝着以患者为中心的诊疗的方向发展,它可成为有用的工具,并且将越来越多地被用于在外科和整体医疗保健方面的评估。

PRO 是对健康状况的评估，直接来自患者，没有医疗保健专业人员的任何解释。当患者告诉医生他们的感觉或功能，或者幸福感和症状时，他们正在提供 PRO。医疗保健的每一个方面都具有内在的主观性，并因人而异。PRO 的优势在于它们现在能以有意义的、严格的和科学的方式被收集，准确地将主观反映转化为客观数据。

患者报告的结果指标（PROM）是将主观数据转化为客观数据的工具。简而言之，PROM 是问卷或调查，要求患者评估自己的健康状况。然后对他们的回答进行评分，从而给患者的视角分配一个数值。例如，RAND 的 36 项简短健康调查是一个受欢迎的 PROM。它询问患者进行日常任务的能力及他们正在经历的任何情绪挑战。每个域的评分为 0～100。数字越高，患者对她或他的健康状况的评价越高。不同患者或患者组的分数可以随着时间的推移进行比较和跟踪，以评估变化。

用于开发 PROM 的因素和过程对于理解它们所提供结果的有效性至关重要。当 PROM 按照严格的科学标准设计时，它们能够提供有意义且准确的测量，可用来比较患者群体和检查随时间的变化。PROM 专门测量生活质量，包括身体、心理或社会健康，还可评估身体形象，疼痛和自我感受。

学院正与支付者和监管者合作开发一系列有意义的 PRO，这些 PRO 将有助于促进持续质量改进、影响临床诊疗、促进患者参与、促进卓越绩效并推动以患者为中心的外科创新。这一举措遵循三项关键原则：①最小化患者/受访者的负担；②保持数据准确性；③实现可行的改进。

外科医生必须履行哪些监管要求，及外科医生如何遵守这些要求？

如第 10 章所述，外科医生有责任遵守一系列的外部法规，其中主要是 2015 年《医疗保险准入和儿童健康保险计划（Children's Health Insurance Program，CHIP）再授权法案》（Medicare Access and CHIP Reauthorization Act，MACRA）中的规定。这项立法要求建立一个新的强调价值高于数量的支付系统。作为对此回应，医疗保险和医疗补助服务中心（Centers for Medicare & Medicaid Services，CMS）制定了质量支付计划（Quality Payment Program，QPP）。QPP 的核心是新的基于绩效奖励支付系统（merit-based incentive payment system，MIPS），至少在最初，该系统将用于确定如何根据医疗保险医生收费表报销医生费用。最终，QPP 寻求鼓励参与高级替代支付模式。

MIPS 包含四个组件——其中三个组件类似于现有的医疗保险质量计划。这些组件是：质量，以前是医师质量报告系统（Physician Quality Reporting System，PQRS）；成本，以前是基于价值的调节器（Value-based Modifier，VM）；高级医疗信息（Advancing Care Information，ACI），以前称为 EHR 激励计划，通常称为有意义的使用（Meaningful Use，MU）。MIPS 还增加了临床实践改进活动（Improvement Activities，IA）的新组件。在第一年，将使用质量、ACI 和 IA 三个组件来获得一个综合的 MIPS 最终得分。

以个人身份提交 MIPS 数据的外科医生的付款调整将基于个人绩效。通过提交的质量、ACI 和 IA 数据计算最终得分。这三个 MIPS 类别中的每一个数据可通过 EHR、临床登记处或合格的临床数据登记处（qualified clinical data registry，QCDR）提交。质量数据也可通过常规医疗保险索赔流程提交，IA 和 ACI 的数据可通过 CMS 门户网站提交。一些外科医生将通过小组报告流程获得 MIPS 报告的资格。

MIPS 始于 2017 年，这被认为是一个过渡年。作为过渡年的一部分，CMS 已经采取了一系列措施来简化报告，使外科医生和其他内科医生更容易避免处罚并实现积极的更新。然而，对不参与或表现不佳的处罚将随着时间的推移而增加，对成功参与和提高绩效的支付也会增加。2019 年，服务支付将上升或下降 4%。

了解一个人在医疗保险计划中的当前准备和以前的状态是很重要的，这是 MIPS 的基础，因为那些在 PQRS 和 EHR-MU 中表现良好的医生更有可能在 MIPS 中取得成功。因此，ACS 建议所有研究员采取一些简单的步骤。首先，确认外科医生选择使用的认证 EHR 技术是 2014 年或 2015 年版本，这一点至关重要，使用这两个版本之一是参加 ACI 所必需的。此外，熟悉外科医生实践中可用的质量衡量和数据提交方法至关重要，包括使用注册中心或 QCDR（或 MIPS 质量实体）。SSR 是满足这些需求的最佳工具。此外，ACS 建议研究员审查 qpp.cms.gov/resources/education 现有的质量衡量基准，以优化他们的质量得分。

值得注意的是，MIPS 只是 QPP 的一部分。最终，QPP 寻求鼓励外科医生和其他医生参与 APM，但其中大部分仍处于开发阶段。医疗保险报告要求似乎很麻烦且令人困惑。然而，至关重要的是，所有外科医生都应制定计划，说明他们如何才能参与新项目并取得成功,因为罚金和报酬会随着时间的推移而增加。(更多关于 QPP 的详细信息,请参阅第 10 章。)

外科医生将来可能需要满足哪些新的期望?

外科医生和其他提供者可能会向公众提供更多高质量的数据。此外,质量改进计划可能超出改善个人绩效和团队诊疗的努力范围,以检查整体的诊疗结构。

公共报告和透明度

公众对医疗保健成本和质量报告的需求有所增长,这种做法仍极具争议。尽管医疗保健提供者和支付者面临着更透明地开展业务的要求,但关于报告价格、流程和结果信息的准确性、不同人群的结果的可比性以及患者和其他人是否以及如何使用这些信息作出医疗保健决策的问题仍然存在。

公开报告的倡导者认为这给卫生系统注入了竞争。此外,他们还表示,公开报告可以帮助医疗服务提供者提高绩效,使他们能够将自己的表现与其他医疗服务提供者进行对比,鼓励私人保险公司和公共项目奖励质量和效率,并帮助患者做出明智的诊疗选择。各利益相关者及其对这些报告的可能用途包括:

- 消费者:消费者可以在与卫生系统的不同交互点使用这些信息,包括为特定手术选择外科医生。
- 雇主/购买者:雇主可能希望在各种健康计划或自我保险选项中选择使用信息,例如计划网络中包含的提供者的成本和结果以及计划在满足服务和质量标准方面的绩效记录。
- 健康计划:虽然健康计划可以访问自己的索赔数据,但在某些情况下,他们可能没有太多信息来评估所有医生、医院和其他提供者的价格和质量。这些计划还可能希望将他们的业绩与竞争对手的服务和质量指标进行比较。
- 提供商:医院、外科医生、其他内科医生、疗养院和其他提供者将受益于更透明的价格和质量信息,这些信息作为反馈环,用于提高绩效和确定最高效和最有效的转诊。
- 政策制定者:负责监督和监控系统性能的联邦和州官员将受益于准确及时的供应商和健康计划信息,以监控整个系统的变化,确定需要进一步调查的领域,并鼓励报告组监控自身的绩效。

卫生服务研究人员一直积极参与报告工具的开发,现在就如何提高美国医院、卫生计划、疗养院和医师自主执业的透明度提供反馈。根据共同体基金(The Commonwealth Fund)的情况,迄今已吸取了一些经验教训:

- 公开报道增加了价值。许多研究指出了公开报告的积极影响,特别是在业绩水平低的领域刺激 QI 活动方面。
- 必须仔细设计报告。最近的研究表明,信息的呈现方式会影响其在决策中的解释和权重。
- 公共和私营部门以及购买者和提供者之间的合作至关重要。
- 州和地方的努力已被证明是成功的,部分原因是规模可控的,同时当地赞助商能够考虑影响区域交付系统绩效的因素。
- 研究和评估在成功的工作中发挥了关键作用。
- 需要自动数据收集,以减少对提供者和健康计划的额外负担。

目前的研究表明,消费者不经常使用卫生保健质量和资源使用的公共报告的原因不是对信息缺乏兴趣,而是设计不当、内容不相关以及大多数报告传播不充分。研究还表明,消费者需要的是易于理解、易于获取的报告,使他们能够根据关键决策点的质量和价值来比较医疗服务提供者和医疗机构。为了使公共报告有效,报告需要向消费者提供透明、及时的信息,以便于他们在与医疗服务提供者和支付方的沟通中以及在作出医疗保健决策的过程中依赖这些信息。AHRQ 和 CMS 正在进行一系列探索性和发展性研究,这些研究将用于为公共报告的内容、设计、传播以及基础数据和方法提供信息。ACS 将集中精力,使外科医生能够有效地使用公共报告机制,向公众提供有意义的、经验性的和风险调整的信息。

结构测量

将来,测量界不仅会检查诊疗过程及其对患者结果的贡献,还会使用复杂的结构测量来评估医疗保健机构、其专业人员和员工的能力以及提供医疗保健的政策环境。复杂结构测量的一个例子是评估医院是否具有临床医生电子处方所需的资源,而过程测量将更具体地关注接收电子处方的合格患者的数量。

为了评估结构测量的有用性,用户可以寻找将结构特征与最佳患者结果相联系的证据。结构与过程或结果之间的联系可以是线性的,也可以是非线性的(此情况更为复杂)。例如,手卫生人员培训课程(结构)的存在可能与诊治患者前洗手的增加(过程)和医院获得性感染的减少(结果)相关。其他结构性测量,如医院规模或 EHR 的使用,可能会捕捉到诊疗未测量方面的数据,从而以更复杂的方式与过程和结果相关联。

从历史上看，结构测量一直是质量保证计划的支柱。联合委员会在其认证调查中包括许多结构测量。

癌症、创伤和减重手术中心的 ACS 认证项目也采用了许多结构测量。虽然结果测量在未来将被越来越多地使用，但结构测量将始终在认证过程中占有一席之地。

外科质控官员（Surgical Quality Officer，SQO）和其他外科领导者如何为外科医生个人设定基调，以努力改善结果并提供以患者为中心的诊疗？

首先，第 3 章中描述的 SQO 和部门领导作为一个整体必须确保制度文化以促进质量和绩效的提高。在该行业的大部分历史中，医师自主权被认为是提供优质患者医疗的必要条件。这种观点与现代的理解相反，现代的理解是，外科医生努力减少诊疗中的差异，并尽可能遵循共识指南，可以成为改善结果和患者安全的有力方法。在《哈佛商业评论》的一篇文章中，Lee 回顾了医疗保健变革的文化障碍：医生对绩效评估的抵制、完美主义和团队合作的抵制——所有这些都反映了一种根深蒂固的信念，即医生的自主权对于医疗保健的质量至关重要。

作为外科医生的领导者，我们可以通过使用数据来告知我们的工作，尊重团队的所有成员，并保持对患者结果和患者体验的关注来影响整体环境和文化。这意味着辅导和指导，意味着要以身作则，自愿在 M&M 和其他以质量和安全为中心的会议上披露病例中的问题，以及外科医生个人为确保失误不会再次发生所做的工作。归根结底，如今的领导层意味着在医疗保健机构内工作，改变外科文化，鼓励采用高可靠性的最佳实践。

有效的领导者使用情商（emotional intelligence，EI）来自我反省，并帮助他人做到最好。成功的变革领导力植根于一些关键原则，其中许多原则与 EI 的基础相似。EI 是个体识别自己和他人的情绪、辨别不同的情绪并适当地标记它们、使用情绪信息指导思考和行为、管理和/或调整情绪以适应环境或实现目标的能力。

主要领导原则如下：

- 自我意识。了解个人的领导风格是了解同事和团队如何看待你的重要一步。
- 同理心。了解团队成员的挑战和期望以及他们的

价值观和文化，这将激励他们去改变。

- 沟通。应该了解和传达目标和期望的清晰愿景。团队及其成员也应该清楚变更的原因。成功或失败的回报和后果也应该被理解。
- 包容。当个人认为有必要时，变革总是更容易实现。他们需要成为设定新的行为预期和设计新的过程和计划的一部分。

毫无疑问，那些致力于变革的外科医生领导人将面临来自他们的一些同事的强烈反对，特别是那些根深蒂固于传统方法的从业者。外科领导可能会提醒不合规的外科医生，医生的外部任务是证明他们致力于产生更好的结果和提高绩效，包括转移到基于绩效的支付结构，如医疗保险的 QPP，及不断变化的 MOC 要求。

外科领导也应该提醒需要改进的外科医生，他们不是独自在这场斗争中，他们可以依靠他们机构的质量倡导者、资源和管理者的支持。由于绩效工资参数不仅包含在医生报酬中，还包含在医院服务的医疗保险报销中，现在各机构有了更多的动力来支持其外科教职工的质量计划。

此外，联合委员会要求参与实践评估作为其资格认证过程的一部分。联合委员会持续的专业实践评估（Ongoing Professional Practice Evaluation，OPPE）过程可以采取多种形式，从重点病历审查到与外科医生实践相关的结果评估。OPPE 通常每两年一次，在资格再认定或在执照更新期间进行。如果在 OPPE 审查期间或根据其他触发因素认为有必要进行更多监督，则外科主任、SQO 或其他医院医师领导可以规定专注的专业实践评估（Focused Professional Practice Evaluation，FPPE）。

鼓励外科医生参与 QI 的另一种方式是让他们更多地参与相关工作。他们可担任 M&M 会议的负责人，或者管理创伤、减重手术、癌症或其他专业领域的国家认证项目。这种个人参与可能会让外科医生对 QI 有更强的主人翁感。

越来越多地，患者期望（公开报告）、支付激励（MIP、质量、QI 报告）、监管工作（联合委员会、CMS）和认证（外科委员会、MOC）之间将保持一致。因此，开发预测所有这些需求的数据收集工具将是学院未来活动的重要组成部分。

外科质控官员（SQO）和其他外科领导如何帮助外科医生个人？

当一个外科医生遇到一系列不利的结果和并发

症时，SQO 和其他部门的领导应该采用逐步的方法来帮助外科医生。Yi 等报道的一种方法如下所述：

1. 提供有关报告的信息，包括以下内容：

　　a. 结果测量的定义及其计算方法；

　　b. 数据采集说明；

　　c. 报告格式的逐步说明；

　　d. 对常见问题的回答。

2. 提供对报告的访问，并验证外科医生希望如何接收他们的报告（电子报告或打印报告）。

3. 为报告审阅和分发提供组设置：

　　a. 为外科医生提供提问的机会；

　　b. 根据要求提供一对一的审查会议；

　　c. 为审查设置之外出现的特定问题提供联系人。

4. 提供采用机会：

　　a. 使外科医生能够采取行动；

　　b. 提供就诊信息以审查异常数据；

　　c. 通过医院或部门共享硬盘（ShareDrive）轻松访问最佳实践信息。

当向外科医生个人提供反馈时，SQO 和部门领导应该从这样一个假设开始，即外科医生是一个有能力的从业者，致力于改善对患者的诊疗。联系外科医生个人的策略包括提醒外科医生是什么让他们来到医学领域（即改善和挽救患者生命的愿望），向他们展示关于诊疗和结果变化的数据，并将谈话集中在患者需求上。

回顾一个特定案例，讨论它原本能如何完成的更好，并为结果指定一个原因：这个过程已经实践了近一个世纪。对质量改进过程有一个基本的了解，为活动提供背景，可以减轻外科医生个人的负担。SQO 或部门主席可以成为关于绩效改进基础的极好信息来源。了解现有的机构计划及有关各种 QI 方法的教育资源可以帮助外科医生利用与其个人实践相关的正在进行的项目。理想情况下，绩效改进项目应该解决实践中的差距，这在个人之间可能存在很大差异。SQO 和外科质量与安全委员会成员或类似人员（如第5 章所述）也可作为 QI 新成员或努力提高绩效的外科医生的教练或导师。

再教育

当外科医生的表现始终低于某一地区的公认标准时，应提供资源以为其提供再教育。重新评估与标准表现相比较的个人结果是再教育的重要部分。在需要再教育时，应咨询最佳实践资源以寻求帮助。在极少数情况下，外科医生的表现可能非常糟糕，以至于有必要暂时或永久限制执业或权限；然而，揭露这些行为并不是 QI 的目的，最好通过其他方法来识别。

再教育通常发生在个人未能积极参与绩效改进活动的时候。随着对 MOC 和许可证维护的日益重视，不合规将变得不那么常见。认证和许可委员会必须确定适当的质量改进活动，外科医生参与这些活动，以满足绩效改进的目的。

重返实践

有时外科医生会因为外界的需求而在一段时间内暂停临床活动。ABMS 将暂停临床活动的医生定义为"在过去 24 个月内没有提供直接和/或咨询性的患者诊疗的医生"，医学专业协会理事会将"重返"定义为"在长期缺席后，回到已经接受培训、认证或许可的专业活动/临床实践"。

虽然没有关于重返实践的统一政策，但 ABS 已经概述了外科医生重新进入临床实践的五个步骤，可归纳如下：

1. 离开时的实践状态评估。外科医生应提供推荐信，表明在脱离实践时没有实践表现的问题。

2. 由当地医生拥护者构建的重返通道。当地医师拥护者应构建重返路径的细节，其中应包括对六项 ABMS 能力的评估：医学知识、患者诊疗、专业精神、沟通、基于实践的学习和基于系统的实践。将根据个人证书/MOC 状态和临床不活动持续时间进行医学知识评估。

3. 监督计划。所有的途径都应该包括监督计划。监察的持续时间将根据预期临床实践的复杂性等因素进行个体化。必须指定一名获得了 ABS 认证的医生，其同意在整个使用期间作为当地的监督人员。监督人员将根据六项能力提供最终评估。

4. 结果评估。医院应在开始独立执业后的 6 个月内按照联合委员会的指导完成 FPPE。

5. MOC。个人应遵守 ABS 的 MOC 计划，并必须符合 MOC 的要求。

重组

有时，外科医生可能需要重新调整自己的实践，并在不同的专业中获得权限和认证。ACS 正在着手一项重要的新举措，为外科医生在实践中建立重组、认证和权限的国家模式，特别是与技能培训和提高对新的和现有手术程序和技术的熟练程度有关的模式。

ACS 旨在改变外科医生在整个职业生涯中的培训和评估方式，以确保他们始终处于最佳状态，并提供最优质的外科诊疗。最终目标是建立一个基于新标准的外科医生和医疗保健机构验证计划，以支持资格认证和授权流程的熟练程度和基于证据的最佳实践。

2016 年初,得克萨斯州休斯敦卫理公会技术、创新与教育研究所启动了美国癌症学会赞助的项目"外科医生重组再构想:实现并保持终身卓越"。多个利益相关方(工业、保险公司、责任承运人和律师、医疗保健协会、外科医生和其他代表)聚集在工作组中,根据新标准开始建立外科医生和医疗保健机构验证计划,以支持资格认证和授权流程的熟练程度和基于证据的最佳实践。会议召集了一系列观点来提出重要的想法、议题和问题,这将影响国家外科重组和资格认证计划的制定。

随着所有这些不断增长的期望,外科医生个人可以做些什么来避免职业倦怠?

如今,外科医生个人面临着巨大的压力,为了满足越来越多的需求,很容易变得沮丧、抑郁或筋疲力尽。事实上,在美国外科医生中普遍存在倦怠和生活质量低下的现象,这似乎会对医疗质量、工作满意度、职业寿命和自杀风险产生不利影响。

职业倦怠的特征是情绪衰竭和个人成就感降低。倦怠的症状还包括身体疲惫、判断力差、愤世嫉俗、内疚、无效感以及与同事或患者关系中的人格解体感。

许多研究探索了医生倦怠的潜在原因。这些研究表明,缺乏自主性、难以平衡个人生活和职业、过多的行政管理任务以及患者数量过多是压力的最大来源。

为了帮助外科医生确定他们是否有倦怠的风险,ACS 现在提供了医生健康指数作为会员福利。这是一个经过验证的评估工具,旨在帮助外科医生更好地了解他们的整体健康状况,并与全国其他医生相比,识别风险领域。该工具于 2017 年 1 月发布,截至 2017 年中,有 1 300 多名会员和准会员完成了评估。在这 1 300 名 ACS 会员中,执业 15~24 年的外科医生的痛苦程度最高。ACS 会员的分数与 7 300 多名美国医生的全国样本相当,其中 1/3 的受访者是女性。

该工具将受访者引向解决最重要调查结果的资源。最常用的资源包括压力和弹性、情感问题、人际关系和工作与生活的平衡。

除了医生健康指数这个工具之外,ACS 外科医生健康网页(www. facs. org/member-services/surgeon-wellbeing)还包括 ACS 发表的关于倦怠的文章,及美国医学协会和研究生医学教育认证委员会提供的其他资源。ACS 理事会的医师资格和健康工作组开发了这些资源,并代表成员开发了有助于研究员身心健康的新项目和工具。工作组还负责在预期的社区标准内解决与外科能力、资格认证和实践相关的问题。

结语

《刀刃上的天才:威廉·斯图尔特·霍尔斯特德医生奇异的双重生活》(*Genius on the Edge:The Bizarre Double Life of Dr. William Stewart Halsted*),最近由医学博士马里兰州 Gerald Imber 撰写的 William Halsted(美国 FACS,医学博士)的传记,描述了 1882 年 Halsted 博士彻夜紧急赶往他母亲在纽约州北部的农舍,他在那里进行了被认为是第一次移除胆结石的手术。巧合的是,同年德国医学博士 Carl Johann Langenbuch 第一次报告了胆囊切除术。在那之前的三十年里,胆囊造瘘术作为急性胆囊炎的最佳治疗方法得到了推广。在他开始第一次胆囊切除术之前,Langenbuch 通过广泛的尸体解剖开发了他的技术,并与第一次接受此种手术的 43 岁男性讨论了替代方案。

今天,胆囊切除术通常在门诊使用微创外科技术进行。它的演变需要对结果的持续审查、技术的完善和对结果的持续评估。

实际上,20 世纪 80 年代腹腔镜胆囊切除术的开展非常不顺利。一旦患者知道相对于大而痛苦的切口可有其他选择,对此手术的需求就会增加。一些外科医生通过动物实验学会了这项技术,但常常缺乏指导,在实验室实验后很快就进行了实际操作。不幸的是,训练不足的代价是胆道损伤明显增加。该行业开始更仔细地审视这种技术的正确使用。

这种胆囊切除术的简史证明了个人对高质量诊疗和最佳临床结果的作用。*Halsted* 和 *Langenbuch* 是致力于推进外科治疗的典范。公众对胆囊疾病更好治疗方法的需求说明了社会对外科治疗的期望的促进作用。尽管微创手术的最初结果可能并不理想,但外科医生证明了使手术更安全、更有效是需要动力和奉献精神的。

本章对当前推动 QI 和以患者为中心的诊疗将如何导致外科诊疗的进一步发展提供了一些见解,并鼓励外科医生个人寻求她或他提供最佳诊疗所需的帮助。

外科医疗环境正在迅速变化,我们每个人都必须致力于确保高质量、安全性和高可靠性是这些进步的最终结果。与此同时,我们必须照顾好自己的情感和身体健康,这样我们才能足够健康地为患者提供优质、安全和可靠的诊疗。

(孙伟鹏 胡健聪 窦若虚)

第 17 章　破坏性行为

概要:T 医生是一位优秀的、全国公认的外科医生。他的患者崇拜他的技术和专注。他是医院中最忙的外科医生,为医院创造了巨额收入。该地区的竞争对手医院一直试图招募他。医院里其他的护士、重症监护室医生和住院医师的技术和对患者医疗细节的关注都为他的出色表现作出了贡献。他日夜不停地巡视,以确保他的医嘱得到遵守,患者正在康复。

他不能容忍护士和周围医生的表现不佳,当他发现他们的疏忽、无知或无能行为时,他会变得愤怒。他大声威胁并公开斥责别人,所用的语言往往是不耐烦和难以接受的,有时甚至是侮辱性的语言。结果,护士会向上级抱怨或拒绝照顾他的患者。尽管他在手术室表现很出色,一些住院医师还是避免和他一起上手术。

一名麻醉师给医院的首席执行官写了一封信,威胁要向医学注册委员会报告 T 医生的行为,科室和院系的领导多次与他会面商讨改变的方法。此外,一个多部门委员会制定和宣传破坏性行为政策,并制定明确的纪律对策。T 医生被推荐进入行为辅导和愤怒管理项目。

但经过短暂的平静后,破坏性行为又恢复了。在 T 医生看来,他有理由非常关切和保护患者的最大利益,并拒绝承认他的行为对整个团队的破坏性影响。

如上例所示,T 医生的行为破坏了团队合作。在本章中,我们将回答以下关于外科医生破坏性行为的问题:
破坏性行为的定义是什么?
破坏性行为如何影响患者诊疗的质量和安全?
破坏性行为如何影响外科诊疗团队?
允许破坏性行为继续下去的后果是什么?
外科领导层如何有效地解决破坏性的医生行为?

破坏性行为的定义是什么?

美国医学协会伦理和司法事务委员会将破坏性医生行为定义为"……倾向于对其他员工造成困扰并影响工作环境中整体士气的行为,导致生产力破坏,并可能因其员工离职,甚至导致无效或不合格的诊疗。"

医学博士、MBA 和医疗保健管理医学顾问——Alan Rosenstein 给出了一个更宽泛的定义,强调破坏性行为是任何"不恰当的行为、对抗或冲突,包括言语侮辱(叫喊、恐吓、居高临下、斥责、不尊重、虐待行为)到身体或性骚扰,这些行为都可能对工作关系、沟通效率、信息传递以及诊疗过程和结果产生负面影响。"

破坏性行为的具体影响包括:
- 干扰团队提供安全有效诊疗的能力;
- 破坏医疗团队任何成员的信心;
- 反映文化、种族或性别偏见;
- 破坏患者对医疗团队或组织的信心;
- 引起对任何人人身安全的担忧。

框 17.1 展示了明显和不明显的破坏性行为示例。

框 17.1　破坏性行为的范围

- 愤怒行为(如大喊大叫、扔东西、砰地关门和敲打桌子)

- 恐吓(导致其他人的意见被限制)

- 无礼(或居高临下)的语言(如性评论、种族诽谤/嘲笑、辱骂和脏话)

- 不恰当的和破坏性的批评

- 忽视安全预防措施

- 不恰当的肢体语言(不参与有意义地谈话、翻白眼、突然走开)

- 无视医院/组织标准、政策、规章制度、要求和/或专业礼仪(包括跨越医患界限)

- 报复和小气

根据美国医师管理学院的一项调查(结果发表于 2004 年),95%以上的医生管理受访者(1 600 名)经常遭遇破坏性行为。这些破坏性事件主要包括辱骂(如暴怒、不尊重/居高临下的语言)和明显的非团队促进行为(如肢体语言、顽固行为和忽视安全预防措施)。

虽然破坏性行为跨越了所有学科,但医生和护士需要特别注意,因为他们对患者的诊疗负有关键责任。罗森斯坦及其同事进行了一项为期 6 年(2001—2006 年)的研究,共纳入 4 530 名参与者,其数据表明专家更倾向于表现出破坏性行为,包括普通外科医生(31%)、心血管外科医生(21%)、神经外科医生(15%)、骨科医生(7%)和妇产科医生(6%),所有这些都是外科专业。最常提到的内科专业是心脏病学(7%)、胃肠病学(4%)和神经病学(4%)。不到 3%的受访者提到了其他专业。

这项调查还显示,64%的受访者目睹了护士的破坏性行为,超过 70%的护士报告了其同事的破坏性行为。这种破坏性事件的频率从每天到偶尔。然而,35%的受访者表示破坏性事件每月发生一两次,30%的受访者报告破坏性行为一年发生五六次。图 17.1 总结了破坏性行为的类型和频率。

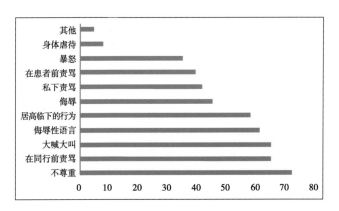

图 17.1 破坏性行为的类型和频率
来源:Rosenstein, AH, O'Daniel, M. Managing disruptive physician behavior impact on staff relationships and patient care. *Neurology*. 2008;70(17):1564-1570.

框 17.2 概述了破坏性行为的多方面原因和众多成因。另外两个关键因素是对完美的需求和缺乏情商(emotional intelligence, EI)。外科医生天生的不仅为自己,也为团队成员设定了很高的标准。当他们的表现低于这个有时难以达到的标准时,某些外科医生会大发雷霆。这种行为反映了缺乏情商(EI),而情商的核心是在作出反应之前试图了解对方的情况和观点。

框 17.2 破坏性行为可能的原因
● 高压的环境
● 生产力需求
● 就业不稳定或工作不安全
● 文化界限或差异
● 药物滥用
● 精神疾病
● 自我价值或自主挑战

然而,破坏性行为的病因是不明确的、但往往是相互关联的。例如,增加病患数量往往需要更高的生产力、制造高压环境,并挑战工作安全。与普遍的看法相反,破坏性行为通常不是药物或酒精滥用的结果。

破坏性行为如何影响患者诊疗的质量和安全?

先前对 4 530 名卫生保健专业人员进行的研究发现,破坏性行为与临床结果之间存在联系(图 17.2)。如果关注有时、频繁和持续发生的反应,那么大多数受访者(66%)认为破坏性行为与不良事件之间存在联系;71%认为与医疗差错相关;53%认为与危及患者安全有关;72%认为与诊疗质量的不利影响有关;而 25%认为破坏性行为与患者死亡率直接相关。

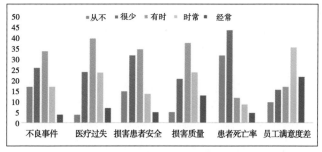

图 17.2 破坏性行为和临床结果:您认为破坏性行为与您医院的以下临床结果之间存在联系的频率如何?
来源:Rosenstein, AH, O'Daniel, M. Managing disruptive physician behavior Impact on staff relationships and patient care. *Neurology*. 2008;70(17):1564-1570.

此外,在 1999 年医学研究所(现为国家医学研究院)发表了一篇具有里程碑意义的报告——《人皆有错》,记录了继发于破坏性行为的不良患者结果。之后,该行业开始认真对待这个问题。此外,其他研究表明,破坏性行为会导致患者满意度低、医疗差错和可预防的不良后果,所有这些都与医疗保健支出增加和人员流动密切相关。

尽管认识到破坏性行为的不良后果,许多医生和护士已经开始容忍甚至接受它作为职业文化的一部分。然而,许多医生仍没有意识到他们的破坏性行为,并把他们的行为合理化,认为这实际上提升了诊疗质量。因此,许多外科医生拒绝承认破坏性的行为,只有在不良事件发生后的根源性分析中,才会认识到并承认这种行为会对患者的诊疗结果产生的影响。

然而,实际情况是,一个敌对的工作环境会危害高质量的患者医疗和患者安全。工作场所的氛围是决定人类行为成败的决定性因素。简单来说,破坏性行为会破坏协作,并对医疗团队提供安全、高质量医疗的能力产生不利影响。迅速识别破坏性行为及其原因,可有助于制定流程和政策来应对来自患者安全和医疗质量的挑战。

破坏性行为如何影响外科诊疗团队?

超过95%的医生管理人员在美国医师管理学院(American College of Physician Executives,ACPE)进行的调查中指出,他们经常遇到破坏性行为。有趣的是,据报道,3%~5%的医务人员具有破坏性。

此调查结果说明了破坏性行为问题的严重程度。表17.1显示了汇报频率的分布。

表 17.1　医生破坏性行为的汇报频率

	汇报百分比/%	总汇报人数
1~2 次/年	17.0	276
3~5 次/年	24.1	392
>5 次/年	9.0	309
每月	18.1	294
每周	14.1	230
每天	3.4	56
从无	4.3	70
总回应人数		1 627
跳过此问题		8

来源:ACPE© 2004 Physician Behavior Survey.
Weber DO. Doctors' disruptive behavior disturbs physician leaders. *Physician Executive.* 2004;30(5):6-14.

在 1 600 名受访者中,约有 1/3 强调他们每周或每月观察到"医生行为问题",不尊重是报告的主要行为问题(表 17.2)。

表 17.2　典型的问题行为

	汇报百分比/%	总汇报人数
拒绝完成任务或履行职责	51.7	803
身体虐待(包括投掷物品)	9.0	140
侮辱	36.6	568
无礼	82.6	1 284
大喊大叫	41	637
其他	13.5	210
总回应人数		1 554
跳过此问题		81

来源:ACPE© 2004 Physician Behavior Survey.

最常见的冲突发生在医生和护士、医生助理或类似级别的医疗保健专业人员之间。并且一个人经常反复引发破坏性事件。

调查结果还表明,目睹并经历了破坏性事件的手术室工作人员声称,破坏性行为影响了 1/3 到接近 1/2 的手术。无论以何种标准衡量,如此高的影响率是不可接受的。Sevdalis 及其同事报告说,尽管外科医生承认破坏性行为对手术进程的影响,但他们将这些不良影响更多地归咎于其他团队成员,而不是他们自己——这凸显了一种偏见,即参与者,尤其是外科医生,更愿意指出他人的问题,而非他们自己的。

允许破坏性行为继续下去的后果是什么?

不作为的相关风险包括:

- 员工士气低落;
- 员工流失和人员流动增加;
- 危及患者安全(医疗差错增加);
- 患者满意度降低;
- 医疗责任增加;
- 经济处罚。

外科医生破坏性行为与患者安全问题之间的联系有文献证明(随着医疗差错和相关发病率和死亡率的增加),应能驱使医疗保健机构根除此类行为。

由医生破坏性行为引起的财务风险是巨大的(框 17.3)。

越来越多的保险公司将不再支付与不良事件相关的额外费用,特别是在破坏性行为导致了额外费用的情况下。因此,医院和提供者承担相关医疗/手术条件治疗的财务风险。

框 17.3　破坏性行为的潜在财务风险

招聘和留用

- 护理人员工资和额外的机会成本

不良事件(不良事件"无支付"),包括:

- 用药错误和相关的住院时间(length of stay,LOS)增加
- 医院感染
- 深静脉血栓形成和相关 LOS 增加
- 压疮和 LOS 增加
- 呼吸机相关性肺炎和 LOS 增加

责任诉讼和额外的机会成本

罚款

患者满意度、医院声誉、市场份额影响

合规性问题

- 对文档和编码的影响
- 对使用效率的影响(服务水平、资源效率、出院规划)
- 对员工责任的影响(病历完成、值班、会议出席)
- 对质量的影响(可用性、响应性)

行政问题

- 对生产力和效率的影响(非生产性活动、浪费、延误、旷工)
- 对员工士气和满意度的影响

来源:Rosenstein AH. The quality and economic impact of disruptive behaviors on clinical outcomes of patient care. *Am J Med Qual*. 2011;26(5):372-379.

毫无疑问,破坏性行为造成的最大间接成本是未能在医疗保健环境中创造和培养安全文化。医疗差错几乎占全国医疗保健支出的 1/3,占典型医院运营预算的 10%~15%,因此医疗保健机构必须倡导安全文化,建立高效的团队以实现这一目标。

劳动力短缺的不利影响已经很明确。大约有12%的员工因破坏性事件/行为离开医院,员工队伍问题变得更明显。随着工作量和疾病复杂性的增加以及医保赔偿比例的不断下降,破坏性行为可能孕育更大的潜在危机。在集体实践、医院雇用的医生和管理式医疗呈指数增长的背景下,这一领域更有待进一步研究。

联合委员会在 2009 年建立了一个新标准,要求机构"制定一个行为准则的标准,定义可接受的、破坏性的和不适当的行为分别是什么",并要求"领导者应创建针对破坏性和不适当行为的管理流程"。信息很明确——当医生的行为对其他医疗保健团队成员提供安全、高质量诊疗的能力产生不利影响时,必须直接和明确地处理该个人。

外科领导层如何有效地解决破坏性的医生行为?

外科医生有责任认识、尊重和保护每个患者的利益。优秀的外科医生会用自己的行为为其他团队成员设定行为标准,影响每个成员使其尽力确保患者的最大利益,这需要团队成员之间的有效沟通和相互支持。在手术室、急诊室、重症监护室等,外科团队偶尔会遇到意外的危急事件。这些情况促使交流不仅限于对话的方式。经验丰富的团队成员知道强势的语言何时会有助患者利益,而何时不会。建立在相互尊重和患者利益至上基础上的高效团队文化可以显示破坏性行为的徒劳无益。第 7 章中描述的团队资源管理模式是建立安全和高绩效团队文化的良好蓝图。当团队文化未能改变团队成员(包括外科医生)的破坏性行为时,外科主任或科室主任必须介入。

以下因素妨碍了该行业明确解决这一问题的能力:

- 容忍的历史;
- 文化惯性;
- 沉默守则;
- 害怕医生的敌对反应;
- 组织层级;
- 利益冲突;
- 缺乏组织投入;
- 无效的结构或政策;
- 干预技巧欠缺。

Rosenstein 和 O'Daniel 提供以下九项建议,以帮助识别和解决破坏性的医生行为。

提高认识和意识

在确保保密的情况下,对受访者使用自我评估调查可报告及观察到的可能对工作绩效和患者诊疗产生不利影响的行为和事件。除了普遍事件外,这些评估还有助于识别少数事件。360°自我评估有助于促进个人对破坏性行为如何影响工作环境的认识和行为自省。

致力于遵守

从领导层开始,所有工作人员必须致力于维护明确的专业行为标准。这一承诺应与该组织的文化价值观相联系并强调其内涵。

制定明确的通用政策

应该建立明确的政策和程序,为规范行为提供明确的标准。应该要求每位员工认可并遵守这一普遍

行为准则,不应容忍任何因医生的职位收入而产生的例外。在评估和规范所有行为时,应采用正当程序。

实施结构化事件报告

一个安全和规范的事件报告机制将保证整个调查过程的保密性,统一的方法将确保一致性。及时和适当地跟进将有助于事故的报告。

成立监督委员会

应该建立一个由来自不同学科的医疗专业人员组成的监督委员会。委员会应该坚持标准化过程,提高工作可信度。

制定预防措施

预防未来事件是本进程最重要的结果之一。只有在了解破坏性事件发生的原因后,才能制定预防措施。

建立教育和培训计划

建立预防措施的延伸是为主治医生提供教育和培训。虽然患者安全、团队动力和员工满意度是全体员工应关注的基本主题,但是复杂的破坏性行为需要个性化行为咨询。

改善沟通

60% 可预防的不良事件与沟通不畅有关,所以解决沟通问题对于管理破坏性行为至关重要。最有效和先进的沟通策略之一是提供 EI 培训,这样外科医生可以学会移情沟通,并控制他们要求完美的冲动。如本手册其他地方所述,EI 可以被教授,并且可能是最有效的预防措施。

制定干预策略

具体的干预策略应尽量减少破坏性行为的影响。其中包括建立特别工作组,以迅速应对关键问题。该小组应该遵循收集数据、制定假设、测试假设、制定结论和实施改进计划的五步质量改进过程。其他干预策略包括雇佣外部实践管理顾问或建立调解团队。围手术期注册护士协会认可的一种方法包括对护士进行沟通技巧的教育,重点确定能够就个人行为及其对团队的影响进行批判性对话的情况。这是一个组织首次致力于解决联合委员会(The Joint Commission)管理破坏性行为的领导标准。

一个有效的干预策略的例子是田纳西州纳什维尔市范德比尔特大学医学中心(Vanderbilt University Medical Center,Nashville,TN)的教员使用的患者倡导报告系统(Patient Advocacy Reporting System,PARS®)。基于投诉和责任风险之间的记录关联,PARS 从学术研究中吸取经验,采用分层反馈("干预")流程,以推动对非专业行为模式的专业问责制。PARS 工具将来自不同

时期的汇总编码的患者投诉数据作为其主要目标,以降低风险和提高医疗质量,识别高风险医生,即与患者投诉数量最多(医师组中 95% 或以上)并因此不断增加诉讼风险和风险管理支出相关的医师。

最初,分层干预过程包括简单的"咖啡谈话"方法,由受过培训的同龄人与高风险医师同事分享单一的关注事件。如果患者投诉数据揭示了某种模式,组织一名患者投诉监测委员会的同行成员在一次非直接的、只提供信息的会议上分享这些数据,包括与当地和全国同行组的比较,旨在提高同事对他越界行为的认识。超过 3/4 的高风险医生在这些意识干预后降低了患者的自发投诉。

当这一过程失败并且投诉模式继续时,下一步由机构领导的评估指导,随后实施计划的改进方案。如果尽管尽了一切合理的努力使同事恢复专业职能,但该个人继续表现出破坏性行为,那么最终将进行符合组织规章制度的纪律处分。

虽然,分层干预方法最初是为了解决患者投诉并理清医生和机构之间的责任,但也用于识别高风险医生,其由四个分级干预等级组成金字塔模型(图17.3),其中包括一个非正式的界面,用于针对更极端和难治性行为进行纪律干预。幸运的是,大多数医疗保健专业人士都低于金字塔的第一层,因为他们从未表现出不适当的行为。虽然单个的非专业事件往往只需要非正式的干预,但由于法律要求正式和坚定的回应,一些单个或孤立的极端事件将需要报告和/或启动制裁流程。这些例子包括药物滥用、逾越性边界和歧视申诉。

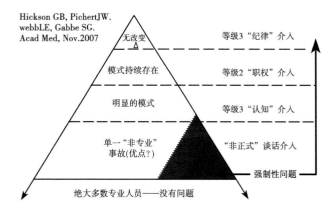

Disruptive Behavior Pyramid

图 17.3　破坏性行为金字塔

来源:Hickson GB,Pichert JW,Webb LE,Gabbe SG. A complementary approach to promoting professionalism:Identifying, measuring, and addressing unprofessional behaviors. *Accad Med*. 2007;82(11):1040-1048.

重要的是,高级领导人必须解决这个问题,而不是指望一个委员会来解决。如果该部门的高级成员不处理这种情况,需要改正的个人就可能不会认真对待,从而无法改变她/他的行为。为了有效地处理破坏性行为,领导者必须采取以下措施:

- 致力于解决不专业和破坏性的行为;
- 优化管理策略;
- 开发监控工具,以听取患者和工作人员的怨言;
- 对流程进行审查;
- 优化干预模型;
- 提供多级培训;
- 引导有破坏性的医生的正向改变;
- 提供指导和辅导机会(将在下一章详细介绍);
- 关注受害者个人需求。

Reiter 及其同事提出了解决破坏性行为的干预措施的一般指导原则(表 17.3)。

表 17.3　干预措施的一般准则 *

干预类型	干预人员	是否记录干预?	升级到下一级别前需多少次干预?	是否提供数据?	在哪里进行?
3 级:纪律	人力资源/法律高级领导	是,有补救行动计划	遵循组织政策/程序	是	权威人士或法律事务办公室
2 级:权威人士指导的干预	高级领导	是,有补救行动计划	1 次	是	权威人士办公室
1 级:意识	有数据权和有权进行干预的人	是,随访	1~2 次,视情况而定	是	任一方办公室或中立场所
"Espresso"对话	老板,"1 up"报告	因人而异	1 次或 2 次	可能	老板办公室
非正式的"一杯咖啡"谈话	任何人	否	2~3 次,视情况而定	否	活动现场/附近

* 情况不同,每个机构必须确定自己的指导方针;减少图表的细微差别会造成过度确定的现象

如果违规者符合第 3 级描述,高级领导必须决定是否终止权限。这一过程的方法可能有所不同,但必须符合正当程序。方法包括以下步骤:

1. 负责人必须审查和理解机构的规章制度。这可能包括来自医院、医学院、大学或实践小组的文件。

2. 领导必须与机构的律师一起审查案件。如果违规行为没有对患者、工作人员或同事造成直接危害,那么进入试用期考察步骤,采用面谈和书信的方式,应包括致使该医生进入试用期考察流程的具体的、可核实的违规行为,书信也应记录之前为纠正其破坏性行为所做的努力。信中应说明,试用期意味着任何再次违反规定的行为经核实后,该医生将立即被解雇。如果试用考察期的医生在足够长的时间(如一年)内没有违法行为,该机构应考虑取消试用考察期并让违规者完全复职。

结语

外科医生必须在破坏性行为的讨论中发挥领导作用,表现出坚定并致力于解决不适当行为的决心,以避免出现组织的功能障碍,不管该医生的地位、级别或影响(框 17.4)。

框 17.4　领导的原则

- 领导者的首要目标是建立一个有功效的团队
- 有功效的团队为任何组织提供最终的竞争优势
- 团队合作胜过财务、技术、场地和战略
- 领导者必须培养和激励团队合作
- 团队合作的敌人是组织功能障碍

(孙伟鹏　柯嘉　窦若虚)

第18章 指导和辅导

概要:指导和辅导关系对任何手术科室或外科执业都至关重要。这些关系构成了实现最高标准、提高质量、招募和留住工作满意度高的合作伙伴的基础。因此,共同的目标和价值观以及导师和学员之间的相互尊重是成功的必要条件。

本章描述了指导和辅导的重要性,并为建立和监督成功的指导和辅导计划提供了蓝图。本章专门针对以下问题:

我们如何在外科中使用指导关系?

哪些因素影响指导关系?

指导关系成功的关键因素是什么?

学员如何从这些计划中受益?

指导和辅导有什么不同?

哪些类型的辅导对外科医生有益?

我们如何在外科中使用指导关系?

质量、指导和辅导是相互关联的,是外科成功的基础(图 18.1)。指导关系通常存在于资深外科医生和经验较少的初级外科医生之间。这种关系的共同目标是发展学员的职业生涯。这些关系需要频繁的双向沟通及理解可能影响这些关系的变量。在传统的外科部门中,这些关系被视为等级关系,它们在所

有专业环境中发展,包括学术中心、多学科团体实践和社区医院。

指导是外科培训方法的一个关键组成部分,由马里兰州巴尔的摩市约翰·霍普斯金医院外科主任威廉·霍尔斯特德(医学博士、美国外科医师协会会员)提出。霍尔斯特德模式的重点在于受训者观摩和学习导师上,直到他或她最终能够独立完成手术——正如谚语"见一个、做一个、教一个"所概括的那样。这些关系远远超出了外科培训的范围,在所有由经验丰富的外科医生协助、建议或监督经验不足的同事的实践环境中都可以看到。

哪些因素影响指导关系?

许多因素影响导师和学员的关系,包括代际、性别、种族和文化差异,并随着专科不同而变化。

代际差异

目前,有三代外科医生正在医疗保健机构共同工作——婴儿潮一代、X 一代和千禧一代。

婴儿潮一代出生于第二次世界大战后的 1946—1964 年。他们的父母通常从事安稳的工作并对未来持乐观态度。他们成长为有影响力的一代人,以目标为导向,努力工作,并被驱使走向成功。他们通常重视工作、权力和领导力。他们世界观的形成受越南战

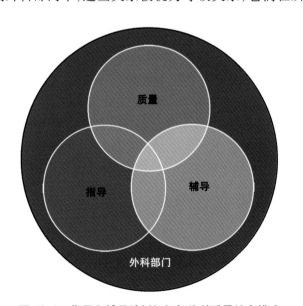

图 18.1 指导和辅导计划如何与外科质量结合模式

争的影响。

X 一代出生于 1965—1984 年,因此成长于社会快速变化的时期。他们经历了家庭结构的重大转变,由于父母都工作,离婚变得更加普遍。这一代在种族、宗教和民族方面具有差异性。X 一代通过计算机技术的出现能够迅速获取信息。他们通常是自力更生和独立的,尊重人才而不是学术等级和权威,他们欣赏多个导师的价值。工作与生活的平衡是这一代优先选择的事项。

千禧一代之所以如此命名,是因为他们是在 21 世纪之交长大的。他们的父母信奉家庭价值观、安全和做正确的事情。这些人在计算机、互联网和快速获取信息的环境中长大。他们重视不受报复地表达个人观点的自由,喜欢有平易近人的导师。他们期望工作-生活平衡和工作灵活性,并且会比婴儿潮一代和 X 一代更频繁地转换工作。

公认的外科医生,尤其是导师必须承认每一代人的特征,接受他们的本性,没有偏见或评判。

性别

2010 年,大约 50% 的医学生是女性。缺乏榜样、研究受挫、无法达到令人满意的工作与生活的平衡以及缺乏有效的指导,常被认为是他们职业道路缩短的可能因素。同时,女性可获得的外科医生导师人数仍然有限。

种族

与高加索人相比,少数族裔在外科队伍中的比例较低。1990—2000 年,完成手术培训的人中有 5% 自称是被忽视的少数群体的成员。因此,一些少数族群可能很难找到与他们分享文化经验的导师。

文化

由于一系列原因,在美国的外国医学毕业生数量可能会随着时间的推移而增加。因此,了解和尊重可能影响他们职业发展的文化差异非常重要。

亚专科化

许多在 20 世纪完成住院实习培训的外科医生接受了广泛的普通外科训练,他们进入实习时就开始处理各种病种的患者——从乳腺癌到结肠癌,从胆囊炎到消化性溃疡。他们中的许多人仍会参加急诊,并惊讶于新培训的外科医生专注于亚专科,而这可能会限制他们处理急诊科出现的各种情况的信心。

所有这些因素都会显著影响导师-学员关系。年长的外科医生可能会回忆起他们与导师之间经典的等级关系——尊重、钦佩和欣赏长辈的智慧和经验。他们可能会发现年轻的外科医生对亚专科化的兴趣和对工作-生活平衡的要求颇具挑战性。

指导关系成功的关键因素是什么?

导师、学员、部门领导和制度支持都会影响辅导关系的成败。

导师

导师通常是职业生涯中期的外科医生或高级教师,他们已经有了成功的职业生涯,现在已准备好指导年轻人。导师经常属于以下类别之一:

- 父母。父母导师是榜样。他或她值得信赖、开放、诚实,并致力于学员的最大利益。她有人脉、权力和资源。
- 教父。此类导师会给出明确的指示。他很有权势,人脉很广。教父可以满足学员的需要,但也需要付出代价,比如希望学员将时间花在自己喜欢的项目上。此外,由于教父的利益至上,所以可能很难让学员独立起来。
- 哥哥或姐姐。这种关系因为双方年龄和资历相近,也被称为"同伴指导"。哥哥或姐姐是值得信赖的人,他们可以为学员提供建议,但可能缺乏帮助学员脱颖而出所需的经验、资源和权力。
- 赞助人。赞助人是一个不同的支持者,被赞助者可以向他寻求建议,或者与他分享项目。赞助人很成功,人脉很好,愿意帮忙,很少或不期望得到回报。

外科医生经常寻求指导职位来为他们的职业和个人生活增添意义。他们承认这项活动的好处在于个人成就感、对培养后辈的自豪感、更高的研究生产率、更高的专业认知和改进技术专长,因为学员通常比导师更熟悉最新的技术进展。

有几个因素会危及导师的成功,包括行政、临床和研究需求增加,学术水平上缺乏认可和辅导技能不足。

确定和培养导师

导师应该展示他们在学员学术和专业领域(如基础/转化研究、结局/医疗服务研究、教育研究或全球外科)的知识、成果及兴趣。导师必须耐心、诚实、支持、平易近人,并具备良好的沟通技巧。导师对学员的影响可能主要是专业方面的,但导师可以为寻求帮助的学员提供指导,帮助他们保持工作与生活的平衡、实现个人发展和防止过早倦怠。

2013 年,来自安大略省圣迈克尔医院和旧金山加州大学的 Strauss 和同事采访了 54 名教师,并确定了成功和不成功指导关系的特征(表 18.1)。他们发现一个有效的方法有助于导师进行职业指导,比如驾驭机构的政治环境、建立关系网和创造机会。相比解决他们的问题,大多数学员更感激导师帮助他们找到解决方案。

表18.1 成功和失败的指导关系的特点

成功的指导关系	失败的指导关系
互惠(双向)	沟通不畅
相互尊重	缺乏承担
期望明确	个性差异
人际联系(彼此之间的化学反应)	感知到的(或真实的)竞争
共享价值观	利益冲突(竞争性议题)
经验丰富的专业人士	导师方面缺乏经验

一些外科医生,特别是那些享受积极指导关系的人,已经准备好担任这个角色且所需准备工作很少,而其他人需要正式培训。部门领导应编制一份导师资格清单,并为需要的教员制定正式的培训计划。例如,在伊利诺伊州芝加哥市西北大学范伯格医学院,外科提供了一个"指导导师"研讨会。每个级别的导师都表示从这个项目中受益。

这些在学术环境中描述的原则同样适用于私人或多专业团体。

学员

学员在建立辅导关系之前,必须清楚了解自己的需求和目标。Zerzan及其同事在其学员指南中确定了学员经常寻求指导的五个主要领域。

- 职业发展。建立明确目标、就业选择、协商和建立有效的人际网络。
- 技能发展。管理时间、资源和临床技能。
- 学术指导。了解院系文化,引导学术生活。
- 研究。确定一个有价值的项目,开发一种方法,寻找合作者,起草文稿,以及撰写资助申请。
- 个人发展。实现工作与生活的平衡。

除了这五个领域,学员还必须接受一些与导师-学员关系相关的限制。首先,很难找到一个能够在所有这些领域提供充分指导的导师。因此,最好和几个导师建立联系。例如,一位住院医师或年轻外科医生可能有一名导师负责学习环境,一名负责研究,一名负责教授临床经验。此外,一些学员可能更容易与同性别或文化背景的导师联系。

第二,导师-学员关系是双向的。学员不能总是站在接受方,而是必须愿意在需要时帮助导师。

第三,学员必须在关系中发挥积极作用。学员必须明确自己的目标,以直接的方式沟通,并解决潜在的冲突。这种技术在商界被称为"向上管理",它使导

师的角色更加容易,关系也更加令人满意。学员自我评估表是一个非常有用的工具(图18.2)。学员应在每半年一次的与导师会面之前填写好此表格,以便导师和学员讨论时作为模板或讨论点。

部门领导

无论是领导培训机构的学术部门还是基于社区的实践,外科医生领导必须认识到正式、结构化的指导计划的重要性,并在鼓励这些关系方面发挥积极作用。必须认识到与有效的指导计划相关的好处,包括更高的士气、工作满意度、更好的医疗质量和患者安全,以及改进员工和教员的保留和招聘。没有部门领导的重视,外科不可能高效制定指导计划。Kashiwagi和同事们确立了在学术环境中建立成功的辅导项目的几个关键要素:

- 规划委员会。一些项目由团队或委员会监督,这些团队或委员会负责设计项目、确定导师、评估和监督导师与学员之间的关系,并在必要时进行干预。为了评估关系,导师和学员填写年度或半年度评估表,记录他们对关系和既定目标的满意度(图18.3和图18.4)。委员会和部门领导应定期审查这些表格,以明确争议或需要改进的地方。

当争议被明确后,需要进行干预。学员进步的客观衡量标准包括论文、补助金、委员会任命、专业协会成员、领导职位、晋升和保留率。在多学科小组实践中,衡量标准可能包括文化期望的实现、满足生产期望的能力、教学责任的履行以及其他客观基准的满意度。应定期审查导师计划,并导致持续改进的过程。

- 导师和学员的配对。学员通常会选择他们的导师。学员倾向于支持这一过程,这避免了导师挑选学员的可能性。如果学员无法确定导师,部门主管应提供一份潜在导师名单或指派一名导师。然而,这种安排往往注定要失败,因为缺乏保障措施来确保合适的匹配。
- 合同。拥有更完善的导师项目的部门建议使用合同。在导师-学员关系开始时,学员和导师都阅读并签署合同(图18.5和图18.6)。这些简单的文件保证了双方理解对关系的期望。这些合同也可以在外科医生评估期间使用,如果导师和学员之间出现问题,也可以作为开始讨论的一个途径。
- 指导活动。良好的导师-学员关系将包括持续的接触、多样的活动和频繁的信息交流。为此,导师和学员应该一起参加某些活动,如讲座、研讨会、课程以及国家或国际会议。导师应向相关外科医生介绍学员,以扩大学员的人际网络。

学员自我评价表

学员姓名：＿＿＿＿＿＿＿＿＿＿＿　　日期：＿＿＿＿＿＿＿＿＿＿＿＿

部门：＿＿＿＿＿＿＿＿＿＿＿　　学员级别：＿＿＿＿＿＿＿＿＿＿

导师姓名：＿＿＿＿＿＿＿＿＿＿＿

描述你的学术兴趣：

列出过去 6~12 个月的主要成就：

列出你目前担任的研究机构委员（如分部的、医院的、医学院的、大学的）：

列出你当前所属的协会：

陈述你的短期目标（如 1 年的目标）：
1）
2）
3）

陈述你的长期目标：

陈述 3 个你觉得导师最能帮助你的领域：
1）
2）
3）

指出外科部门如何帮助你的职业发展：

指出你可能与导师讨论的在职业发展中遇到的障碍：

图 18.2　学员自我评价表格示例

导师对学员的评价

导师姓名：_____

学员姓名：_____　　　日期：_____

学员部门：_____　　　学员级别：_____

1. 您与学员多久会见一次？

    a. 这样频繁吗？

2. 您与学员讨论短期职业目标吗？

3. 您与学员讨论长期职业目标吗？

4. 您是否与学员讨论过晋升和任期的过程？

5. 您是否讨论过学员的学术兴趣？

6. 您讨论过委员会的任命吗？

    a. 这些任命合适吗？

    b. 学员应该参加哪些有利于其职业生涯的委员会？

7. 您讨论过协会参与吗？

    a. 学员应该属于哪些协会？

8. 您是否问过学员，其发现或遇到的任何可能影响其职业发展的障碍或挑战？

9. 学员需要合作者吗？

10. 您与学员讨论了哪些其他话题？

11. 指出您和学员在下次见面时讨论的 3 个目标？

    a. 1)

    b. 2)

    c. 3)

12. 学员有其他需要或期望的额外的培训或教育吗？

13. 指出您和学员讨论需要改进的领域？

14. 需要部门/科室/机构为学员提供其他的支持吗？

15. 您觉得学员有从导师关系中获益吗？

16. 您有从导师和学员关系中获益吗？

17. 您对您的学员的进步满意吗？

18. 您对部门的辅导项目满意吗？

    a. 如果不，部门能提供什么帮助？

图 18.3　学员评价表格示例

学员对导师的评价

导师姓名：_____

学员姓名：_____　　　　日期：_____

学员部门：_____　　　　学员级别：_____

1. 您与导师多久会见一次？

　　a. 这样频繁吗？

2. 您与导师讨论短期职业目标吗？

3. 您与导师讨论长期职业目标吗？

4. 您与导师讨论过晋升和任期的过程吗？

5. 您与导师讨论过你的学术兴趣吗？

6. 您与导师讨论过委员会任命吗？

　　a. 这些任命合适吗？

　　b. 您可能喜欢或参与哪些委员会？

7. 您与导师讨论过协会参与吗？

　　a. 有哪些协会是您不属于的但想参与的？

8. 您与导师讨论过发现或遇到的任何可能影响您职业发展的障碍或挑战吗？

9. 您有想合作的人吗？

10. 您与导师讨论了哪些其他话题？

11. 指出您和导师在下次见面时讨论的 3 个目标？

　　a. 1）

　　b. 2）

　　c. 3）

12. 您有其他需要或期望的培训或教育吗？

13. 指出您和导师讨论需要改进的领域？

14. 需要部门/科室/机构为您的学术生涯提供其他的支持吗？

15. 您觉得导师对你的进步满意吗？

16. 您有从导师和学员关系中获益吗？

17. 您对你的导师满意吗？

18. 您对部门的辅导项目满意吗？

　　a. 如果不，部门能提供什么帮助？

图 18.4　导师评价表格示例

学员合同

学员姓名：_____

导师姓名：_____

专业：_____

学员级别：_____

作为学员，我同意：

- 致力于学术外科的事业；
- 承担外科的任务；
- 根据导师的意见制定职业发展计划；
- 定期花时间从事学术研究（如教学、研究等）；
- 确保程序符合政策和道德准则（如实验的、分析的、人体的、动物的等）；
- 致力于研究项目和整个职业发展；
- 成为一名合作研究人员；
- 与导师、其他合作者和投资者分享经验教训；
- 参加所有官方的导师学员会议；
- 在每半年一次的导师学员会议前完成学员自我评价表；
- 随时可及，清晰沟通，及时回复电子邮件；
- 及时向导师提出任何可能影响我工作的问题（知识、实践或个人）；
- 留意所有项目的最后期限。

此外，我同意：

- 100% 致力于我的职业发展；
- 定期会见我的导师。

签名：_____　　姓名（印刷体）：_____

日期：_____ ／ _____ ／ _____

图 18.5　学员合同示例

导师合同

导师姓名：_____

导师专业：_____

学员姓名：_____

学员专业：_____

作为导师，我同意：

- 为导师和学员关系投入时间；
- 确保学员了解评估晋升和任期的具体标准；
- 帮助学员制定职业发展计划并每年审查、修改；
- 帮助学员理解机构政策和程序，特别是在项目开发、资助申请、教育委员会和其他年轻教师可能不熟悉的活动方面；
- 代表学员提供建议和指导，并在必要时对管理层、教员或学员进行干预；
- 帮助向关键的教师合作者和员工介绍学员；
- 提供及时、准确的反馈；
- 尊重和培养学员与导师的兴趣无关的想法；
- 将学员的研究兴趣置于导师的兴趣之上；
- 帮助学员自己解决问题而不是自己直接解决；
- 熟悉和敏感于教员多样性问题，并能够与妇女和少数民族的特殊需求和关注相关联；
- 帮助确保学员完全融入学院的学术基础设施，包括确定相关的会议和研讨会；
- 对学员的早期工作进行监督和严格审查，包括手稿、资助申请、演示等。

此外，我同意：

- 对这种导师-学员关系投入至少 5% 的努力；
- 参加外科指导研讨会；
- 如果时间允许，我同意参加学员在部门和全国会议上的演示，并提供重要反馈。

签名：_____　　姓名(印刷体)：_____

日期：_____ ╱ _____ ╱ _____

图 18.6　导师合同示例

- 学员的正式课程。国家组织,包括学术外科协会和美国医学院协会,提供旨在促进学员职业发展的课程。还有关于如何成为更好的教育工作者的课程,如美国外科医师学会(American College of Surgeons,ACS)的"外科医生成为教育者"课程,以及有关高级学位、论文撰写、资助申请等话题的特殊兴趣课程。
- 资助和其他对指导工作的认可。机构对于导师工作的认可极其重要。这种认可可能与部门或医学院的奖励或导师的薪酬计划有关。在年度审查期间及考虑晋升和任期时,指导工作应作为评定标准之一。机构领导有责任确保教师意识到部门、学校和机构的价值观指导。

凯泽医院提供了一个部门如何鼓励导师-学员关系发展的模式。本书第 7 章详细讨论了其入职计划,其中包括服务主管和部门管理员的一对一指导。

机构

外科主任要想建立一个有效的指导计划,必须得到机构的支持,机构可以为该计划提供资金,并通过晋升、任期、薪酬计划和其他奖励,正式认可部门尤其是导师的工作。

主席应提醒机构领导提供这种支持的好处,包括以下几点:

- 经济收益。成功的研究项目带来联邦和非联邦财政支持,与一些研究资助相关的设施和管理费用(间接费用)有助于支撑医学院的基础设施。
- 招聘和留用。坚实的导师计划可以使部门拥有更多更成功的研究人员,从而带来更多的研究经费和更大的研究项目,这反过来又提高了该部门的知名度,进而提高了医学院的知名度。高知名度的研究机构通常在招聘和留住教师方面更为成功,这是医院、医学院和科室成功的关键因素。
- 程序化发展。一个部门的教员之间取得的成果可以使该机构能够规划和投资开发新的计划,此计划将对该部门的使命和目标更加重要。
- 排名。上述所有方面都能够提高部门和机构的声誉,并且创造一个吸引具有背景和潜力成为未来领导者的新员工的循环。

密切监督

最后,任何成功的指导计划的一个关键要素是密切监督现有的指导关系。根据定义,这种关系反映了权力的不平衡,需要监督以确保导师不剥削这种关系。各部门必须制定政策和程序,定期审查导师与学员的关系,以发现潜在的冲突和失败领域。应针对这些问题制定解决程序。

导师通常将失败定义为学员不遵守最初的绩效计划或不尊重导师及其时间。学员经常把失败归咎于导师没有给予学员足够的信任(导师占有研究、资助和/或知识产权,如出版物和专利;导师要求学员专注于导师的研究;或者导师阻止学员独立于导师的研究探索自己的想法)。如果这种关系被视为失败,应该实施退出策略。

学员如何从这些计划中受益?

指导计划已被证明对学员的专业和个人都有好处。

对有抱负的研究人员的好处

DeCastro 和同事在 2010—2011 年调查了 1 708 名临床研究人员,他们从 2006 年起到 2009 年获得了美国国立卫生研究院(National Institutes of Health,NIH)K08 和 K23 职业发展奖。尽管这项研究有局限性,例如数据收集的自我报告性质及参与者已经证明有能力获得国家卫生研究院的资助,但它清楚地确定了与职业满意度有显著和积极联系的指导方面。这些因素包括与导师相处的时间、导师的行为、威望、导师与学员关系的合理性以及在不同角色中导师参与的程度。作者总结,为了解决教师流失的问题,学术部门应该考虑实施一个包括培训在内的正式指导计划。

在 2013 年外科学术会议上,5 家顶尖外科杂志的编辑提供了一份问卷调查的结果,问卷调查对象是学术外科医生协会的成员,主要是资深住院医师和初级教员。许多受访者被描述为不熟悉出版的关键要素,如文章署名、抄袭、自我抄袭、欺诈、伪造和利益冲突。这些数据强调了有必要对学术型外科医生进行正确的指导,从住院医师开始并一直持续。

对有抱负的临床医生的好处

有一名资深外科医生作为导师的好处是有机会学习复杂的决策,并可以咨询或协助处理棘手的案件。重要的是,无论请求有多小,学员都应放心大胆地寻求帮助,并且导师不能利用学员的弱点。

对新教员的好处

同样,隶属于学术中心的社区医院的临床教师也有一定的特殊需求。多年来,这些外科医生曾经代表了私人执业的核心。然而,随着责任制医疗组织(accountable care organization)和扩张性医疗保健系统的出现,许多社区医院已经与学术机构合并。从私人独立执业过渡到外科医生受制度监督的环境,与发病率和死亡率会议相关的透明度,以及使用质量措施产生的问责制,对于一些外科医生来说很难接受。这些转型外科医生可能获得与学术外科医生同样的益处,即专业发展指导、技能获取和工作与生活平衡的实现。

在许多情况下,从独立执业过渡到机构执业的外科医生被分配了住院医师,并被期望既做教师又做医生,这对于他们来说可能是一个全新的领域。导师计划可以帮助解决这些问题。

指导和辅导有什么不同?

虽然指导和辅导是相似的,但在重点、目标、持续时间、策略评估、补偿、专业知识、年龄和相对位置方面有一些明显的差异(表 18.2)。

表 18.2　辅导和指导的对比

	辅导	指导
侧重点	以任务为导向	以关系为导向
目标	以技能转移为驱动的绩效	知识转移驱动的发展
持续时间	短期且定义明确	长期的,通常是终身的
策略评估	非必要	必要
经济补偿	是	否
专业知识	可能不具备特定技能方面的专业知识,但具备辅导方面的专业知识	显著的专业知识;通常是一个榜样
年龄	任何年龄	年长
相对于组织的位置	组织外	组织内

辅导通常专注于特定的任务。外科手术的例子可能包括帮助同事提高手术室效率,磨炼技术技能,或者培养更复杂的领导能力。有时也可能集中于调整限制外科医生效率的行为。指导更以关系为导向,倾向于专注于职业发展,而辅导的总体目标倾向于以绩效为中心。因此,辅导的目标是技能的转移,而指导的目标是传授知识和建议。

由于这些差异,辅导往往是一项定义明确的短期活动,而指导往往会持续多年甚至一生。指导还需要对学员进行全面战略评估。导师必须首先评估学员的情况和环境,学员的短期和长期目标,以及成功的

障碍。另一方面,辅导包括简单地评估手头的任务并提供反馈。

辅导老师通常会因他们的服务而获得报酬,而导师通常是根据双方的兴趣、学员对导师职业道路的钦佩和职业成功来寻找或分配的。导师对他们的手艺很有经验,并且经常充当榜样,而辅导老师对他们的手艺经验有限,但在辅导方面很有经验。例如,一个足球运动员可能在球场上有一个普通的职业生涯,但对其他人来说可能是一个杰出的辅导老师。

导师几乎总是比学员年长,而辅导老师可能更年轻、年龄相近或更老。最后,辅导老师和导师与他们的机构有非常不同的关系。导师通常在学员所在的部门或机构服务,而辅导老师通常是从部门或机构之外聘请的。

哪些类型的辅导对外科医生有益?

辅导有很多种形式,但在外科中最常见的两种类型是领导力辅导和绩效辅导。

领导力辅导

领导力辅导,在过去也称为高管辅导,是年轻和中层教师的一项相对常见的工作,他们试图发展必要的社交和沟通技能,以推进他们的职业生涯和/或解决他们的首席或部门主管发现的行为或其他类型的具体缺陷。领导力辅导通常以以下形式提供:一对一辅导、机构辅导和外部辅导——所有这些都可以应用于学术环境和社区医院或私人实践环境。

领导力辅导通常用来解决外科医生某些特定的不足或提高其工作效率。通常收取固定费用或使用小时费率,并提供一对一的咨询,以促进专业和个人发展。通常先评估个人的技能、优势、劣势、当地环境和组织机构,以提供领导技能的关键性指导,如决策、变动管理、交际手段和冲突解决。

一对一的领导力辅导培训通常会提供给刚开始担任该职位几年的外科医生或正在考虑担任该职位的外科医生。即将进行重大战略变革的主席也可能受益于短期领导力培训。

一对一领导力辅导的目标包括提高决策技能、增强评估和优先处理重要问题的能力以及掌握更好的人际沟通方式。领导力辅导可能有助于帮助人们避免决策和管理中的常见错误,并可能唤起团队更大的自信,进而增强对团队的信心。

当外科医生因为他或她的情商而影响患者医疗的团队活动时,个人行为辅导可能会有所帮助。通

常,会进行正式的 360° 的评估,并成为辅导工作的基础,目标是改善沟通和团队行为。破坏性行为可以像无效的技术技能一样改变,并且可以提高团队领导的有效性。(关于破坏性行为的详细信息,请参见第 17 章。)

要使任何类型的辅导有效,接受者必须接受需求并愿意改变。没有这种参与,辅导就不可能成功。

领导力辅导可以通过商学院或法学院提供的正式课程或项目来提供。例如,西北大学凯洛格管理学院为医疗保健专业人员提供行政领导课程。像这样的结构化课程往往侧重于战略规划、变革管理、团队合作、沟通、学术医疗中心的财务和运营、谈判策略和领导技能。

伯明翰阿拉巴马大学在 2009 年建立了一所医疗领导学院。阿拉巴马大学开发了许多团队项目,其中大多数项目直接影响政策和实践,并且是创新性问题解决方案的来源。此外,阿拉巴马大学学员的晋升率自课程开始就很高。

Steinert 及其同事对已发表的文献进行了回顾,以确定学术医疗机构内有组织的教师领导力发展计划的效果和结果。他们发现,大多数干预措施包括专题讨论会、短期课程、奖学金和其他纵向项目。作者报告说,关键成果包括对教师发展计划的高满意度、对领导角色和组织背景的态度改变、知识和技能的获得以及领导行为的改变。

研究还表明,教师发展计划有时会导致组织实践发生变化,包括实施教育创新、对教育奖学金关注的加强、建立学院网络、新的团队项目以及更好的同行和机构支持。总的来说,这项研究表明,参与有组织领导能力培养项目的教师在态度、知识、技能和行为上都有积极的变化。

最后,可以通过外部专业组织获得强化的领导力辅导和指导。一些著名的外科医生领导力课程包括哈佛大学公共卫生学院的主任项目;麻省波士顿学术健康中心的哈佛公共健康领导发展学院;宾夕法尼亚州费城德雷克塞尔大学医学院学术医学行政领导项目(Executive Leadership in Academic Medicine, ELAM);美国医学院协会(Association of American Medical Colleges, AAMC)为副院长和系主任举办的行政发展研讨会,以及 ACS 外科医生作为领导者课程。

哈佛大学的课程有 2 周,专科部门主任课和学术医疗中心的非主任领导者课分别各 1 周。这两门课程旨在提高和发展领导技能及其有效性,并提高参与者对学术医疗中心所面临挑战的理解。此外,哈佛公共

卫生学院还为不断发展的健康医疗管理人员提供领导力策略,为医院行政领导及部门主任和部门主管提供为期 6 天的课程。

Drexel 的 ELAM 课程是针对女性在学术医疗环境中的一项具有竞争力的,为期 1 年的强化课程,专注于他们所面临的独特挑战。ELAM 参与者由德雷塞尔大学医学院院长提名,每年只有 50 名学生被录取。

AAMC 提供多个领导力课程,包括副院长和部门主席的执行发展研讨会,为期 4 天的研讨会旨在提高沟通、人员管理、金融管理、法律问题和团队建设方面的技能。AAMC 还为临时和有抱负的领导者提供为期 3 天的行政发展研讨会。

ACS 外科作为领导者课程由外科医生对外科医生讲授。这个为期 3 天的课程重点关注团队建设,冲突解决,变革管理,建立共识以及领导力的其他方面。该课程每年限制为 56 名参与者。

此外,许多外部服务得以提供,而这可以成为各机构领导力培训的绝佳资源。其中,Xcellero Leadership, Inc. 就是具有外科医生和医疗保健环境工作经验的此类服务的例子之一,ACS 曾利用该公司来帮助员工和领导层的专业发展。

绩效辅导

绩效辅导通常用来帮助实现特定目标或完成任务。例如,外科医生可能会寻求辅导成为更合格的导师,提高质量和安全性,锤炼特定的技术技能,或成为更有效的沟通者。

技能辅导

技能辅导对外科医生来说是一个相对较新的领域。Atul Gawande(医学博士,FACS)在《个人最佳》一文中提出应对这个问题有更高的关注,他在这篇文章中将外科医生与运动员和歌手进行了比较。Gawande 医生指出,虽然这两种职业成长过程中辅导老师都扮演比较重要的角色,但外科医生不太倾向于寻求辅导老师的建议。为了改善他的手术结果,Gawande 医生联系了一位训练过他的退休外科医生,Robert Osteen(医学博士,FACS)。Gawande 医生要求 Osteen 医生观察他的手术室技能,并就如何提高他的技术能力提供反馈或指导。Osteen 医生同意这样做,并观察了整个病例,在整个手术过程中做了笔记。随后,Osteen 医生和 Gawande 医生坐下来,就从患者的最佳体位到过多的手和手臂无效运动等各种细节问题提供反馈。在经历了几个月的过程后,Gawande 医生注意到他的并发症发生率下降了,这可能是辅导老师干预的结果。

在技能辅导中使用的另一种方法是录像和回顾,

这是 Caprice Greenberg(医学博士,FACS)倡导的一种做法。在"赛后分析:为持续执业发展使用基于视频的辅导"中,她描述了如何制定和实施一个可扩展的、基于手术室视频的辅导项目。此项目的目的是提供术中表现的个性化反馈,处理技术细节和手术决策。在一个研究中,摄像机记录手术区域和整个房间的变化,包括所有对话的音频。数据表明,外科医生和辅导老师的资历影响着辅导的类型和效果:初级外科医生似乎从高级外科医生的洞察中受益,而高级外科医生则欣赏观察其他人处理特定问题的方法。总的来说,视频回顾在学习失败案例及其替代方案方面很有价值。基于视频的回顾被认为是非常实用、省时、经济有效的,并且对于外科来说很容易扩展。时间会告诉我们这种形式的指导是否能改善手术效果。

ACS 已经任命了一个辅导委员会。该委员会的职责是向外科医生、住院医师和医科学生提供辅导,他们接受最新教育方法和尖端技术的培训,以达到最佳效果。

辅导以提高诊疗质量

可以通过外部咨询或内部规划进行辅导,以提高实践绩效和诊疗质量。可以聘请外部辅导顾问来评估具体情况,以提高质量或安全等特定指标。例如,可以聘请顾问来评估与深静脉血栓预防相关的实践。外部辅导老师将评估当前情况,并提供关于如何改变练习模式以改进度量标准的反馈。

也可以使用内部程序。例如,ACS 国家外科质量改进计划数据可用于收集对深静脉血栓(deep vein thrombosis,DVT)预防模式的见解。内部支持者可以就如何修改他们的实践和改善他们的结果向单个外科医生提供反馈。辛辛那提(OH)儿童医院医疗中心最近报告了它为建立质量改进能力而开发的综合模型。该模式包括一系列侧重于质量改进相关问题的培训课程。医院发现实施这些内部计划是有效的;辅导和反馈对巩固关键技能、知识和行为非常重要;关注个人和整个组织是一个有效的策略。

结语

指导和辅导是建立基于价值的外科的重要方面。正式的指导计划可以产生深远的影响,包括质量的提高、计划的发展、工作满意度、研究经费以及教师的招聘和保留。为了确保这些计划的有效性,应由独立的第三方每年或每半年对导师-学员关系进行一次审查。

此外,辅导老师可以通过刺激职业发展和特定技能的获得来影响教师的幸福感。指导和辅导项目的联合、成功开发和实施将提高外科的整体质量。

（孙伟鹏　柯嘉　窦若虚）

第 19 章 开始质量改进之路的总结性思考

医学上的第一个指南可以在 Edwin Smith Papyrus 爵士的纸莎草中找到——这是一份古埃及医学文本，以 1862 年购买它的英国人命名。文本最早描述了对治疗创伤的建议，也证实了医疗保健提供者对医疗实践中的一致性和优质性的追求和探索有着非常悠久的历史。

美国外科医师协会在医疗质量管理方面有 100 年的经验，并积极推动医疗实践规范的广泛应用，实现外科医疗的优质性和一致性。近年来，美国外科医师协会管理人员意识到制定高质量手术的核心原则和结构要素的重要性，并阐述了外科医疗中心需采用的结构要素，以期给患者提供最佳医疗。

因此，经过深思熟虑和详细筹划，我们决定编写本书。最早在 2012 年，我们呼吁在外科质量改进和患者安全方面的知名专家提供他们对基本因素的见解，通过这些基本因素构建质量改进项目的框架，以期改善患者的预后。

第一章主要介绍本书的主要概念。接下来的五章定义了任何医院应该具备的基本要素，以提供安全、可靠、优质的医疗。主题包括外科医生在五个医疗阶段的责任范围、外科质控官员（Surgical Quality Officer，SQO）形式的领导需求、同行和案例审查流程、实现变革所需的委员会结构以及资格认证和权限授予。

外科医疗的每个领域和阶段都涉及一系列必须仔细完成的流程，并由主治医生负责监控把关，落实到位，以确保良好的预后和患者的安全。基于团队合作的外科医疗，也必须由一名外科医生承担监督医疗服务的责任并确保团队有效合作。

外科质量改进计划的负责人，无论是部门主任还是外科质量管理人员，都需要清楚地了解他/她的职责、机构或医疗保健系统中可用的资源以及他/她在组织层级中的权限。本书对相关人员应具备的理想特征、背景和训练也做了具体定义。同时还阐述了与高级行政人员建立和维持良好关系的重要性。

此外，本书还尝试引发对医院质量领导者应使用的核心流程的讨论，来准确评估医疗活动的一致性，明确对存在问题的干预措施，以确保提供最佳医疗。

同行审查和案例审查也被讨论了，重点是确保这些活动的谨慎开展。该书还描述了外科质量和安全委员会以及相关人员组织在维持高标准医疗方面的重要作用。本书的作者和编辑可以预见到，对于负责建立必要基础设施以保持外科医疗质量的医疗专业人员，本书是实现这些目标的宝贵资源。

最有效的外科质量改进领导者寻求建立一种重视质量改进和高可靠性的文化，并实施创造这种环境的技术和程序。该书描述了建立一种问责和公平文化的重要性，在这种氛围中所有团队成员都可以对问题开诚布公进行讨论。

由于追求高可靠性与建立质量和安全文化密不可分，本书回顾了保持安全性和提高可靠性的管理和绩效改进技术。安全性和高可靠性与质量改进直接相关，但它们的考量方法和流程是不同的。

由于每个外科专业和亚专业需要不同的资源和培训，并遵循不同的监管要求，本书的后面部分按学科对这些领域进行了探讨。旨在为每个领域负责质量和安全的人员及外科质控官员或其他指定人员提供精确指引，以帮助洞察每个专业面临的独特挑战。最终，支持所有项目所需的监督和资源，特别是对于分科复杂的医院或医院系统，都可以从本书中寻求到帮助。

接下来，我们探讨了贯穿医学实践的监管政策。了解外科医生为遵守这些规则必须满足的要求及其发展背后的理由，可确保专业人员能够在制定这些标准的过程中发挥作用，并保持其自我监管的能力。对于影响外科实践监管的主要因素也进行了阐述，明确了评估工具用于评估医疗质量和可靠性，也越来越多的用于决定付费。

没有调查就没有发言权。数据收集和分析奠定了医疗评估的基础。目前有一系列数据库和复杂的风险调整技术可以帮助外科医生在医疗活动中作出更好的循证决策。尽管购买复杂的数据库和注册数据驱动程序需要昂贵的费用，但数据的价值及其对行为的影响最终会带来更好的结果和更低的成本。外科医生参与数据分析势在必行。外科医生是经过培训的临床科学家,如果能获得有关医疗活动的反馈数据,他们将根据数据分析更好地去进行医疗活动并改变他们的实践模式。

为了帮助实现数据库投资的合理化并提高各地区的质量,在全国范围内建立了大量质量改进合作体系并共享数据。这种合作关系允许机构或个人相互比较其绩效,通过鼓励医疗人员互相学习,取长补短,可以获得更好的成果,从而推动变革。这种知识交流集中体现了学习型医疗保健系统的概念,所有利益相关者都致力于实现更好的患者诊疗这一共同目标。

基于合作的数据分析,许多联盟和组织已经制定了可靠的临床实践指南。这些协议在当地环境中的使用和实施可能会使质量运动全面达到 3 000 年前埃德温·史密斯纸莎草文件中规定的标准。越来越多的电子决策工具和共识技术的使用将有助于外科医生决定如何进行外科手术,理想情况下,它们也将提高新的创新和新的科学用于患者的速度。

离开教育,临床实践无法达到卓越。事实上,教育是新证据广泛传播给从业人员的机制。本书总结了这种技术,用于向外科医生提供高质量医疗所需的技能和知识。随着我们开发出更好、更客观的技能评估工具,外科将继续成为医学教育的引领者。

本书的最后一部分让读者回到我们关于外科医生对患者、同事和下一代外科医生的责任的介绍。还涵盖了外科医生改进的过程、导致不良后果的破坏性行为的问题和改变消极行为的方法,以及指导和辅导的有效性及其隐含的差异。

质量和安全都始于我们对患者的责任感。关于质量的定义,不同领域的领导者以某种方式,将质量定义为我们在无人旁观时下意识的动作。最终,外科医生都致力于为患者提供最好的医疗,通过改革文化的创造,学习乐趣的强调,提高我们为患者提供最优医疗的能力,维护我们的职业责任。

尽管有各种外部力量试图改变医学,但如果我们加强并领导医疗质量改进运动,我们不仅可以做好迎接未来挑战的充分准备,而且还可以很好履行我们与他人、自己和患者之间的社会契约。

谨代表作者、工作人员和所有为这项出色工作作出贡献的人,表达我们对持续改进的期待,希望能得到您的反馈,并利用反馈信息不断改进,以期在未来对您有所帮助。

（孙伟鹏　黄榕康　窦若虚）